Medicina energética para mujeres

Donna Eden
David Feinstein

Prefacio de Christiane Northrup
Doctora en Medicina

Medicina energética para mujeres

Alinea las energías de tu cuerpo
para mejorar tu salud y vitalidad

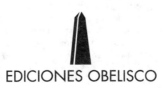

EDICIONES OBELISCO

Si este libro le ha interesado y desea que le mantengamos informado de nuestras publicaciones, escríbanos indicándonos qué temas son de su interés (Astrología, Autoayuda, Ciencias Ocultas, Artes Marciales, Naturismo, Espiritualidad, Tradición...) y gustosamente le complaceremos.

Los editores no han comprobado la eficacia ni el resultado de las recetas, productos, fórmulas, técnicas, ejercicios o similares contenidos en este libro. No asumen, por lo tanto, responsabilidad alguna en cuanto a su utilización ni realizan asesoramiento al respecto.

Puede consultar nuestro catálogo en www.edicionesobelisco.com

Colección Salud y Vida Natural
MEDICINA ENERGÉTICA PARA MUJERES
Donna Eden
David Feinstein

1.ª edición: enero de 2012

Título original: *Energy Medicine For Women*

Traducción: *Verónica d'Ornellas*
Maquetación: *Marta Ribón*
Corrección: *M.ª Ángeles Olivera*
Diseño de cubierta: *Enrique Iborra*
Prólogo: *Christiane Northrup*

© 2008, Donna Eden y David Feinstein.
Edición publicada por acuerdo con Jeremy P. Tarcher,
miembro de Penguin Group USA Inc.
(Reservados todos los derechos)
© 2012, Ediciones Obelisco, S. L.
(Reservados los derechos para la presente edición)

Edita: Ediciones Obelisco, S. L.
Pere IV, 78 (Edif. Pedro IV) 3.ª planta, 5.ª puerta
08005 Barcelona - España
Tel. 93 309 85 25 - Fax 93 309 85 23
E-mail: info@edicionesobelisco.com

Paracas, 59 C1275AFA Buenos Aires - Argentina
Tel. (541-14) 305 06 33 - Fax (541-14) 304 78 20

ISBN: 978-84-9777-803-9
Depósito Legal: B-114-2012

Printed in Spain

Impreso en España en los talleres gráficos de Romanyà/Valls, S. A.
Verdaguer, 1 - 08786 Capellades (Barcelona)

Dedicado a mis hijas,
Tanya y Dondi Dahlin:
¡Que ellas y toda su generación lleguen muy lejos!

AGRADECIMIENTOS

A Jeremy P. Tarcher, que ha sido el portavoz de cientos de voces de lo más inspiradoras en nuestra cultura, y que también ha hecho notar mi voz. Le estoy agradecida por los ánimos que me ha dado, su sabiduría y su espíritu pionero.

A Sara Carder, de Tarcher/Penguin, que ha sido un sueño como editora.

Al ya fallecido Jeffrey Harris, Doctor en Medicina, que fue una sabia y maravillosa fuente de orientación y apoyo para mí a lo largo de este libro.

A cada una de las personas que participan en nuestra creciente comunidad de enseñanza de medicina energética, que ha contribuido a su manera en el desarrollo de las ideas que se presentan aquí.

Hay una vitalidad, una fuerza vital, una energía, una activación, que se traduce a través de ti en acción, y puesto que sólo hay uno de vosotros en todo el tiempo, esta expresión es única. Y si la bloqueas, nunca existirá a través de ningún otro medio y se perderá.

— Martha Graham

PREFACIO

CHRISTIANE NORTHRUP, M.D

Empecé a experimentar con la medicina energética en mi consulta ginecológica hace muchos años, usándola cuando tenía que realizar procedimientos invasivos como biopsias endometriales, retirar DIU, o hacer exámenes que incluían inyectar contraste en el útero. Sabía lo molestos que eran estos procedimientos de rutina para los campos energéticos naturales del cuerpo, de modo que, como parte final del tratamiento, hacía que mi paciente se acostara y yo movía las manos a lo largo por encima de su cuerpo. Muchas mujeres me decían que sentían un alivio inmediato del dolor o los espasmos, una agradable sensación de hormigueo en las zonas que habían estado traumatizadas, o una profunda calma en todo el cuerpo.

A pesar de que ésta es una de las técnicas más sencillas que existen, era agradable, no invasiva y eficaz. Ahora, incluso cuando el campo de la medicina energética práctica ha desarrollado procedimientos mucho más sofisticados que mis primeros experimentos, el enfoque ha conservado estas cualidades básicas: sencillo, agradable y no invasivo. Pero no nos engañemos. Tus manos tienen una poderosa medicina («la medicina energética»), que además de aliviar al cuerpo tras un procedimiento invasivo, es capaz, por sí misma, de prevenir o ayudar a superar enfermedades serias.

La medicina energética está entrando en nuestro sistema sanitario rápida y poderosamente, y ya era hora. Como sociedad, hemos llegado al final de nuestro trayecto en la medicina newtoniana, una perspectiva que ve al cuerpo más como un saco de órganos y huesos que como un milagro de la animación, que se centra en la enfermedad en lugar de en optimizar la salud, y que a menudo intenta identificar inútilmente simples relaciones de causa y efecto, en vez de comprender que el cuerpo, la mente y el espíritu están profundamente interrelacionados. En consecuencia, hemos construido un sistema médico basado en los fármacos y en la cirugía, que normalmente no se implica de manera significativa en el cuidado de la salud hasta que la persona ya está enferma. Somos como una patrulla de río que envía lanchas motoras a los rápidos para rescatar a las personas que se están ahogando, en lugar de ir río arriba y ver cómo pueden evitar que caigan a los rápidos.

No podemos avanzar mucho más allá con este modelo. No está funcionando, como lo deja muy claro Michael Moore en su documental *Sicko*. El viejo paradigma se está desmontando delante de nuestros ojos. Pero también vemos el surgimiento de un nuevo paradigma y, afortunadamente, sus antiguas raíces han pasado la prueba del paso del tiempo. El nuevo paradigma, como explica este libro tan bellamente, se ocupa de los procesos biológicos en su base energética; produce métodos que son precisos, prácticos, rápidos y no invasivos; optimiza la salud al tiempo que combate la enfermedad; da poder a la persona con métodos eficaces para el cuidado de uno mismo en casa, e integra el cuerpo, la mente y el espíritu.

Pero quizás la mejor noticia sobre la medicina energética es que, aunque muchos pensadores de vanguardia en el cuidado de la salud crean que es la medicina del futuro, hoy está al alcance de la gente. No hay que esperar. ¡No importa que todavía no haya llegado a tu ciudad! ¡No importa que todavía no esté en tu hospital! ¡No importa que tu médico todavía no crea en ella! Puedes aprender los principios básicos en este libro. Y puedes usarla con cualquier tipo de medicina a la que te estés sometiendo en la actualidad. ¡Con cualquiera! La belleza de la medicina energética es que no interfiere. No existe ningún efecto secundario. Entonces, ¿por qué no habrías de probarla? ¡No hay nada que perder!

Este libro es una maravillosa introducción a la medicina energética. Destila las experiencias de una de las pioneras más alegres y eficaces de este campo en una guía sentida, fácil de usar y sumamente práctica. Acepté escribir este prefacio antes de conocer a Donna Eden o de tener la oportunidad de ver su obra. Aunque redacto críticas de muchos libros bien escritos que ofrecen una buena información, hay un tono de verdad más profundo que es valioso y poco habitual. Este libro rezumaba esto. Cuando finalmente tuve el placer de conocer a Donna, fue evidente que la compasión y la sabiduría que sentí en su libro reflejaban la integridad en el ser de su autora. Increíblemente juvenil para sus 65 años, la propia Donna es su mejor publicidad. Tiene una energía efervescente. Y es muy, pero que muy divertida.

Escribir este prefacio forma parte de un círculo completo en mi relación con la medicina energética. Siempre he reconocido la importancia de las energías del cuerpo en mi consulta médica. Yo entendía intuitivamente la influencia de los pensamientos, los temores, los deseos, las relaciones, la historia familiar, los empleos, la dieta, el uso del ejercicio y el estilo de vida en general de mis pacientes en las energías de sus cuerpos y el poderoso impacto que dichas energías tenían en su salud y en sus enfermedades. Pero esta dimensión fundamental del cuidado de la salud no se enseña en las facultades de medicina, y cuando empecé a hablar con mis colegas de su importancia, me sentí como la proverbial voz en el desierto. En los comienzos de mi carrera, no creía que esta perspectiva fuese a ser aceptada durante el transcurso de mi vida. Pero ahora, con la aceptación de estas ideas, que se refleja en muchas áreas, incluida mi propia vida (desde tener mis libros en la lista de best sellers del *New York Times* hasta múltiples apariciones en el programa de Oprah), tengo pruebas claras y mensurables de que gran parte de la población está preparada para oír hablar de los principios que han guiado mi trabajo. Y la comunidad médica también está escuchando.

En realidad, el mundo está cambiando con mucha más rapidez de lo que la mayoría de nosotros imaginaba incluso hace una década. Aunque muchos de los cambios están sacudiéndonos hasta hacernos caer a nuestros cimientos, también está emergiendo un panorama esperanzador. La medicina energética es uno de estos campos. No sólo es la última moda en salud alternativa. Es, fundamentalmente, una nueva forma de entender quiénes somos. Durante esta época precaria de nuestra historia, como leeréis en la introducción de Donna, «un libro sobre las energías que animan al cuero de la mujer está obligado a llevarte a una conexión más profunda con el principio arquetípico femenino que debe ser incorporado una vez más si nuestra especie quiere sobrevivir [...]. La mujer arquetípica no es sólo un conjunto de ideas y valores que está en algún lugar en los éteres. Está codificada, sí, en vuestras energías, pero también en vuestros genes, en vuestras hormonas y en los actos que te obligan a realizar. [En su núcleo] nuestros instintos femeninos van hacia el amor, la cooperación, la justicia, la compasión, la familia, la naturaleza y la paz». La medicina energética incorpora esos valores en el cuidado de la salud, y esto no es sólo para mujeres o para sanadores. Cada madre, padre, profesor, profesora, policía y político tiene que convertirse en un estudio rápido de medicina energética para poder afrontar mejor los desafíos a los que todos nos enfrentamos en el mundo actual.

Sin embargo, la mayoría de las mujeres es innatamente sensible a la energía de una forma que es distinta a la de la mayoría de los hombres. Nosotras somos más multimodales por la forma en que están constituidos nuestros cerebros. También somos las sanadoras de nuestras familias. Cuando las mujeres están sanas y son felices, sus familias también lo están. De modo que no estás leyendo este libro sólo para ti. También lo estás leyendo para la madre, esposa, hermana y líder mejor en la que te vas a convertir.

Quiero enfatizar y comentar algunos de mis conceptos favoritos del libro. Es absolutamente encantadora la forma en que Donna nos transmite que cuando está con un paciente, empieza viendo más allá de los bloqueos de energía de la persona, hasta contemplar el alma radiante que hay dentro de cada uno de nosotros. Esto lleva a una asistencia médica en la que no hay juicios, ni acusaciones, ni vergüenza, ni culpa, ni la sensación de estar haciendo las cosas mal. Simplemente está la instrucción: «Así es como sanas». Cuando tu sanador te ve de esta forma tan verdadera y tan profunda, experimentas el ser radiante que está dentro de ti. Este libro te proporciona una sensación indirecta que te armoniza con tu propio ser radiante.

Un segundo concepto importante en este libro es la premisa básica de la medicina energética, y es que Einstein tenía razón: *energía es todo lo que hay*. El mundo físico no es más que una vibración más lenta de la energía. La energía es el principal impulsor de todo lo que vemos y sabemos. Entender esto te abre a una nueva forma de hacerte cargo de tu propia salud. Cambias la energía y, con el tiempo, tu cuerpo *tiene que* responder. Ésta es una idea que te da muchísimo poder. Desafía a la sabiduría convencional, que cree que para tratar una enfermedad es necesario algo externo, como un medicamento o un procedimiento quirúrgico. La sanación energética es un trabajo interior. Cuando empieces a hacer los ejercicios que aparecen en este libro, sentirás una diferencia, pues la energía empezará a transformarse dentro de ti. Pero no es necesario que me creas. Debes verlo por ti misma. Cuando empieces a usar estos métodos, tendrás pruebas irrefutables de que funcionan. Y a partir de esas experiencias desarrollarás un conocimiento sólido sobre el papel central de las energías de tu cuerpo. Me quedé impresionada cuando Donna me dijo que estuviera alerta a una discusión en un blog sobre la fibrosis quística. Pacientes de trasplantes de doble pulmón estaban descubriendo juntos cómo usar técnicas energéticas (basadas en el primer libro de Donna, *Medicina energética*) y hablando de sus éxitos. De modo que, sin importar cuáles fueron las preocupaciones que hicieron que escogieras este libro (tanto si fue el síndrome premenstrual, como si fueron los dolores menstruales, la infertilidad, un fallo prematuro de los ovarios o los síntomas de la menopausia), aquí hay algo para cada una de las mujeres del planeta.

Un tercer concepto que me parece importante es la idea de usar la medicina energética para hacer «evolucionar a tu cuerpo». Puesto que nuestros cuerpos evolucionaron para un mundo que ya no existe, con frecuencia nuestras adaptaciones son arreglos imperfectos, y podemos enseñarlos a adaptarse de una forma más eficaz. Ésta es una idea radical. Lo que la mayoría de la gente siente que es posible está ligado a la idea imperante llamada *determinismo genético*: «En mi familia hay este problema». «Soy quien soy a causa de mis genes». Pero lo que estamos descubriendo es que el mismo ADN puede expresarse de múltiples maneras. Tus genes responden al entorno, y las energías de tu cuerpo son la primera capa de ese entorno. La medicina energética te enseña cómo puedes ayudar a esas energías a evolucionar, y cuando lo hagas, tu cuerpo físico hará lo mismo. Un ejemplo ilustrador del libro es cuando Donna equilibró mejor su propio meridiano del bazo mientras trataba una enfermedad seria, y de manera inmediata perdió los ocho kilos que le sobraban sin cambiar su dieta. El hecho de permitir que tu cuerpo evolucione es un concepto nuevo y sumamente excitante, y la medicina energética, más allá de ofrecerte simplemente el concepto, te proporciona una manera de utilizarlo.

Medicina energética para mujeres está muy bien documentado. Ahora tenemos la capacidad de medir los campos energéticos de los que habla con instrumentos científicos. De hecho, por primera vez en la historia de la humanidad, es posible establecer científicamente que los médicos chinos, que trazaron de manera intuitiva los meridianos de la acupuntura hace miles de años, ¡tenían razón! Ciertamente no necesitas tener instrumentos científicos para utilizar las técnicas que se enseñan en este libro o para sentir sus efectos en tu propio cuerpo, pero la documentación científica tiende un puente entre los mundos que hace que el libro sea más fácil de usar para una facultad de medicina, una enfermera o un médico.

Las técnicas prácticas de la medicina energética ya están empezando a usarse en ámbitos de la medicina convencional. Algunos hospitales dan rutinariamente a sus pacientes la oportunidad de que les equilibren los campos energéticos antes y después de la cirugía, la quimioterapia, la radioterapia y otros procedimientos invasivos. Esto disminuye la conmoción del cuerpo, acelera la curación y reduce muchos efectos secundarios, desde el dolor, hasta las náuseas y la pérdida de cabello. En la medicina del futuro, tal como yo la veo, trabajar con el campo energético del paciente será la primera intervención. La cirugía será el último recurso. Lo mismo que los fármacos. Seguirán teniendo su lugar, pero la primera línea de tratamiento será cambiar los patrones de energía que provocaron la enfermedad. Y antes de eso, enseñar a las personas a mantener sus energías en patrones sanos será tan parte de la higiene física como lo es usar el hilo dental o hacer ejercicio.

El hecho de que este libro esté dirigido a las mujeres es significativo. El grupo con más dinero y más influencia en el planeta en estos momentos es el de las mujeres del *baby-boom* en los países occidentales. Y ningún grupo está más preparado para cambiar las prácticas sanitarias establecidas. Ninguna de nosotras quiere envejecer como lo han hecho nuestras madres. Y porque nosotras fuimos la generación que decía: «No confíes en nadie mayor de 30 años», no nos tomamos en serio las prácticas de las generaciones anteriores. También surgimos del movimiento de liberación femenina, donde cultivamos la idea de que podíamos reinventar cada una de las etapas de la vida por las que pasamos. De hecho, tenemos una reacción refleja a los mensajes que hemos recibido sobre cómo envejece uno: «No, gracias. Eso no tiene que ver conmigo. Yo no lo haré de esa manera». La medicina energética proporciona a las mujeres herramientas que pueden usar para reinventarse a sí mismas y les dice lo que es posible, no sólo cuando envejecen, sino también con su aspecto físico, su vitalidad y su salud. Y esto da nuevo crédito a la visión de «morir joven lo más tarde posible».

Poder sentir la energía y trabajar con ella es nuestro territorio humano nativo. Nacemos con esa habilidad y las personas en las culturas indígenas la conservan. Sin embargo, en las culturas tecnológicas, donde sentir las energías sutiles del cuerpo y del entorno no es algo de lo que se hable o que se cultive, esta habilidad normalmente se atrofia a los 2 años. Esto no tendría por qué ser así. Si los niños son criados para ver y sentir la energía que conocen desde que nacieron, conservarán esta habilidad. Ésta es una habilidad sumamente práctica que les servirá como una parte importante de su sistema de orientación interior. Afortunadamente, incluso si no has cultivado tu capacidad natural de sentir la energía, puedes aprender a trabajar conscientemente con las energías del cuerpo, y esto te da mucho poder. Donna, quien literalmente ve las energías sutiles, ha trabajado para permitir que a las personas que no las ven tengan el poder de trabajar con ellas de manera eficaz.

Y las consecuencias son importantes. No sólo puedes mejorar tu propia salud usando la medicina energética para aumentar la energía de tu cuerpo, sino que el hecho de hacerlo también afecta y mejora a todo el planeta.

INTRODUCCIÓN

ABRAZA TU VIBRACIÓN EXQUISITA

¡Qué obra de arte es la mujer!

— SRA. SHAKESPEARE

La capacidad de tu cuerpo de sanar una herida, de luchar contra la enfermedad, de hacer frente al estrés, de responder al peligro, de comunicarte lo que necesita y de recompensarte con placer cuando le das lo que pide, todo ello refleja una inteligencia asombrosa que es totalmente independiente de tu mente. Con este libro entenderás que esta sabiduría del cuerpo no se halla principalmente en las neuronas de tu cerebro, sino en los campos energéticos que movilizan tus células llevándolas a la acción, que coordinan las estrategias que utilizan tus órganos para mantener tu salud y que te sumergen en una atmósfera de paz y alegría cuando las cosas están bien, o bajo estrés, y se alarman cuando no lo están. También entenderás que esta increíble inteligencia de tu cuerpo y sus energías se aadecúa a un mundo que ya no existe, y que ésta es la causa subyacente de muchos de nuestros problemas de salud. Y, más importante aún, aprenderás a utilizar las energías y los campos energéticos de tu cuerpo de una forma que está en armonía con el mundo en el que vives y que mejorará notablemente tu salud y tu bienestar.

La energía es el fundamento vivo, vibrante, de tu ser, y es el elixir natural de autosanación de tu cuerpo, su medicina natural. Esta medicina *energética* alimenta cuerpo y alma, y el hecho de prestarle atención te devuelve la vitalidad natural. La medicina energética es la ciencia y el arte de optimizar tus energías para ayudar a tu cuerpo y a tu mente a funcionar de la mejor manera posible.

Es conocida la idea de pasar a la acción para mejorar la salud. Haces ejercicio, eres consciente de que algunos alimentos y patrones de alimen-

21

tación son mejores que otros para ti, probablemente has pensado tomar vitaminas u otros suplementos alimenticios, tomas antibióticos cuando tienes una infección persistente y es posible que, si estás en la menopausia, sigas una terapia hormonal sustitutiva, o que estés tomando otros fármacos para superar el síndrome premenstrual o la artritis, o la ansiedad o la depresión. Este libro te enseñará unas sencillas técnicas físicas, muchas de las cuales sólo requieren unos pocos minutos vigorizantes al día, que transformarán rápidamente las energías en tu cuerpo. Te presento estas técnicas con la seguridad de que son una de las herramientas más efectivas y eficaces con las que puedes contar para mejorar tu salud y aumentar tu vitalidad.

Abrazar a la mujer arquetípica

Estamos viviendo en una de las épocas más precarias en la insegura historia de la humanidad. Un libro sobre las energías del cuerpo de la mujer está obligado a llevarte a una conexión más profunda con el principio femenino arquetípico que debemos abrazar otra vez si queremos que nuestra especie sobreviva. Tiene que ser más que una simple guía de la salud. Si abrazas tu naturaleza femenina profunda, serás más capaz de pasar por las caóticas aguas culturales en las que todos estamos navegando.

La mujer arquetípica no es sólo un conjunto de ideas y valores que reside en algún lugar en los éteres. Está codificada, en tus energías, pero también en tus genes, en tus hormonas y en los actos que permiten que te realices. Este libro —que te conecta con la base energética del cuerpo y el alma de la mujer— está diseñado para darte el poder para que puedas hacer mejores elecciones para tu salud y fortalecer la conexión entre la valiosa sabiduría de la mujer arquetípica y tu vida diaria.

La frase inicial, «¡Qué obra de arte es la mujer!», y su atribución jocosa no quisieron menospreciar a los hombres, sino subrayar un dilema cultural que tiene consecuencias urgentes. Vivimos en el contexto de una sociedad cuyos valores patriarcales están fuera de control, estropeados por la dominación por encima del amor, la competencia por encima de la cooperación, la codicia por encima de la justicia, el castigo por encima de la compasión, la carrera por encima de la familia, la tecnología por encima de la naturaleza y la guerra por encima de la paz. Esto tiende a hacer que salga lo peor, tanto de los hombres como de las mujeres.

Sin embargo, en el centro de nuestro ser, nuestros instintos femeninos van hacia el amor, la cooperación, la justicia, la compasión, la familia, la naturaleza y la paz. ¡Qué obra de arte! Si nuestra naturaleza más profunda como mujeres se elevara poderosamente y floreciera, el mundo sería impulsado hacia esos ajustes que necesita desesperadamente. Aprender a llevar tu cuerpo hacia una salud mejor y un mayor equilibrio mediante la medicina energética permite que brille tu verdadera naturaleza, y es un campo de entrenamiento para convertirte en una fuerza que transforma las energías que hay a tu alrededor para que el mundo llegue a ser un lugar mejor. Y es un camino que te lleva a ser una defensora eficaz del amor, la cooperación y la paz, que son nuestros dones naturales para el mundo.

Para poder apoyarte mejor en esta grandiosa aventura, tu cuerpo necesita que lo cuides y mantengas, no sólo como estructura física, sino también como sistema energético, ¡porque eso es exactamente lo que es!

UNA VIBRACIÓN EXQUISITA

Puesto que ahora los científicos son capaces de examinar cada vez más profundamente los ingredientes de la materia física, han descubierto que los componentes básicos inimaginablemente minúsculos de la naturaleza, como los electrones y los protones, están compuestos de partículas aún más pequeñas. Ahora los científicos están especulando que, en su base, es posible que la materia no esté hecha de partículas —vendrían a ser más bien como cuerdas de energía vibrante.[1]

Cualquiera sea el diseño más fundamental de la naturaleza, sabemos que cada electrón, molécula, célula, tejido y órgano vibra, y su vibración determina muchas cosas sobre su carácter y su función.[2] De hecho, todos nuestros cuerpos están vibrando continuamente a un nivel sutil, moviendo energía e información a través de los tejidos conjuntivos de los que estamos revestidos. También resonamos con las energías de nuestro entorno. Cuando estás en presencia de tu amigo o amiga, o de tu amante, o de tu sanador o sanadora, la frecuencia de las vibraciones en tu corazón empieza a concordar con la frecuencia de las vibraciones del corazón de él o ella. La vibración está en todas partes, y el núcleo de la medicina energética es apreciar la vibración. En ese núcleo también está la consciencia de que cada uno de nosotros es una vibración exquisita, un sistema de energías inteligente que apoya las cualidades distintivas que nos hacen humanos: ¡qué nobles en la razón! ¡Qué infinitas en facultad! En la acción, ¡qué parecidas a un ángel! En la aprehensión, ¡qué parecidas a una diosa![3]

Dar un impulso a la evolución

Tan notable como la inteligencia de tu cuerpo y las energías y los campos energéticos que lo animan, esta inteligencia, este sistema de orientación, evolucionó para un planeta que, en muchos sentidos, ya no existe. Todavía está en armonía con un medio ambiente sin contaminantes en el aire o en los alimentos, sin agendas abarrotadas, sin viajes en aviones a reacción, sin la tiranía de los correos electrónicos, sin el peligro de no hacer ejercicio, sin el conflicto entre tus hijos y tu carrera, sin techos de cristal. La evolución no podía prever el mundo sedentario, saturado de información y contaminado, en el que tu cuerpo está intentando prosperar. Como un poderoso caballero de la corte de Arturo en un campo de batalla moderno, muchas de las estrategias para hacer frente a estas cosas están obsoletas.

Si eres una mujer, el mundo para el que evolucionó tu cuerpo era un mundo en el que siempre estabas descalza, embarazada y probablemente ya sin vida antes de llegar a la menopausia. Tus hormonas y tus neurotransmisores son el registro viviente de la adaptación de tus antepasados a ese mundo. Aunque funcionaban bien para tus antepasados (tú eres la prueba viviente de ello), en la actualidad actúan de un modo anticuado para dirigir las respuestas de tu cuerpo, a veces en situaciones críticas, como una enfermedad o una amenaza. Si quieres florecer en el mundo en el que realmente habitas, hay que introducir una nueva serie de adaptaciones, una nueva vibración que vaya más allá de las antiguas estrategias de tu cuerpo. El principio subyacente de este libro es que al cambiar la vibración de tu cuerpo, puedes modificar las acciones de su química, ayudándolo a adaptarse mejor al nuevo mundo extraño en el que todos vivimos. Puedes *hacer que tu cuerpo* evolucione si cambias sus «hábitos energéticos».

A menudo, cambiar un campo energético puede acabar con las estrategias biológicas preprogramadas. De la misma manera que una señal de radio crea las vibraciones físicas que dan como resultado los sonidos que salen de un altavoz, cambiar un campo energético produce un efecto dominó en la química del cuerpo. El simple hecho de tener un pensamiento feliz o uno triste cambia instantáneamente las sustancias químicas que se producen en los centros emocionales del cerebro. La medicina energética te enseña a cambiar la química de tu cuerpo como si te hubieran dado un teclado que produce señales electroquímicas en lugar de sonidos. Masajea este punto energético en tu mano y enviarás endorfinas a tu cerebro. Da pequeños golpecitos en ese sitio que está debajo de tu ojo y desaparecerán los espasmos musculares. Haz círculos sobre tu pecho con la mano y la pesadez de tu corazón se esfumará. Controlar tu química administrando tus energías es el camino más rápido para ayudar a tu cuerpo a evolucionar y a adaptarse a los desafíos del siglo XXI.

Promesas

Medicina energética para mujeres te hace recorrer tu cuerpo como sistema energético y te ofrece unas «herramientas energéticas» sencillas que puedes usar para ayudar a que funcione en su plenitud de facultades. Estas herramientas suelen ser más precisas, a menudo más eficaces y ciertamente menos invasivas que la medicación o la cirugía. También puedes aplicarlas tú misma, están disponibles las veinticuatro horas del día y son gratuitas. La medicina energética te muestra cómo recurrir a tu intuición, incorporar tus habilidades naturales de autocuración, adquirir nuevas herramientas para evaluar y optimizar tu salud y, por lo general, ser menos dependiente de los fármacos y los procedimientos invasivos. Aunque a veces las maravillas de la química moderna pueden impulsar poderosamente el proceso de sanación, puedes usar la medicina energética (incluso cuando se requiere medicación) para asegurarte de que estás usando sustancias y dosis que están en armonía con las energías y las necesidades de tu cuerpo.

Tanto la creatividad como la sabiduría son evidentes en todas las acciones de tu cuerpo, tanto si se trata de ganar más peso del que parece necesitar, tener fiebre, o aumentar tu ansiedad ante esa gran presentación. Al reconocer lo que tu cuerpo está intentando hacer, podrás crear una mejor asociación con su inteligencia natural.

La medicina energética es especialmente importante para las mujeres. Prácticamente en todas las dolencias a las que se enfrenta una mujer, los desequilibrios hormonales se encuentran en primer plano o en la base y, como podrás ver, la medicina energética puede ayudarte con tus hormonas de una forma más efectiva y con más gracia que lo que nos han enseñado en el mundo occidental. Este libro te mostrará tus propias energías y hormonas. Cuando tus energías están en armonía, tus hormonas también lo están. La medicina energética ayuda a tu cuerpo a ser más eficaz adaptándose al mundo en el que vives, con su ritmo veloz, sus tensiones, la contaminación y las asombrosas oportunidades de experimentar esferas de las posibilidades humanas que no estuvieron al alcance de ninguna generación anterior a la tuya.

Nacidas en un mundo de energía

Yo veo la energía. La veo alrededor de las personas tan claramente como tú ves lo que está impreso en esta hoja de papel. Cuando era pequeña, nunca se me ocurrió que esto era algo inusual. Mi madre, mi hermana y mi hermano también veían las energías y yo daba por sentado que la visión que todas las personas tenían de la vida se basaba en las energías que veían y sentían. Después de todo, ¿cómo puedes saber si tus amigos necesitan algo si ellos no son conscientes de ello, o tienen demasiada vergüenza de pedirlo, si tú no puedes ver sus energías? ¿Cómo saber cómo conectar con el potencial inexplotado de tu hija con la precisión necesaria si no lo ves en su aura?

Uno de mis primeros recuerdos es haber estado observando desde mi porche delantero a mi vecino Sammy Henka mientras éste jugaba en su jardín. Yo era muy pequeña. Podía sentarme y probablemente podía gatear, pero todavía no podía caminar. Sammy era un par de años mayor que yo; quizás tuviera tres o cuatro años. Vi a Sammy salir del porche, rodeado de una bonita aura de color azul cerúleo. Parecía despreocupado. Entonces vi a dos niñas que venían caminando por la calle. Un color ámbar claro las rodeaba a las dos y había algo en la forma en que se movía la energía que compartían, pulsando en ellas, que me molestaba. Por lo espeso de la energía pude saber que estaban hablando de algo con gran interés. También supe, incluso a esa edad tan temprana, que las energías que estaba viendo tenían que ver con lo que más adelante supe que se llamaba «crítica». Cuando las niñas llegaron a la casa, dijeron al unísono: «No nos gustas, Sammy Henka. ¡No nos gustas!». En ese instante, la energía azul cerúleo de Sammy se volvió marrón, y fue como si cayera por el hueco de un ascensor, descendiendo hasta sus rodillas, hasta que el niño dejó de tener incluso un aura alrededor de la cabeza, o los hombros, o el torso. Yo morí por él. Para tal caso podrían haberle disparado al corazón. Cuando veo una energía así también la siento, y no podía concebir por qué unos seres humanos le estaban haciendo esto a otra persona. ¿No podían ver lo que estaban haciendo? Hasta que tuve veintitantos años, mucho después de ese episodio de dolorosa empatía y conmoción, no me di cuenta de que no, ¡no *podían* ver lo que estaban haciendo!

Mi capacidad de ver y sentir energías sutiles ha sido mi brújula principal para relacionarme con otras personas, entenderlas y sanarlas. El aura, como en las energías de color azul cerúleo que rodeaban a Sammy Henka, es sólo un nivel. El aura dice mucho sobre cómo se siente la persona, sobre su estado mental, e incluso sobre su personalidad, pero hay mucho más.

Con frecuencia, cuando me concentro en alguien, siento como si lo que parece ser una fuerza gravitacional que está dentro del aura tirara de mí hacia las energías que residen en el centro de la persona. En ese nivel, debajo de la personalidad, independientemente de si la persona es chillona o callada, o si está sonriendo o enfadada, o si es amable o antipática, hay pura bondad. Cada uno de nosotros es, en su corazón, ¡una vibración exquisita! También puedo ver todos los problemas (defensas malvadas, egoístas, torpes, insensatas o feas; energías furiosas, frágiles, puntiagudas, estancadas o pastosas), pero no permanezco concentrada en eso. Soy atraída hacia el centro, hasta el nivel del alma. Cuando ves la esencia de una persona, es un momento magnífico. Me deja sin aliento. ¡Cada vez!

Ser la sanadora personal de tantas personas era un privilegio que acabó convirtiéndose en un problema. Aunque me encantaba el proceso de sanación, al madurar descubrí una creciente urgencia de no perpetuar la idea falsa y debilitadora de que yo era la que tenía el poder de sanar y mi cliente era un receptor pasivo. Esta preocupación, aunque era válida en sus propios méritos, también estaba impulsada por el simple hecho de que era imposible para mí ver a todas las personas que deseaban tener una sesión conmigo. Decidí dar el poder a las personas para que descubrieran sus propias habilidades de autosanación, sintonizaran con las energías que impactan en su salud y aprendieran a tener el control de esas energías para mantenerse llenas de vitalidad y sanas. Después de casi un cuarto de siglo con una consulta a tiempo completo, justo antes del cambio de milenio, cambié mi carrera de una forma que ha sido sumamente estimulante. Me dedique a enseñar a las personas a ayudarse a sí mismas y a los demás usando las técnicas poderosas, pero no invasivas, de la medicina energética. Mi primer libro, *Medicina energética*, es un resultado de ese cambio de carrera. Al igual que las casi 600 clases y charlas que he dado en los nueve años entre la publicación de *Medicina energética* y este escrito. Y también lo es este libro.

He tenido el privilegio de observar una y otra vez que es posible enseñar a trabajar con sus energías de una forma poderosa y que a menudo les cambia la vida a las personas que no son capaces de «ver» las energías. *Me-*

dicina energética para mujeres presenta unos métodos básicos que sirven para *cualquier* cuerpo y que constituyen los componentes básicos para diseñar un programa de cuidados personales para tu cuerpo, tu química y tu espíritu, que son únicos.

LA MEDICINA ENERGÉTICA EN ACCIÓN

Una abogada que acudió a mí para recibir un tratamiento había sido bastante insistente al pedir la cita. Cuando empezó la sesión, se mostró brusca, exigente y escéptica. De hecho, desprendía tanta agresividad y hostilidad que yo no conseguía ver su esencia. La invité a tumbarse en la camilla y sostuve algunos puntos para calmar sus energías. Pude sentir que empezaba a relajarse un poco. Entonces, empezaron a salir oleadas de energía del vórtice que está por encima del plexo solar y que llega hasta su interior. Eran inmensas, abrumadoras y espesas. Sentí que todos sus problemas de poder estaban encriptados en esas energías.

Empecé a trabajar con este campo de fuerza moviendo mi mano en círculos lentos por encima de él. Cuando la tormenta energética comenzó a amainar, apareció una apertura en el centro del vórtice y pude ver y sentir sus energías más profundamente. Dado que la historia de una persona está, literalmente, codificada en esas energías, empecé a ver imágenes. La vi cuando era una estudiante de derecho. Apenas parecía una niña, joven para sus 22 años. Le estaban haciendo el vacío y la ridiculizaban por ser «blanda». Ella aprendió que todo el mundo está solo y que vale más encontrar el talón de Aquiles de los demás, antes de que ellos encuentren el tuyo. Me reí de forma afable mientras le hablaba de su comportamiento conmigo y le dije: «Sé que tu modus operandi es ir a por la otra persona antes de que ella vaya a por ti, pero tu energía muestra que el motivo por el que lo haces es porque te han hecho daño». Ella me miró con curiosidad.

Le describí su experiencia en la facultad de derecho y le mencioné las conclusiones de ser dura e invulnerable a las que llegó y le expresé compasivamente que eso era del todo comprensible. Ahora me escuchaba con atención, siguiendo todas mis palabras. Entré más en el tema. Para ser más exactos, fue como si la apertura en su vórtice de energía tirara de mí hacia su interior. Era una esfera de tanta bondad y luz, un campo tan bello y tan grande, que me sentí sobrecogida. Empecé a llorar. Ella me miró y dijo: «¿Qué pasa?». Empecé a contarle lo que había visto. Le describí la gloriosa energía que había en su centro. Describí imágenes (incrustadas en su campo energético) de una niña tierna, inocente, creciendo en un lugar que me pareció New Hampshire. Le hablé en detalle de la presencia durmiente de una persona absolutamente atractiva y agradable que estaba tras sus defensas. Y reconocí la difícil experiencia por la que había pasado. Ella sintió mi compasión mientras le explicaba por qué había sido un alma atormentada durante tanto tiempo y por qué había creado todas sus defensas. Sus ojos se llenaron de lágrimas.

Ella vivía fuera de la ciudad, pero siempre que podía viajar hasta donde yo estaba, venía para tener una sesión. En esencia, nuestro trabajo consistió en realinearla con la bella energía más profunda que era su verdadera naturaleza, su vibración exquisita. Cuando finalmente conocí a su marido tres años más tarde, él me dio un largo y cálido abrazo y me atribuyó el mérito de haber salvado su matrimonio. Ella y yo nunca habíamos hablado sobre su matrimonio.

El hecho de ser atraída hacia el contacto directo con la naturaleza divina de una persona es una experiencia profunda. Trasciende cualquier cosa que las palabras pueden describir. Las energías físicas y los colores se desvanecen en el fondo, y sé que estoy en presencia de pura bondad. Súbitamente, estoy en un reino celestial, envuelta en un brillo tan intenso y tan hermoso que sé que estoy viendo el rostro de Dios. Veo la profunda sabiduría que hay en la persona y lo verdaderamente buena que es. Estoy llena de amor. Ésta es mi experiencia orientadora central para entender el mundo.

Con independencia de la personalidad, del daño o de las defensas que uno encuentre, el trabajo de sanación enfoca de forma distinta cuando uno es guiado por una sensación de certeza de que la verdadera naturaleza de la persona es sabiduría profunda, bondad, fuerza y belleza. Ésta es mi creencia orientadora, y para mí es importante enfatizar esto desde el principio mientras empezamos a centrarnos más estrechamente en el flujo de la energía, las hormonas, los desequilibrios químicos, los problemas físicos y las técnicas mecánicas. Por encima de todo esto, en cada una de nosotras hay una vibración exquisita.

CREDENCIALES

¿Cuáles son mis credenciales para hacer todas estas afirmaciones y promesas en el libro? En primer lugar, soy mujer. Las mujeres están dirigidas rítmicamente desde su interior. Un médico con sólo un cromosoma X no puede saber lo que nosotras sabemos. Tenemos una pista interior sobre los cuerpos de las mujeres.

En segundo lugar, soy una mujer que ha tenido más problemas de salud que la mayoría, y los he superado. Nací con un soplo en el corazón y serios problemas de metabolismo. Tuve tuberculosis cuando era pequeña, una hipoglucemia grave y alergias a los treinta y tantos, esclerosis múltiple a los 16 años, un infarto a los 27, un asma severo alrededor de los treinta, una picadura de insecto casi fatal a los 33 y un tumor maligno en el pecho a los 34. Todo mi cuerpo se estaba descomponiendo y más de un médico me dijo que pusiera en orden mis asuntos. El hecho de que la medicina occidental tirara la toalla conmigo fue una de las mejores cosas que me podían haber ocurrido. Estaba decidida a no dejar a mis hijas pequeñas para que otra persona las criara. Puesto que la medicina occidental no podía ayudarme, me vi obligada a ocuparme de mí misma. En la actualidad, a los sesenta y tantos años, con ayuda de las técnicas que enseño en este libro, estoy más sana y soy más capaz de mantener mi salud de lo que lo he sido anteriormente en mi vida.

En tercer lugar, he tenido problemas con las hormonas desde que tenía 10 años, incluidos los ciclos mensuales, que podían durar dos semanas y que resultaban debilitantes. Para complicar esto, mi cuerpo solía tener reacciones adversas y paradójicas a los fármacos y los analgésicos convencionales. He tenido que averiguar qué funciona en mi caso en una cultura que no me proporcionaba respuestas o ayuda.

En cuarto lugar, he tenido una consulta de sanación desde 1977, aplicando mi capacidad de ver las energías para ayudar a más de 8.000 personas (así como a varios miles de hombres) en sesiones individuales.

Por último, he impartido clases de medicina energética con éxito a decenas de miles de personas para que trabajen con sus propios problemas de salud. Y, lo que es más importante aún, he descubierto cómo enseñar a las personas que no pueden ver la energía a monitorear sus propias energías y a formular intervenciones que han sido eficaces para mejorar su salud y su bienestar.

Ésas son mis credenciales para ofrecer este libro. *Medicina energética para mujeres* te mostrará cómo afectan las energías de tu cuerpo a cada uno de los aspectos de tu vida, y te enseñará a revitalizar tus células, tus órganos y todo tu ser, al entender tu cuerpo como una red de energías que responde a unas sencillas técnicas físicas.

La actitud de «demuéstramelo»

Te invito a que tengas una actitud de «demuéstramelo» a lo largo de este libro y que pienses en sus técnicas como si fueran experimentos. A menudo encontrarás resultados inmediatos, incluso si son sutiles. En ocasiones tendrás que practicar el ejercicio a diario durante un tiempo antes de experimentar el resultado deseado. Y en otras ocasiones una técnica no será la adecuada para ti. Pero, puesto que la medicina energética práctica es, por naturaleza, no invasiva, no tiene por qué producirse ningún daño por usar los métodos de este libro tal como se indican. Los efectos secundarios de las intervenciones energéticas, aunque ocurren en muy raras ocasiones, pueden incluir una liberación emocional inesperada, unas ligeras náuseas, dolor de cabeza u otros síntomas menores que desaparecerán rápidamente. La causa suele ser que se ha movido un exceso de energía con demasiada rapidez para que un cuerpo físicamente inestable la pueda reubicar con comodidad.

Aunque sus métodos suelen ser inofensivos y sorprendentemente eficaces, no estoy sugiriendo que uses este libro como un sustituto cuando lo que necesitas es atención médica profesional. Los buenos libros de autoayuda sobre la salud tienen las tareas, aparentemente contradictorias, de promover los cuidados de uno mismo *y* enfatizar que a veces es necesario un tratamiento profesional. Aunque cada cosa tiene un lugar importante, el tema de este libro es cuánto puedes hacer por ti misma.

Desde el notorio informe Flexner de 1910, cuando la comunidad médica se alzó para luchar contra la amenaza de los terapeutas naturopáticos y quiroprácticos y comenzó a certificar la práctica de la medicina convencional, se ha trazado una línea para aquellos que se mantienen como profesionales de la salud. Ha habido una patente virtual en el término *medicina*. Aunque, en el mejor de los casos, esta línea pretende impedir el curanderismo y la charlatanería, también ha tenido el efecto de concentrar la atención más prestigiosa y bien financiada en manos de las prácticas médicas crecientemente tecnológicas y farmacológicas y lejos de la *medicina* popular y las prácticas del cuidado de la salud adaptadas de otras culturas, como la *medicina* de los nativos norteamericanos o la *medicina* tradicional china. «Practicar la medicina sin licencia» ha llegado a significar cualquier intento de sanar a la gente que se sale del marco de la medicina occidental convencional. Es ilegal. ¡Y eso es escandaloso!

Personalmente, he sido perjudicada por estas leyes. En los inicios de mi carrera, trataba a muchas personas que también eran pacientes de un consultorio médico que pertenecía a cinco doctores que estaban relacionados con el hospital local que estaba junto al edificio donde tenían sus consultas. Llegaron a sus oídos suficientes historias como para que decidieran entablar un proceso legal contra mí por practicar la medicina sin licencia (un delito mayor). Ahora puedo mirar atrás y entenderlo desde su punto de vista: a su modo de ver, esta «sanadora» sin credenciales estaba dando a sus pacientes falsas esperanzas haciendo una especie de vudú pasando sus manos por encima de sus cuerpos y otras tonterías por el estilo. Tuvieron que comparecer varios de estos pacientes para declarar, en una audiencia previa al juicio, que yo había estado trabajando con ellos de maneras que traspasaban la línea y entraban en su campo exclusivo. Al oír a los testigos, el juez se quedó impresionado de que mi trabajo hubiese tenido un efecto en su estado de salud. Le preguntó al abogado acusador que encontrara a un paciente que hubiera sufrido algún daño. Cuando no fue capaz de hacerlo, el caso no fue admitido a juicio. El juez estuvo de acuerdo en que se debe impedir la charlatanería, pero luego hizo algunos comentarios de menosprecio acerca de cualquiera que intentara prohibir el tipo de sanaciones que los pacientes habían descrito bajo juramento. El incidente tuvo una secuela redentora. Unos ocho años más tarde, el hospital que estaba junto a las consultas de los médicos me pidió que impartiera unas clases sobre medicina energética a su personal. Varios de los médicos que habían presentado cargos contra mí asistieron y se encontraron entre los participantes más entusiastas.

Nuestra cultura debe enfrentarse al hecho de que la medicina occidental convencional nos está fallando en muchos sentidos. Según una valoración creíble, más muertes son causadas por tomar fármacos tal como son recetados y por otras reacciones yatrogénicas (dolencias provocadas por los tratamientos médicos) que por el resto de causas en Estados Unidos.[4] El sistema de asistencia sanitaria necesita ayuda, y hay métodos naturales, avalados por el tiempo, poderosos y seguros, que se podrían incorporar. Aunque esto me sitúa a mí y a mis colegas en una posición legalmente precaria mientras nos esforzamos por extender las fronteras de la asistencia sanitaria, hemos elegido reclamar el término *medicina* al llamar a nuestro trabajo *medicina energética*. Las energías de tu cuerpo son la medicina más natural que existe, y es capaz de orquestar con precisión las capacidades de autosanación del organismo dondequiera que sean necesarias.

El paradigma de la medicina convencional tiene una serie de puntos débiles. Está orientado hacia el diagnóstico de enfermedades y el tratamiento de dolencias. La medicina energética, al menos tal como yo y muchos otros la practicamos, no diagnostica o trata las enfermedades. En lugar de eso, se concentra en evaluar dónde están bloqueadas las energías del cuerpo o si no están en armonía, para luego corregir el flujo de esas energías. La enfermedad puede proporcionar pistas sobre dónde están alteradas las energías, pero la medicina energética no se centra en eso. La medicina energética se centra tanto en el funcionamiento óptimo como en superar las dolencias. Ésta es una diferencia fundamental de la forma en que normalmente pensamos en la palabra *medicina*. En la medicina energética, la «medicina» no es una sustancia externa. Es el poder curativo del correcto flujo de las energías del cuerpo. Es el método más natural en el mundo. Creo que, tan pronto como nuestros hijos aprenden a lavarse las manos, deberíamos empezar a formarlos en sus procedimientos más básicos.

Del mismo modo que te tratan con la medicina convencional, también te puede tratar con la medicina energética. Las siguientes páginas están llenas de técnicas que han evolucionado a partir del trabajo con miles de mujeres durante décadas. No obstante, una de las limitaciones más serias de la medicina energética es que si no la usas, no funciona. Sí, es triste pero es verdad. Si te limitas a leer las técnicas y no las practicas, el libro seguirá siendo informativo, y eso tiene su valor, pero será un poco como esperar perder peso poniendo un libro sobre dietas debajo de tu almohada en lugar de hacer dieta.

Cómo usar este libro

Al escribir este libro, un dilema es que está dirigido a dos tipos de público: las personas que han leído mi primer libro, *Medicina energética* (o que, de alguna manera, están familiarizadas con el material que presenta) y las personas para las que la medicina energética y mi enfoque acerca de ella es algo nuevo o relativamente nuevo. Para aplicar la medicina energética para mujeres, primero la lectora debe tener algún conocimiento sobre dicha medicina. De modo que en este libro he incorporado conceptos y métodos básicos de mi primer libro y pido perdón a los lectores que ya estén familiarizados con este material. También he intentado presentar estos elementos básicos de una forma que sea un repaso útil para quienes ya son entendidos en el tema (este material se encuentra principalmente en los capítulos 1 y 2 y en el apéndice). También debería mencionar que el primer libro proporciona las mismas herramientas para descubrir maneras de aplicar la medicina energética a tu propio cuerpo único y a tus propias inquietudes sobre tu salud, mientras que este libro, por necesidad, se basa más en fórmulas, ofreciendo técnicas que se centran en muchos de los problemas genéricos de salud a los que las mujeres se enfrentan con frecuencia.

Medicina Energética para mujeres se puede enfocar de muchas maneras. Si la medicina energética es algo nuevo para ti, mi sugerencia es que primero leas los capítulos 1, 2 y 3, e inmediatamente después empieces a experimentar con los procedimientos que presentan. Conseguirás una buena comprensión de cómo las energías del cuerpo gobiernan la salud, la química y el espíritu de la mujer, y cómo unos simples ejercicios pueden optimizar ese proceso. A continuación, lee el texto de los capítulos siguientes que te interesen y repasa los procedimientos. Utiliza los que se apliquen a ti y luego mantén el libro a mano como una referencia de autoayuda.

Los capítulos 1 y 2 proporcionan una introducción a la medicina energética y sus métodos más elementales, sintetizando algunos de los principios y las prácticas más importantes de mi libro anterior. Si has estudiado el primer libro, puedes pasar estos capítulos y el apéndice, aunque creo que de todos modos son un buen repaso y una buena síntesis orientada hacia el tema de este libro. El capítulo 3 ofrece una explicación más detallada de la relación entre tus hormonas y los sistemas de energía de tu cuerpo, así como los mitos y las políticas médicas que afectan a la salud de la mujer, y enseña varios procedimientos de la medicina energética muy básicos para trabajar con las hormonas relacionadas con el estrés y la función inmunitaria. Los capítulos siguientes presentan el enfoque de la medicina energética en temas de las mujeres, como la menstruación, la sexualidad, la fertilidad, el embarazo, el parto, la menopausia y el control del peso, ofreciendo técnicas que puedes aplicar directamente en cada área de interés. Por último, el apéndice es un manual de instrucciones sobre el importante arte del test de energía, que puede ayudarte a diseñar todo el programa para la bioquímica y las necesidades únicas de tu cuerpo.

Cada una de las técnicas físicas que se presentan en este libro está diseñada para producir unos beneficios específicos. Me he esforzado mucho para describir cada procedimiento con claridad; además, están ilustrados con las magníficas fotografías de Christine Alicino.

Cada técnica requiere sólo unos pocos segundos o minutos, y por lo general he indicado cuánto tiempo se necesitará para hacerla. Por favor, no dejes que las amplias instrucciones te desanimen. Poner en palabras los procedimientos de una forma precisa, paso a paso, requiere unas instrucciones que precisan más tiempo de lectura que de práctica. Pero si las ejercitas mientras las lees, advertirás que puedes aprender cada técnica con bastante facilidad. También he creado un programa en DVD (lo puedes adquirir en www.EnergyMedicineForWomen.com) que te guía a través de la mayoría de las técnicas que se presentan en este libro. Sencillamente es más fácil seguir las indicaciones en la pantalla de tu televisor que seguir las instrucciones escritas. Si entras en esa página web, también podrás ver un vídeo gratuito en el que presento este libro. Sé que si primero puedo ver y oír a un autor o autora, tengo una relación más visceral mientras leo el libro, así que permitidme que me presente en internet usando la magia de los vídeos.

Como en el caso de mi primer libro, *Medicina energética*, éste también presenta un enfoque sistemático pero abierto para trabajar conscientemente con tus propias energías o las energías de las personas a las que quieres, para llegar a tener un cuerpo más sano, una mente más aguda y un espíritu más alegre. Como mi enfoque en ese libro, por lo general no me he contenido al presentar técnicas que son eficaces y que pueden ser útiles en situaciones difíciles. A partir de mi experiencia en la enseñanza de estas técnicas a más de 50.000 personas, tengo una idea bastante buena de cómo impacta cada uno de los métodos presentados aquí en un gran número de personas, y he usado mi mejor criterio. Tu parte del convenio consiste en ejercer tu mejor criterio mientras vas realizando el programa. Si necesitas tratamiento profesional, por favor, ¡consulta con un médico competente! Las técnicas de este libro sólo complementarán la atención que recibas. Pero, aunque estoy enfatizando sinceramente el valor de la intervención profesional, no quiero infravalorar mi mensaje principal y mi profunda convicción de que hay muchas más cosas que puedes hacer para cuidar de ti misma. Finalmente, tú eres la responsable de tu salud, y cuanto más sepas y más hagas por ti, más fácil será la tarea para quienes cuidan de ti profesionalmente, y mejor será tu salud.

En los agradecimientos de *Medicina energética*, señalé que mi marido, David Feinstein, «ha transcrito incansablemente entrevistas y clases, ha realizado diversas investigaciones online y en la biblioteca y ha aportado, en general, una organización desde el hemisferio izquierdo, complemento de la mía desde el derecho. Su habilidad para construir frases y encontrar analogías, establecer orden y situar una idea en su contexto intelectual más amplio, siempre conservando el espíritu de mi voz, está presente en todo el libro. En resumen, éste es el libro que *yo* habría escrito si mi cerebro funcionara como nuestras mentes en conjunto». Aunque David también ha sido una fuerza importante en la creación de este libro, me complace decir que, una década más tarde, cada una de nuestras mentes funciona un poco más como nuestras mentes en conjunto solían hacerlo. Algunas de las herramientas que ofrecemos aquí nos han servido a los dos en ese sentido. Equilibrar tus energías equilibra tu mente. Espero que este libro te ayude a encontrar tu camino hacia un mayor equilibrio, una mejor salud y más paz interior.

CAPÍTULO 1

UNA MEDICINA LLAMADA ENERGÉTICA

Estamos en medio de un cambio radical y esencial
de paradigma en el modelo médico occidental...
Es imperativo que ampliemos nuestros conceptos
del cuidado de la salud para incluir
la energía sutil y la medicina energética.

— JUDITH ORLOFF,
Doctora en Medicina
Positive Energy

La medicina energética es, probablemente, la «verdadera» profesión más antigua. Saber cómo mantener las energías del cuerpo sanas y vitales daba a nuestros ancestros una gran ventaja para sobrevivir en la naturaleza. Desde hace 5.000 años, como mínimo, las estrategias para percibir los desequilibrios energéticos y corregirlos estimulando unos «puntos de energía» específicos se han transmitido de generación en generación en China, así como en otras partes del mundo. Una prueba de rayos X a un cuerpo que había sido momificado en una región montañosa cubierta de nieve en la frontera entre Austria e Italia alrededor del año 3.000 a.C. reveló que tenía tatuajes exactamente en los puntos que se indican en la acupuntura tradicional para tratar la artritis lumbar. Nueve de las quince marcas estaban a lo largo de un meridiano que se utiliza para tratar el dolor de espalda, incluida una en el punto de acupuntura preciso que se considera el «punto maestro» para el dolor de espalda. El análisis forense también reveló que los intestinos habían estado repletos de huevos de tricocéfalo y, ciertamente, algunas de las otras marcas eran puntos que se usan tradicionalmente para tratar los trastornos estomacales.[1] Se han hallado tatuajes similares en cuerpos momificados en otras regiones, que van desde Sudamérica hasta Siberia.

En la medicina tradicional china, se utilizaba la acupuntura y otros métodos para conservar la salud manteniendo también sanos los campos energéticos que lo apoyan. En algunas provincias de la antigua China, al médico se le pagaba una cuota nominal cuando se estaba sano. Si se enfermaba, el médico se esforzaba por curar la enfermedad, pero ya no se le tenía que pagar, porque él no había sido capaz de mantener el campo energético suficientemente sano como para prevenir la enfermedad. ¡Intenta proponer esto al hospital!

Unas energías alteradas preceden a la enfermedad en el cuerpo físico, y es posible corregir los desequilibrios energéticos *antes* de que den lugar a la enfermedad. La medicina energética puede tratar la enfermedad, pero también puede prevenirla. Piensa en los campos energéticos como si fueran el plano del cuerpo físico. Si este plano viviente se mantiene en buen estado, el cuerpo también se mantiene sano. Si el plano está dañado, el cuerpo también lo estará. Mantener un campo energético sano es una estrategia poderosa para conservar la salud y prevenir la enfermedad. Si te ocupas hábilmente de los sistemas de energía que hay dentro de tu organismo, podrás mejorar tu salud, invertir la enfermedad y vivir con mayor vitalidad día tras día.

DOS SENCILLOS EXPERIMENTOS CON LA ENERGÍA

Las herramientas de la medicina energética oscilan desde lo elegantemente simple hasta lo muy sofisticado. En algunos de los métodos hay que tocarse el cuerpo, mientras que en otros no es necesario el contacto físico. Prueba este experimento. Acerca las palmas de tus manos hasta que queden aproximadamente siete centímetros de separación. A continuación, gira los brazos de manera que formen una X, con las muñecas en el centro de la X, pero manteniendo los siete centímetros de separación. Centra la atención en el espacio que hay entre tus muñecas. Dado que las muñecas albergan varios centros de energía, las energías conectarán, y la mayoría de la gente tendrá alguna sensación en el área que hay entre ellas. Acerca las muñecas unos dos centímetros y medio y luego sepáralas otra vez unos centímetros. Haz esto varias veces. ¿Qué ocurre con las sensaciones en el espacio entre las muñecas cuando cambia la distancia? No te preocupes si no sientes la energía; está ahí. Las palmas de las manos también emiten una considerable cantidad de energía sutil. Fíjate si puedes sentir la energía en el espacio que hay entre tus manos si las ahuecas (dándoles forma de copa) y las acercas y las separas.

Ahora haz otro experimento. La mayoría de las personas acumula tensión en los hombros. Coloca tu mano derecha sobre tu hombro izquierdo y presiona en cualquier puto con tu dedo corazón. Ve experimentando a su alrededor hasta que encuentres el sitio donde es más sensible (si hay otra zona de tu cuerpo en la que preferirías concentrarte, hazlo). Da una puntuación del 0 al 10 a este punto, en el cual un 0 significa ninguna tensión o sensibilidad y un 10 una tensión o una sensibilidad extrema. A continuación, frota vigorosamente tus manos, una contra la otra, y agítalas. Las manos de todo el mundo son un campo energético mensurable. Ahora, ahueca tu mano derecha en forma de copa y colócala a unos cinco centímetros del área en la que sentiste tensión y empieza a moverla lentamente sobre esa zona en círculos en el sentido contrario a las agujas del reloj, haciendo una docena de círculos. Comprueba si tienes la sensación de que ha habido un intercambio de energías entre tu mano y tu hombro. Mantén la mano por encima de esa área unos segundos más, luego relájate. ¿Qué sensaciones tienes? Ahora, presiona el punto original con tu dedo corazón y vuelve a puntuarlo del 0 al 10. La mayoría de las personas descubre que la tensión ha disminuido.

Aunque ésta es una técnica muy sencilla, este experimento muestra la facilidad con que podemos mover nuestras energías. La medicina energética empieza con sencillas herramientas como éstas para reducir la tensión y promover la sanación, y progresa hacia protocolos más complejos para producir beneficios específicos y tratar problemas serios de salud.

Tu sanación está en tus manos

La medicina energética es uno de los cinco campos de la «medicina complementaria y alternativa» identificados por los National Institutes of Health (NIH).[2] Los métodos utilizados en la medicina energética incluyen aparatos eléctricos, imanes, cristales, agujas, aromas y hierbas u otras sustancias que se ingieren. Pero la herramienta utilizada por el mayor número de practicantes para mover y armonizar las energías y los campos del cuerpo es la mano humana. Los practicantes, así como cualquiera que esté leyendo este libro, pueden usar sus manos para llevar equilibrio y armonía a los campos energéticos del cuerpo. Puedes dar golpecitos, masajear, pellizcar, retorcer o conectar puntos energéticos específicos en la piel. Puesto que las manos de todo el mundo tienen una carga electromagnética mensurable, áreas del cuerpo específicas pueden ser rodeadas con las manos para producir un efecto de campo, o se pueden usar las manos para mover y alinear las energías del cuerpo siguiendo unos caminos de energía específicos, en la piel. El uso de posturas y movimientos son otras formas no invasivas de beneficiar al sistema energético del cuerpo.[3]

Uno de los axiomas más fundamentales (aunque no siempre respetado) de la medicina convencional es que se debe aplicar primero la medida menos invasiva que pueda tener un efecto en la enfermedad. Afortunadamente, los procedimientos con bajo componente tecnológico de la medicina energética no sólo están al alcance de todos, sino que además son no invasivos, preventivos y asombrosamente rentables en comparación con los gastos cada vez más altos de la medicina convencional y su desastroso impacto en la economía.

El poder de la medicina energética sobre el enfoque «medicar o cortar» de la medicina convencional también se ve en la forma en que sus métodos son capaces de tener un efecto rápido en todo el cuerpo, y en el «plano» de energía, en lugar de concentrarse sólo en partes del cuerpo. ¿Cómo es posible que las intervenciones energéticas sean capaces de tener esta influencia «holística»?

Aunque normalmente no consideramos el tejido conjuntivo como un órgano, en realidad es un órgano extraordinario y transmite impulsos de energía para que lleguen a cada una de las partes del cuerpo de forma casi instantánea. Cada uno de los órganos, según Dawson Church, «*está contenido dentro del órgano más grande del cuerpo, que funciona como un cristal líquido semiconductor*» que conduce información, así como señales eléctricas que son capaces «de *almacenar* capí, *amplificar* señales, *filtrar* y *mover* información»[4] hacia cada célula de tu cuerpo. Con el tejido conjuntivo actuando como un semiconductor eléctrico gigantesco, las intervenciones de energía pueden trasladarse simultáneamente a cada célula del cuerpo.

Los seis principios fundamentales que son la base de la medicina energética le dan una fuerza que no encontramos en los modelos de asistencia sanitaria convencionales. Estos principios, que se explican en más detalle en un artículo que se puede descargar gratuitamente (www.EnergyMedicinePrinciples.com), incluyen:

Alcance: la medicina energética trata los procesos biológicos en su base energética, de manera que es capaz de tener un efecto en todo el espectro de dolencias físicas.

Eficiencia: la medicina energética regula los procesos biológicos con precisión, rapidez y flexibilidad.

Factibilidad: la medicina energética impulsa la salud con intervenciones que pueden aplicarse fácil y económicamente y de forma no invasiva.

Poder al paciente: la medicina energética incluye métodos que pueden utilizarse en casa, con una base de autoayuda, permitiendo que uno se cuide a sí mismo de forma eficaz. Además, promueve una asociación entre el paciente y el practicante en el proceso de sanación.

Compatibilidad cuántica: la medicina energética adopta conceptos no lineales consistentes en la curación a distancia, el impacto sanador de la oración y el papel de la intención en la sanación.

Orientación holística: la medicina energética fortalece la integración del cuerpo, la mente y el espíritu, lo que lleva no sólo a una concentración en la sanación, sino también a alcanzar un bienestar, una paz y una pasión mayores en la vida.

PERCIBIR LAS ENERGÍAS SUTILES

En pocas palabras, es hora de que la medicina occidental adopte el paradigma de la energía y avance como una disciplina más poderosa, armoniosa y receptiva.

Cuando empiezas a aplicar las técnicas energéticas en tu vida, te abres a una esfera de la realidad que, para la mayoría de las personas, funciona a un nivel muy sutil. Sin embargo, las energías sutiles en el medio eran una fuente esencial de información para nuestros antepasados, pues les decía si había algún peligro a la vuelta de la esquina o si una determinada planta podía ingerirse sin riesgo. Las energías sutiles dentro de sus propios cuerpos guiaban sus elecciones diarias y las actividades de una forma tan decisiva como las energías no-tan-sutiles de un dolor de cabeza pueden hacer que eches una siesta.

Estoy segura de que cuando nacen los bebés son mucho más capaces de registrar estas energías sutiles que nosotros, los adultos. ¿Te has fijado alguna vez en el modo en que los bebés miran fijamente justo por encima de tu cabeza o hacia el lado de tu cara? No me cabe ninguna duda de que ven las energías que te rodean. Los bebés ven la energía, la sienten. Pero, puesto que el cerebro tiene tanto que aprender y dado que en raras ocasiones se habla de la esfera de las energías sutiles o se la valida, estas sensibilidades se adormecen. Se salen del circuito durante el proceso de aprendizaje.

Sin embargo, en ocasiones he tenido la oportunidad de animar a una mujer embarazada o a los padres de un bebé a que hablen de la energía con su hijo o hija desde el principio. Independientemente de si los padres ven la energía o no, les pido que imaginen las energías que animan todo en la vida y que hablen de ellas. Es posible que los padres únicamente hablen de lo que imaginan, pero sintonizan con lo que es una realidad para su hijo o hija. A partir de la descendencia de estos padres, ahora tengo a un grupo de niños mayores que todavía pueden ver la energía en colores vivos y son capaces de hablar de ello libremente y con facilidad. Después de haber viajado durante siete años para impartir clases, regresé a la ciudad en la que había tenido mi consulta. Estaba caminando por la calle principal y, en la acera de enfrente, cinco jóvenes fornidos con aspecto de jugadores de fútbol americano de algún instituto venían caminando en dirección a mí. No los reconocí y me parecieron un poco intimidantes. Cuando estaban a media manzana de distancia, uno de ellos, quien había sido cliente mío junto con su familia cuando era niño, me miró fijamente y gritó, para que todos lo oyeran, incluidos sus amigos: «¡¡¡Eh, Donna!!! ¡Todavía tienes el color rosa en tu aura!». Bienvenida a Ashland, Oregón, querida lectora. También he observado cómo muchos adultos empezaban a ver y a percibir correctamente las energías tras haber experimentado con las técnicas que se presentan en este libro. Están abriéndose a una habilidad que está profundamente arraigada, pero que se ha olvidado.

Una vez más en Ashland, una mujer trajo a rastras a su marido, un médico, a mi clase nocturna semanal. Para él, la idea de una sanación energética no era plausible y el hecho de que una persona pudiera ver colores en las energías de la gente le parecía ridícula. Pero mientras hacía sus comentarios sarcásticos sobre «ver» colores, hablaba con una de las voces más profundas y hermosas que yo había oído en mi vida. Cuando la gente formaba parejas para practicar las técnicas, él siempre trabajaba con su mujer, en un rincón de la sala. La última noche de clases, mientras las personas estaban practicando con sus parejas, una voz aguda y chillona proveniente del fondo del aula exclamó: «¡Morado, veo morado!». Era el médico. Estaba tan sorprendido de ver el morado en las energías de su esposa que su voz subió tres octavas. Esta sacudida en su visión del mundo tuvo como consecuencia que decidiera asistir a más clases y que empezara a incorporar la medicina energética en su consulta médica.

Cuando aprendes el lenguaje de tus propias energías y campos energéticos, empiezas a ser capaz de leerlos, oírlos y conversar con ellos. Una de las cosas más difíciles al cultivar nuevas sensibilidades para tus propias energías y las de los demás es que, a menudo, no aparecen de la forma que tú esperas que lo hagan. Como la sinestesia, en la que muchas personas pueden *oler* colores y *ver* sonidos, la percepción de energías puede simplemente deslizarse hacia uno de tus canales sensoriales normales. He conocido a personas que pueden oír, oler o saborear energías específicas, en lugar de verlas o sentirlas como yo hago. De hecho, mi propio sentido del gusto es ahora más intenso. Normalmente con el gusto puedo sentir cuál de los cinco elementos (los elementos son uno de los sistemas energéticos centrales) es el dominante en los cambios en la salud, así como en los problemas psicológicos, que está experimentando una persona. Por ejemplo, un gusto metálico en mi boca me advierte de que hay un desequilibrio en el elemento metal. He conocido a varias personas que pueden *oír* cómo se mueven las energías y detectar dónde están bloqueadas en un cliente que está tumbado en la camilla de tratamiento. Una de mis colegas empezó a oler energías, y los aromas fueron tan abrumadores que tuvo que dejar de trabajar durante un tiempo. No puedes saber de antemano cómo vas a registrar las energías sutiles. Todos tenemos distintos puntos fuertes y diferentes maneras de saber. Cuando te expandes hacia el lenguaje de la energía, lo único que puedes predecir con seguridad es que te hablará de la manera que quiera hablarte, no necesariamente como tú esperas.

Mi amiga y socia Sandy Wand suele ver símbolos cuando está trabajando con alguien. Nunca sabe dónde la van a llevar. Pero ha aprendido cómo describírselos a sus clientes, con frecuencia sin tener idea de lo que significan, pero confiando en que con el tiempo empezarán a tener sentido. Yo no le había hablado de una experiencia aterradora que había tenido en la que pensé que me estaba muriendo. Estaba acostada en la cama de un hotel en Londres y sentí que toda mi energía caía en un instante, como un ascensor que huye hacia mi chakra, deteniéndose con una sacudida. De repente, ya no podía ver la habitación. Lo único que podía vislumbrar era un color negro azulado profundo, como tinta caliente hirviendo en mi chakra raíz. Empezó a elevarse, llenando todo mi cuerpo. Sentí como si hubiera un fluido venenoso dentro de mí.

Cuando regresé a casa, sintiéndome todavía envenenada, Sandy realizó una sesión conmigo. Tras trabajar conmigo durante unos minutos, dijo: «Bueno, esto no va a tener mucho sentido para ti, pero, ¿sabes que los calamares expulsan un chorro de tinta para protegerse? Estoy viendo que, como un calamar, tu chakra raíz ha estado vertiendo chorros de energía para protegerte». La pieza del puzle que Sandy me proporcionó, y que yo no tenía, fue que, mientras que yo creía que ese color negro azulado profundo era la energía de la muerte, ella la vio como lo opuesto. Ésta era una energía de la vida que se protegía a sí misma. Los calamares arrojan un chorro de tinta para que nadie pueda verlos o atraparlos. Esto me proporcionó una visión sumamente útil. Si no empezaba a protegerme mejor, *entonces* quizás acabaría muerta. Puesto que yo no estaba logrando establecer los límites demasiado bien, mi sistema energético estaba intentando actuar por mí. La «tinta» de color negro azulado estaba ejerciendo una fuerza para contener mis energías y mantener lejos a las energías de otras personas que podrían hacerme daño o quitarme energía. Sandy tiene un don, pero cuando empezó a practicar la sanación energética no sabía que lo tenía. Si te abres a la forma única en que las energías se revelan para ti, tus propias capacidades naturales para trabajar con la energía también florecerán.

Vivir mejor a través de la energía

Un resultado anecdótico y agradable desde la publicación de mi primer libro ha sido el gran número de veces que alguien que no conozco, o que nunca he visto en una clase, envía a nuestro despacho un correo electrónico describiendo la forma en que el uso de los métodos que aparecen en el libro ha revertido un estado físico. Justamente hoy, 21 de septiembre de 2007, cuando estaba trabajando en esta sección, me reenviaron un par de correos electrónicos de ese tipo (y, por tanto, me han dado permiso para incluirlos aquí). En el primero, una mujer con fibrosis quística a la que le habían hecho un doble trasplante de pulmón le escribió lo siguiente a la persona que envía nuestros libros y DVD: «Al parecer, en la página web CysticFibrosis.com se está hablando mucho del libro *Medicina energética*. Pensé que todos ustedes apreciarían saber lo que los demás están diciendo». Entre los comentarios que encontramos en el foro del blog interactivo cuando entramos estaba éste:

> Ya he hablado antes del libro *Medicina energética*. ¿POR QUÉ me gusta tanto? Por muchos motivos. Aprendí a hacer el test de energía de maneras que antes no conocía. Sé cómo averiguar qué alimentos, vitaminas y fármacos funcionan en mi cuerpo mediante el test de energía. Eso está en el libro. Mi último descubrimiento. Yo me consideraba un diabético limítrofe. Un día me hice un test después de comer y me indicó que me hallaba en 143 (una hora después de haber comido una barra energética). Practiqué la rutina diaria y seguí el rastro de todos mis meridianos, y ocho minutos más tarde volví a controlarme la glucosa para ver si había

algún cambio. Ésta había bajado diecinueve puntos. Eso es bastante destacable, sobre todo después de que hubieran transcurrido ocho minutos. Hice esto durante tres días seguidos para ver si era real y en todas las ocasiones obtuve los mismos resultados. Hace dos días, cuando fui a hacerme la revisión semestral, les hablé a tres médicos de las lecturas de azúcar en sangre y todos ellos parecieron muy impresionados. Ahora, antes de comer, hago todas las rutinas energéticas que mencioné. Tengo el libro desde hace cuatro años y lo he leído una y otra vez.

La siguiente persona que hacía un comentario, otra receptora de un doble trasplante pulmonar, describía que ella también ha puesto en práctica el libro *Medicina energética* y algunos ejercicios para aliviar los dolores de cabeza, los espasmos, el estreñimiento y los dolores por gases.

Para mí, el libro y sus ejercicios son increíbles. Puedo detectar un cambio significativo en mi ritmo cardíaco o en la presión sanguínea cuando hago y cuando no hago los ejercicios. De hecho, me he tomado la presión cuando estaba alta (como en 159/90) y luego he realizado algunas de las técnicas de la medicina energética y después me he vuelto a tomar la presión unos cinco minutos más tarde y había descendido aproximadamente a 120/80, hasta un nivel normal.

En el segundo correo electrónico que llegó el 21 de septiembre decía:

Escribo para expresar mi sincero agradecimiento a Donna y David por su generosidad al compartir los valiosos conocimientos de medicina y psicología energética. Recientemente me diagnosticaron el dengue, una epidemia transmitida por los mosquitos para la cual no hay vacunas o medicamentos, y además es fatal. Me ingresaron en el hospital. Los análisis de sangre mostraban una infección en la sangre y en el hígado. Mi médico estaba muy preocupado porque el hígado estaba afectado. Al oír esto, todos los miembros de mi familia se preocuparon muchísimo. En cambio, yo no. Les aseguré que saldría del hospital en dos o tres días (algo que se considera imposible para alguien en mi estado). No sé por qué lo dije, simplemente salió de mi boca. Pero, ¡eso fue exactamente lo que ocurrió! ¿Cómo?

Día 1: recordé lo que Donna decía en sus DVD: «La enfermedad nunca puede vivir en un cuerpo bien oxigenado». «Fortalece tu bazo para estar sano». Sólo tenía una mano libre, porque la otra estaba con vías para los fluidos intravenosos, así que el desafío era ¿cómo puedo hacer todos esos ejercicios con una mano? Podía respirar, hacer zumbar mi K-27, golpear el timo y dar golpecitos en los puntos de mi bazo en un lado y luego en el otro con una sola mano, pero no podía hacer el resto. Recordé que Dona había mencionado a un hombre que había tenido una apoplejía y había mejorado simplemente imaginando que hacía la rutina. Hice lo mismo. Me visualizaba limpiando el bazo, enganchándome, «conectando el cielo y la tierra», secándome y haciendo figuras de ochos en todas las partes adonde mi única mano no podía llegar. También practiqué la psicología energética. ¡Mi «golpe de kárate» era con mi única mano sobre mi muslo! Me concentré en hacer más figuras de ochos en mi estómago, ya que tenía muchos vómitos. También me dediqué a apreciar cada una de las partes de mi cuerpo por estar sanas y todos los objetos que había en mi habitación (incluida la palangana para vomitar) por estar ahí y a todas las personas que estaban detrás de ellos. Recordé las palabras de Donna: «La gratitud es la mejor vacuna para todo» [la gratitud no es sólo algo que haces con la mente –activa una energía sanadora llamada los *circuitos radiantes*, de los que se habla más adelante en este capítulo].

Los vómitos desaparecieron en 12 horas. Todos estaban sorprendidos de verme comiendo mis platos favoritos. La fiebre estaba bajo control y me sentía tan llena de energía que no dormía, excepto en las pocas horas que tenía entre las rutinas nocturnas de muestras de sangre y comprobación de la temperatura, cada dos horas. Mi médico estaba tan sorprendido que me dijo: «¡Se te ve tan radiante! ¿Qué has estado haciendo?».

Día 2: los resultados de los análisis de sangre por la mañana mostraron un recuento de plaquetas más alto, casi normal. Seguí haciendo todo lo que había hecho en el día 1. Durante su visita por la tarde, mi médico me dijo que los resultados de mi análisis de sangre y mi temperatura eran casi normales. Se sorprendió al saber lo que comía y cuánta energía tenía.

Día 3: completamente recuperada ¡y me dan el alta en el hospital!

Nadie lo podía creer. Los pacientes con dengue suelen permanecer en cama y tardan un promedio de entre siete y diez días para recuperarse completamente, si es que se recuperan. El médico tenía tanta curiosidad que me preguntó: «¿Haces algún tipo de ejercicio o algo?». Inmediatamente le hablé de la medicina energética y cómo la había aprendido. Cuando me marchaba, me dijo con una sonrisa: «Lo recordaré: ¡medicina energética!». Mi madre, que no creía en esto, ahora está realizando una rutina diaria de cinco minutos (*véase* pág. 71). Todavía no le he dado el regalo que le compré, el kit de medicina energética de Donna. Mi marido y mi hija creen incondicionalmente en la medicina energética. Mi hermano está planeando hacerme una visita especial sólo para que le enseñe esto. ¡Estoy tan feliz y agradecida!

Aunque los casos aislados pueden ser simplemente «remisiones espontáneas» que no tienen nada que ver con la medicina energética, podéis imaginaros cuán gratificante es oír constantemente comentarios como éstos en todo un abanico de problemas médicos de personas que no tienen ningún interés particular en «probar» que la medicina energética funciona, y quizás te anime saber que casos como éstos no son inusuales cuando empiezas a aplicar los métodos que se presentan en este libro a tus propios problemas de salud.

La medicina energética trabaja con la fuerza vital, y parte de su poder es esta concentración en el bienestar de todo el cuerpo, en lugar de meramente en partes o síntomas. Por otro lado, los médicos formados en Occidente aprenden anatomía con cadáveres: la carne sin la energía, los miembros sin vida. Puesto que la medicina convencional se concentra en las estructuras físicas en lugar de hacerlo en la energía, sus principales herramientas son aquellas que funcionan en la materia: fármacos y cirugía. Dado que la medicina energética se concentra en las *fuerzas que animan* al cuerpo físico, sus herramientas son más sutiles. Generalmente son no invasivas. Y, con frecuencia, son más efectivas. Además, la energía es gratuita, fácil de usar, y siempre está a nuestro alcance para ayudarnos a sentirnos y a funcionar mejor.

Pero si esto es así, ¿por qué la medicina energética no predomina sobre el resto? ¿Por qué se encuentra este libro en la sección de «medicina alternativa»? La medicina convencional es una industria que hace un trillón de dólares al año (eso son mil billones). La medicina alternativa gasta dos décimas partes de 1 % de eso.[5] En los negocios, el dinero habla más alto que otras verdades y, no te equivoques, la industria de la asistencia sanitaria es un *gran* negocio. La medicina energética, al ser rápida, eficaz y barata puede ser una amenaza para ese negocio. ¿Una afirmación extraordinaria? ¡Sí!

Y no estoy negando los poderes y las maravillas de la medicina moderna. Tampoco estoy afirmando que hay una conspiración para impedir que conozcáis la medicina energética. En lugar de eso, lo que estoy afirmando es que hay muchas áreas en las que la medicina convencional no es particularmente capaz de ayudarte a mantener una salud óptima y que hay fuerzas en el mercado y fuerzas culturales que han impedido que la medicina energética (que puede ser mucho más efectiva y segura en muchas de esas áreas) se convierta en la corriente principal.

Pero está emergiendo rápidamente un nuevo paradigma en el cual las energías del cuerpo van a convertirse en el tema central en la práctica médica. Según Mehmet Oz, doctor en Medicina, uno de los cirujanos más respetados en Estados Unidos y director del Cardiovascular Institute en el Columbia University College of Physicians & Surgeons (hablando al público en *Oprah*, ni más ni menos): «La próxima gran frontera en la medicina es la medicina energética». El doctor Oz no está solo al opinar esto. Norm Shealy, doctor en Medicina, presidente fundador de la American Holistic Medical Association, ha manifestado categóricamente que «la medicina energética es el futuro de toda la medicina». Richard Gerger, doctor en Medicina, predice que «la última aproximación a la sanación será eliminar las anormalidades en el nivel de la energía sutil que llevó inicialmente a la manifestación de la enfermedad».[6]

Este paradigma emergente en realidad es viejo y nuevo a la vez. Según Albert Szent-Györgyi, premio Nobel de medicina: «En todas las culturas y en todas las tradiciones médicas anteriores a las nuestras, la sanación se lograba moviendo la energía». En lo que queda de este capítulo trazo un bosquejo de los elementos básicos de este paradigma emergente. No obstante, si ya estás familiarizada con él, o si no estás interesada, o si deseas continuar con el programa de cuidados personales de este libro, puedes pasar directamente al capítulo 2. Pero creo que puede resultar bastante interesante conocer la ciencia que está apoyando la idea de que la salud está influenciada de una manera profunda por la anatomía energética invisible del cuerpo humano.

LAS ENERGÍAS DEL CUERPO

Aunque la energía adopta muchas formas (como la cinética, la térmica, la química y la nuclear), las energías más adecuadas para la medicina energética parecen incluir las energías *eléctricas*, las energías *electromagnéticas* y las energías *«sutiles»* del cuerpo:

- Como una batería en miniatura, cada célula de tu cuerpo almacena y produce *electricidad*. Cada vez que respiras, cada vez que mueves un músculo y cada vez que digieres un poco de comida, hay actividad eléctrica.
- Dondequiera que se mueva la energía, se producen *campos electro-magnéticos*, y en la siguiente disertación exploro el papel de esos campos en la salud y en la sanación.
- Las *energías sutiles* fueron descritas por Einstein como energías que conocemos por sus efectos, pero no tenemos los instrumentos para detectarlas directamente. Aunque estas energías sutiles no pueden mover la aguja de un medidor, muchos sanadores saben cómo utilizarlas para restaurar la salud y la vitalidad. Lo interesante es que un aparato desarrollado en la Universidad de Stanford que detecta una forma de energía que hasta hace poco eludía los instrumentos científicos muestra que esta energía responde a la intención humana.[7]

También hay otras energías que funcionan en el cuerpo, aunque no son un tema tan importante para la medicina energética. Las fuerzas que mantienen al núcleo del átomo en su sitio, por ejemplo, son más de diez billones de billones de billones más fuertes que la gravedad. Si empiezas a sentirte agotada por la tarde, te podría resultar inspirador (aunque vaya contra tu intuición en ese momento) recordar cuánta energía hay en cada una de tus células.

Yo veo nueve sistemas energéticos en el cuerpo humano, aunque no fui la primera en descubrirlos. Cada uno de ellos es reconocido en la tradición sanadora de una cultura u otra, y cada uno es una mezcla de energías eléctricas, electromagnéticas y energías más sutiles. Los chakras, por ejemplo, que son uno de estos nueve sistemas, pueden medirse según las frecuencias electromagnéticas en la zona del cuerpo en la que están ubicados.[8] Pero los chakras no son *sólo* frecuencias electromagnéticas. También contienen información que una persona sensible puede «leer» intuitivamente armonizando con las energías sutiles contenidas en dicho chakra. Es por eso que un sanador puede ver, o incluso revivir, los recuerdos traumáticos de una persona sintonizando con las energías del chakra de dicho individuo. Estas visiones no sólo pueden ser verificadas inmediatamente por el cliente, sino que diferentes sanadores que trabajan con la misma persona suelen captar la misma historia. ¿Un chakra es un campo electromagnético? Sí. ¿Es también un tipo de energía más sutil que transporta una información que no se sabe que contienen los campos electromagnéticos? Una vez más, sí.

Aunque he visto estos nueve sistemas energéticos, sólo cuando trabajé con personas en mi consulta distinguí claramente y me enteré de que se había identificado y dado nombre a cada uno de ellos, y que en las tradiciones sanadoras de otras culturas ya se trabajaba con todos ellos. De los nueve sistemas energéticos, los nombres de tres de ellos han entrado en nuestro lenguaje: los meridianos, los chakras y el aura. Las descripciones de estas energías realizadas por «videntes» suelen corresponderse unas con otras,[9] y su existencia física está siendo verificada cada vez más por instrumentos que miden la electricidad, los campos electromagnéticos, la luz u otras formas de energía. El siguiente resumen de los nueve sistemas está construido en torno a una *analogía* para cada sistema, diseñada para que tengas un sentido más completo de la naturaleza y la función de estos sistemas invisibles.

Los meridianos: de la misma manera que una arteria transporta sangre, un meridiano transporta energía. Como el *torrente sanguíneo energético* del cuerpo, el sistema de meridianos lleva la fuerza vital, ajusta el metabolismo, elimina los bloqueos e incluso determina la velocidad y la forma del cambio celular. El flujo de los senderos energéticos de los meridianos es tan fundamental como el flujo de la sangre. Si no hay energía, no hay vida. Los meridianos afectan a cada órgano y a cada sistema fisiológico, incluidos los sistemas inmunitario, nervioso, endocrino, circulatorio, respiratorio, digestivo, esquelético, muscular y linfático. Cada sistema es alimentado por al menos un meridiano. Si la energía de un meridiano está obstruida o no está regulada, el sistema al que alimenta está en peligro. Los meridianos incluyen catorce canales tangibles que llevan energía hacia dentro, a través y fuera de tu cuerpo. Tus meridianos también conectan cientos de diminutos puntos electromagnéticamente diferenciados a lo largo de la superficie de la piel. Éstos son conocidos como puntos de acupuntura. Tienen menos resistencia eléctrica que otras áreas de la piel y pueden ser estimulados con agujas o con presión física para liberar o redistribuir la energía a lo largo del sendero meridiano.

Los chakras: la palabra *chakra* se traduce del sánscrito como «disco», «vórtice» o «rueda». Los chakras son centros de energía concentrados. Cada uno de los chakras principales en el cuerpo humano es un centro de energía giratoria ubicado en uno de los siete puntos, desde la base de la columna vertebral hasta la coronilla de la cabeza. Mientras que los meridianos llevan la energía *a* los órganos, los chakras los bañan *en* sus energías. Cada chakra suministra energía a unos órganos específicos, se corresponde con un aspecto definido de tu personalidad y resuena (respectivamente, desde el chakra base hasta el chakra de la coronilla) con uno de los siete principios universales relacionados con la supervivencia, la creatividad, la identidad, el amor, la expresión, la comprensión o la trascendencia. Las energías de tus chakras codifican tus experiencias de una forma muy similar a como tus neuronas codifican tus recuerdos. Una huella de cada acontecimiento emocionalmente significativo que has experimentado está grabada en las energías de tus chakras. La mano de un practicante sensible sostenida por encima de un chakra puede resonar con el dolor en un órgano relacionado, con la congestión en un ganglio linfático, con anormalidades sutiles en el calor o la pulsación, y áreas de agitación emocional, o incluso puede sintonizar con un recuerdo almacenado que podría ser tratado como parte del proceso de sanación.

El aura: tu aura (o biocampo, el término usado por los científicos que la han estudiado[10]) es un revestimiento de energía con múltiples capas que emana de tu cuerpo e interactúa con las energías de tu entorno. Es, en sí misma, una *atmósfera protectora* que te rodea, que impide el paso de muchas de las energías con las que te encuentras y que atrae otras energías que necesitas. Como un traje espacial, tu aura te protege de las energías dañinas. Como una antena de radio, por otro lado, atrae energías con las que resuena. El aura es un conducto, una antena en dos direcciones que *atrae* energía del entorno hacia tus chakras y *envía* hacia afuera energía desde ellos. Cuando te sientes feliz, atractiva y animada, tu aura puede llenar toda una habitación. Cuando estás triste, abatida y sombría, tu aura se contrae a tu alrededor, formando un caparazón energético que te aísla del mundo. Las auras de algunas personas parecen extenderse y abrazarte. Conoces a esas personas, y si pudieras ver sus auras descubrirías que, ciertamente, se extienden hacia la tuya. También conoces a personas cuyas auras están tan unidas y son tan protectoras que te mantienen fuera, como un cerco eléctrico. Un estudio realizado por Valerie

Hunt, una neurofisióloga del Energy Fields Laboratory de la UCLA, relacionaba las «lecturas de auras» con medidas fisiológicas.[11] Las auras que los practicantes veían no sólo se correspondían unas con otras, sino que también estaban relacionadas con los patrones de onda captados por los electrodos en la piel en el lugar que se estaba observando.

El sistema eléctrico: el sistema eléctrico es una energía que parece emerger de la dimensión eléctrica de otros sistemas energéticos. No es un sistema energético independiente como los meridianos, los chakras o el aura, pero está estrechamente relacionado con todos los principales sistemas de energía: está separado de cada uno de ellos, pero también es un aspecto de cada uno de ellos, un poco como el líquido que está separado pero, sin embargo, que forma parte de tus órganos. El sistema eléctrico sirve como un puente que conecta a todos los sistemas energéticos en el nivel básico de la electricidad del cuerpo. Normalmente no tengo ni idea de lo que va a ocurrir cuando toco por primera vez los puntos eléctricos de una persona. La energía va donde se la necesita. Hay gente que habla de cicatrices que han sanado durante una sesión con el sistema eléctrico, de la eliminación de una ataxia en el corazón, de haber podido evitar una intervención quirúrgica de rodilla, y de la superación de todo tipo de traumas emocionales. Pero lo más importante, en términos de una sanación de todo el cuerpo, es la forma en que el sistema eléctrico se conecta con todos los sistemas. Si campos energéticos como el aura y los chakras alinean los órganos y otras energías rodeándolos, el sistema eléctrico pasa a través de ellos, conectando y coordinándolos en la dimensión tangible de su naturaleza eléctrica.

El tejido céltico: las energías del cuerpo giran, se mueven en espiral, forman curvas, se tuercen, se cruzan y se tejen en diseños de magnífica belleza. El equilibrio de este caleidoscopio de colores y formas es fruto de un sistema energético conocido por los sanadores energéticos de todo el mundo bajo distintos nombres. En Oriente, lo han llamado *el anillo de energía tibetano.* En la tradición del yoga, se representa con dos líneas curvas que se cruzan siete veces y que albergan simbólicamente los siete chakras. En Occidente, se hace patente en el caduceo, las serpientes entrelazadas en una vara (también cruzándose siete veces), asociado inicialmente al dios griego Hermes, mensajero de los dioses, y usado más adelante como símbolo en alquimia y en medicina. Yo utilizo el término *tejido céltico* no sólo porque tengo una afinidad personal con la sanación céltica, sino también porque el diseño *me parece* semejante a los antiguos dibujos celtas de un signo del infinito, dinámico, en forma de espiral. Como unos *hilos invisibles* que mantienen a todos los sistemas energéticos funcionando como una sola unidad, el tejido céltico se interconecta a través y alrededor del cuerpo en diseños en espiral que forman la figura del ocho. Es un sistema vivo, que teje continuamente nuevos puentes, siempre expandiéndose y contrayéndose. El control del hemisferio izquierdo sobre el lado derecho del cuerpo y del hemisferio derecho sobre el lado izquierdo viene a ser este diseño en gran magnitud. Las energías que se entrecruzan y llenan tu cuerpo son el «tejido conjuntivo» de tu sistema energético.

Los cinco ritmos: tus meridianos, tus chakras, tu aura y otras energías esenciales están influidos por un sistema energético más penetrante. Yo no lo veo como una energía independiente, sino como un *ritmo* que pasa por todas los demás, dejando su huella
vibratoria en los atributos físicos, los patrones de salud y las características personales. Trazados hace mucho tiempo en la medicina tradicional china, todo en la vida estaba categorizado en cinco «elementos», «movimientos» o «estaciones» (no hay ninguna traducción perfecta –los tres términos se han utilizado, sugiriendo cualidades de ser sustancial, dinámico y cíclico). Estas energías se consideraban los componentes básicos del universo, proporcionando una base para comprender cómo funciona el mundo, cómo se organizan las sociedades y qué necesita el cuerpo humano para conservar la salud. Las metáforas para describir estos cinco ritmos distintos se han basado en elementos concretos, observables, de la naturaleza (agua, madera, fuego, tierra y metal) y de las estaciones (invierno, primavera, verano, veranillo de san Martín y otoño). Como la música de fondo en una película, el ritmo principal de una persona, junto con los ritmos cambiantes de las estaciones de la vida, dirige el tono y el estado de ánimo de todo el sistema energético, al mismo tiempo que crea la atmósfera de la vida que está siendo vivida.

El triple calentador: el triple calentador es el meridiano que conecta las energías del sistema inmunitario para atacar a un invasor, y en una emergencia moviliza las energías del cuerpo para una respuesta de lucha, huida o parálisis. Funciona de formas que están tan alejadas del alcance de cualquier otro meridiano que debe considerarse un sistema en sí mismo. Sus energías operan en conjunción con la glándula del hipotálamo, que es el termostato del cuerpo y también la instigadora de la respuesta de emergencia del organismo. Como un *ejército*, el triple calentador se moviliza durante una amenaza, o una amenaza percibida, coordinando a los otros sistemas energéticos para activar la respuesta inmunológica, gobernar el mecanismo de lucha/huida/parálisis y establecer y mantener la respuesta habitual a la amenaza.

Los circuitos radiantes: mientras que los meridianos están ligados a senderos fijos y a órganos específicos, las energías radiantes operan como campos fluidos, encarnando una clara inteligencia espontánea. Como hipervínculos en una página web, saltan instantáneamente hacia cualquier lugar en que se las necesite, llevando revitalización, alegría y conexión espiritual. Si el triple calentador moviliza a tu *milicia interior*, los circuitos radiantes hacen lo mismo con tu *madre interior*, bañándote con energía sanadora, proporcionándote recursos sustentadores de vida y levantándote la moral. Los circuitos radiantes funcionan para asegurarse de que todos los otros sistemas energéticos están trabajando para el bien común. Redistribuyen las energías hacia donde más se necesitan, respondiendo a cualquier problema de salud con el que el cuerpo se pueda encontrar. En términos de evolución, los circuitos radiantes han estado presentes desde mucho tiempo antes que los meridianos. Los organismos primitivos como los insectos mueven sus energías a través de circuitos radiantes, en lugar de hacerlo a través de un sistema de meridianos, y los circuitos radiantes pueden observarse en el embrión antes de que se hayan desarrollado los meridianos. De la misma manera en que se forman los cauces de los ríos, es como si las energías radiantes que habitualmente seguían el mismo curso se hubieran convertido en meridianos.

La red básica: la red básica es la energía esencial de tu cuerpo. Como el chasis de un vehículo, todos los demás sistemas energéticos viajan sobre la energía de la red básica. Por ejemplo, cuando estás acostada, una persona que ve las energías sutiles vería que cada uno de tus chakras descansa sobre esta energía esencial. La red de energía es fuerte y fundamental. Pero un trauma severo puede dañar tus cimientos, y cuando eso ocurre, normalmente no se reparan por sí mismos de manera espontánea. En lugar de eso, otros sistemas energéticos se adaptan a la red dañada, de una forma similar a como puede formarse una personalidad en torno a unas experiencias traumáticas en los primeros años de vida. Reparar la red básica de una persona es una de las maneras más avanzadas de medicina energética. Si la estructura de una red o el chasis de un vehículo, está en buen estado, nunca notas que está ahí; si está dañada, nada estará del todo bien.

¿QUIERES UN ENFOQUE DEL CUIDADO DE LA SALUD QUE ESTÉ BASADO EN LA REALIDAD DE LA ENERGÍA O EN LA ILUSIÓN DE LA MATERIA?

Einstein afirmó que «la energía es todo», y la física moderna ha confirmado, en esencia, que la «sustancia» fundamental de las cosas no es en absoluto sustancia. Es energía en cierto modo, organizada de una forma que *experimentamos* como sólida. Uno puede pensar que eso tiene algunas implicaciones para la forma en que nos aproximamos a la sanación, pero como no tiene ningún sentido intuitivamente tan sólo lo descartamos. Lo que quiero decir es: ¿Es el mundo material sencillamente una ilusión?

En realidad, sí. Para empezar, los átomos de los que estás constituida son una parte núcleo y, dependiendo del átomo, entre 10.000 y 100.000 partes espacio. Es decir, que son prácticamente todo espacio. El espacio vacío del átomo está envuelto en unas «partículas», llamadas *electrones* que lo rodean de manera semejante a una nube, aunque en realidad no son en absoluto partículas. Son misterios que a veces parecen funcionar como partículas y otras veces como ondas, semejantes a la luz. De hecho, según algunos físicos, un protón está compuesto de luz que rodea a un punto, el electrón es luz que se mueve entre dos puntos y *éstos* son los componentes básicos de la materia. Más allá de eso, si aumentaras el núcleo de un átomo hasta el tamaño de una pelota de billar, el electrón más cercano estaría a más de un kilómetro de distancia. Entre el núcleo y el electrón hay espacio. Si los átomos son los componentes básicos fundamentales de la silla o el sofá en el que estás sentada, y si el espacio es la propiedad más fundamental de cada uno de sus átomos, entonces, ¿cómo te sostiene? Si eres casi toda espacio, al igual que tu ropa y el sofá, ¿por qué simplemente no pasas a través de ellos?

En el nivel más elemental, ciertamente parecería que si dos átomos están a punto de colisionar, ciertamente (como galaxias minúsculas formadas mayormente por espacio) pasarían uno a través del otro. Pero no lo hacen. El motivo es su carga *energética*. Puesto que la «nube» de electrones que rodea a cada átomo lleva una carga negativa, los átomos se repelen unos a otros.[12] A un nivel mayor (sin ofender), tu trasero sobre el sofá, tus electrones y sus electrones se oponen unos a otros de manera que, en cierta medida, en realidad estás *levitando* sobre el sofá.[13]

De hecho, cuanto más se estudian los componentes básicos fundamentales de la materia, más desconcertante se vuelve todo. En una ocasión, Niels Bohr, considerado ampliamente como uno de los más grandes físicos del siglo XX, dijo sarcásticamente que «si crees que puedes hablar sobre la teoría cuántica sin sentirte mareado, es que no has entendido lo primero acerca de ella». Volviendo a la cuestión de por qué no experimentamos todas las cosas como energía si en realidad lo son, es posible que haya mucho más que lo que nuestros sentidos perciben. Como observó Devon, el hijo de mi querida amiga Ann Mortifee, cuando tenía ocho años: «Si fuera un perro, todo sería en blanco y negro. Si fuera un mosquito, sólo vería oleadas de calor. Si fuera una serpiente, todo sería infrarrojo. Así que supongo que uno nunca puede saber realmente qué hay; todo depende de los ojos con los que se mire». A través de mis ojos, como mínimo, el cuerpo humano es un sistema de energía viva, y la medicina energética parece encontrarse en el camino correcto.

¿GENES O CAMPOS?

La medicina occidental suele esperar a que las partes y los sistemas se descompongan y luego intenta repararlos. La medicina energética mantiene la concentración en el funcionamiento general del organismo y se interesa tanto por la prevención de las enfermedades como en su tratamiento. La medicina convencional da más importancia a las intervenciones invasivas que a la prevención.

El paradigma prevaleciente que aprendiste en biología en secundaria es que el plano para construir y mantener a tu cuerpo se encuentra codificado en tus genes. Pero eso sólo es una parte de la historia. En lo más profundo del núcleo de cada célula de tu cuerpo hay, de hecho, tal como te enseñaron, 46 cromosomas (23 por cada uno de tus padres), estructuras filiformes constituidas del ADN de ácido nucleico. Tus cromosomas contienen aproximadamente 24.000 genes,[14] las unidades fundamentales de herencia por las cuales características como la estructura facial, el color del cabello, el color de los ojos, la altura, la constitución, la introversión/extroversión y tipos de inteligencia específicos, así como una susceptibilidad a ciertas enfermedades, pasan de padres a hijos.

Cómo está coordinado todo esto es en realidad un misterio. Sabemos que los genes indican a las células que produzcan proteínas u otras moléculas. Sin embargo, cada célula experimenta unas 100.000 reacciones químicas por segundo, y éstas están exquisitamente coordinadas con los actos de muchos de los aproximadamente 100 trillones de células. El número de sensores y mecanismos de conmutación que se requerirían en cada célula para orquestar una operación tan pródiga es de un orden que excede ampliamente cualquier mecanismo conocido.

Y, ¿cómo sabe el gen que da las instrucciones que forma parte de, por ejemplo, una célula del riñón y no de una célula del hígado? Los cromosomas y los genes en el núcleo de cada célula son idénticos. De hecho, cuando células primitivas, no diferenciadas, de una salamandra fueron implantadas cerca de la cola, se convirtieron en otra cola, y cuando fueron implantadas cerca de la pata trasera, se convirtieron en otra pata.[15] Estos genes idénticos, dependiendo de dónde sean colocados, dan las órdenes como si fueran perfectamente conscientes no sólo de lo que está ocurriendo en todo el cuerpo, sino también de lo que se necesita de ellos en relación con la totalidad. ¿Cómo saben los genes qué órdenes se requieren? Lynne McTaggart pregunta: «Si todos estos genes trabajan juntos como una orquesta inimaginablemente grande, ¿qué o quién es el director?».[16]

La ciencia occidental no tiene ni idea. Nadie ha identificado los mecanismos químicos que informan a los genes sobre el estado de la totalidad del organismo. ¿Y el concepto de un «campo energético» donde la información es más o menos «transmitida» a los genes? Es difícilmente plausible que billones de reacciones químicas aún no descubiertas estén llevando a cabo la tarea. Piensa, en lugar de eso, en una señal de televisión activando los píxeles de tu televisor y la bobina de sus altavoces para producir el siguiente episodio de *Boston Legal*. Es bastante plausible que algún tipo de campo esté transmitiendo información y coordinando el comportamiento de las células. ¿Una especulación descabellada? Quizás. Pero hasta que tengamos los instrumentos científicos que puedan detectar de una forma fiable estos campos, los sanadores que son sensibles a las energías sutiles del cuerpo son exactamente esos instrumentos. Y al influir en esos campos, cosa que aprenderás a hacer en las siguientes páginas, podrás ejercer influencia en la expresión minuto-a-minuto de los genes que están dando instrucciones a tu cuerpo con cada respiración, cada latido del corazón y cada onda cerebral. Un universo increíble está girando ahí mismo, debajo de tu piel. Las intervenciones en los campos energéticos que coordinan ese universo tienen unas ventajas sensacionales sobre los fármacos y la cirugía.

Los campos contienen información

Mientras que los biólogos han trazado cuidadosamente los mapas de la homeostasis y otros mecanismos complejos de retroalimentación, esas son las notas, pero no la melodía. Ninguna explicación química da cuenta de cómo funciona todo el esquema. Sin embargo, la inteligencia que muestran las energías del cuerpo y los campos energéticos es impresionante y puede proporcionarnos la explicación. Incluso en el nivel subatómico, como observó Einstein, «el campo es la única entidad gobernante de la partícula».[17]

La idea de que los campos energéticos tienen un impacto en el desarrollo biológico aparece continuamente en la ciencia occidental. Sir Isaac Newton ofreció la primera descripción moderna del aura en 1729 cuando escribió acerca de una «luz electromagnética, un medio sutil, vibrante, eléctrico y elástico que eran fenómenos excitables y exhibidos como la repulsión, la atracción, la sensación y el movimiento». En la década de 1930, Harold Burr, un neuroanatomista de Yale, midió el campo electromagnético que había alrededor de un huevo de salamandra no fecundado y descubrió que tenía la forma de una salamandra adulta, como si el proyecto para el adulto ya estuviera en el campo energético del huevo.[18] En realidad, se quedó asombrado, al hallar que el eje eléctrico que más adelante se alinearía con el cerebro y la médula espinal ya estaba presente en el huevo no fertilizado. A continuación, encontró los campos electromagnéticos que rodean a todo tipo de organismos, desde humus hasta plantas, ranas y humanos, y pudo distinguir los patrones eléctricos que se corresponden con la salud y con la enfermedad.

El papel de los campos electromagnéticos en la sanación es bien conocido.[19] Cuando un animal está herido, por ejemplo, se producen corrientes eléctricas que conectan un enorme número de células como parte del mecanismo de crecimiento y reparación. Además de estos campos generados internamente, cuando se aplican corrientes externas a un área de tejido, un gran número de células actúa de una forma coordinada. Inician cambios psicológicos, lo que puede resultar positivo o negativo. Este hallazgo podría explicar los efectos terapéuticos cuando la mano de un sanador (que, por sí misma, genera un campo magnético mensurable) es sostenida cerca del tejido muerto o dañado.[20] Cuando un sanador o una sanadora está en reposo y luego empieza a trabajar con un paciente, el campo electromagnético de sus manos aumenta significativamente.[21]

Aunque la idea de que los campos contienen información todavía es desconocida en muchos sentidos en nuestra cultura, destacados ejemplos han llegado al público. Algunas de las muestras más dramáticas han sido pacientes con trasplante de corazón que tienen información sobre la persona cuyo órgano ahora late en su pecho. Ninguna explicación tiene sentido, excepto que el corazón posee su propio campo energético (de hecho, el campo electromagnético del corazón es aproximadamente 60 veces mayor en amplitud que el del cerebro, y su campo magnético, según algunos cálculos, es hasta 5.000 veces más fuerte[22]) y que éste contiene información sobre la persona. Considera la siguiente historia, narrada por una psiquiatra a un grupo internacional de psicoterapeutas, acerca de una de sus pacientes:

Tengo una paciente, una niña de 8 años, que recibió el corazón de una niña de 10 años que fue asesinada. Su madre me la trajo cuando la niña empezó a gritar por las noches por haber soñado con el hombre que había matado a su donante. La mujer decía que su hija sabía quién había sido. Tras varias sesiones, simplemente no pude negar la realidad de lo que esta niña me estaba contando. Finalmente, su madre y yo decidimos llamar a la policía y, usando las descripciones de la niña, encontraron al asesino. Éste fue condenado fácilmente con las pruebas que mi paciente proporcionó. El momento, el arma, el lugar, la ropa que llevaba puesta, lo que la niña asesinada le había dicho... todo lo que contó la pequeña receptora del trasplante era completamente cierto.[23]

EL FÍSICO Y EL MÉDICO BEBEN DE COPAS DISTINTAS

Esta historia, que coincide con las experiencias de muchos receptores de órganos, parece pedir a gritos una explicación que trascienda la concepción convencional del mundo material. La gran ironía aquí es que el paradigma o la cosmovisión aceptados por la medicina occidental están un siglo por detrás del paradigma usado por la física moderna. En 1905, Albert Einstein publicó su aguda fórmula, $e=mc^2$, mostrando que la energía y la materia son intercambiables. Este descubrimiento reveló que la física newtoniana, que se centra en los mecanismos de la vida y es la base de la medicina occidental, sólo nos da un atisbo de una historia mucho más extensa. Las implicaciones de esta historia mucho más amplia entraron violentamente en nuestra psique colectiva el 6 de agosto de 1945, cuando el mito de Prometeo, que robó el fuego de los dioses, se convirtió en la aterradora realidad de una humanidad que, súbitamente, tenía una bomba atómica. Pero el descubrimiento de que los átomos, que hace un siglo se consideraban bolas de billar, son en realidad paquetes de energía –únicos en su distribución de cargas positivas y negativas, velocidad de revoluciones y patrón de vibración[24]– está a punto de revolucionar algunos de los más queridos inventos prometeicos, como la televisión, los teléfonos móviles y los ordenadores, todos ellos basados originalmente en los efectos electromagnéticos.

No obstante, la medicina occidental continúa concentrándose en la fisiología y la química del cuerpo, en lugar de hacerlo en sus energías, manteniendo el lugar consagrado de los productos farmacéuticos y la cirugía por encima de tratamientos energéticos en nuestras prácticas de atención sanitaria. Pero la ciencia de avanzada no apoya este enfoque unilateral. Según el biólogo celular Bruce Lipton, quien ha trabajado como científico investigador en la facultad de la Stanford Medical School, cientos y cientos de estudios científicos realizados en los últimos cincuenta años han revelado que «cada faceta de la regulación biológica» es impactada profundamente por las «fuerzas invisibles» del espectro electromagnético. Él explica que patrones específicos de «radiación electromagnética regulan el ADN, el ARN y la síntesis de proteínas, alteran la forma y la función de la proteína y controlan la regulación de los genes, la división y la diferenciación de las células, la morfogénesis [el proceso mediante el cual las células se agrupan formando órganos y tejidos], la secreción de hormonas, y el crecimiento y la función de los nervios», esencialmente los procesos fundamentales que contribuyen al «desarrollo de la vida». Pero «aunque estos estudios de investigación se han publicado en algunas de las revistas biomédicas tradicionales más respetadas, sus hallazgos revolucionarios no se han incorporado a nuestro plan de estudios de la facultad de medicina[25]», se lamenta.

¿Qué significa para ti esta falta de aprecio del papel de la energía en la regulación de los procesos biológicos? Significa que los procedimientos son más invasivos y menos precisos que la medicina energética. Los desequilibrios electromagnéticos hacen que el cuerpo produzca sustancias químicas como la progesterona o los estrógenos para recuperar el equilibrio. Esas sustancias químicas se producen en las cantidades exactas y son dirigidas únicamente hacia los lugares donde se las necesita. Cuando se introduce fármacos en el torrente sanguíneo para hacer lo mismo, su dosis se basa en promedios y en conjeturas. Pueden dirigirse a partes del cuerpo a las que no se supone que deban llegar, e impactar en ellas con resultados desastrosos, incluido un aumento de las enfermedades cardiacas, las apoplejías y el cáncer de mama entre las mujeres que han sido sometidas a terapia de sustitución hormonal. Aunque se les llama «efectos secundarios», entre 100.000 y 300.000 personas en EE.UU. mueren cada año como consecuencia de los fármacos que se toman tal como han sido recetados, y los efectos no intencionados de los tratamientos médicos son, según algunos cálculos, la principal causa de muerte en dicho país.[26] Un equipo que revisó las estadísticas de salud del gobierno en la última década, concluyó: «Cuando la principal causa de muerte en una sociedad es el sistema de asistencia sanitaria, entonces dicho sistema no tiene ninguna excusa para no ocuparse de sus deficiencias... empezando por sus mismos cimientos».[27]

SEÑALES QUÍMICAS Y SEÑALES ELÉCTRICAS: LA TORTUGA Y LA LIEBRE

Aunque el paradigma químico sigue en la base de la medicina convencional, el paradigma energético está ganando terreno por buenos motivos. Las frecuencias electromagnéticas son muchísimo más eficaces que las señales químicas (se mueven a 299.338 kilómetros por segundo frente a menos de un centímetro por segundo). Además, la mayor parte de la información en las señales químicas se pierde porque gran parte de su funcionamiento consiste simplemente en crear y romper vínculos químicos.

Por otro lado, los campos energéticos pueden evolucionar y adaptarse rápidamente, siguiendo el ritmo de los cambios rápidos y constantes que se producen en el cuerpo físico, el medio y otros campos energéticos. Lipton hace un resumen de los beneficios y los costos de la energía frente a las señales químicas físicas. ¿Qué tipo de señales preferirían trillones de células? ¡Haz la cuenta!».[28]

Los tratamientos médicos convencionales, en su mayor parte, todavía no aprovechan las poderosas maneras en que la energía puede transmitir información a los sistemas biológicos (con algunas notables excepciones, como los tranquilizantes cardíacos, los tranquilizantes cerebrales para tratar el Parkinson y la depresión, las frecuencias armónicas que disuelven las piedras en el riñón y el uso de imanes para aliviar la tendinitis, la parálisis facial y la atrofia del nervio óptico). En otra ironía, la medicina convencional no ha tenido ninguna dificultad para aceptar instrumentos de diagnóstico que se basan en el concepto de la energía *como información*. Los tejidos sanos y no sanos tienen diferentes propiedades electromagnéticas que pueden ser detectadas en imágenes escaneadas. Los instrumentos de escaneo de energía analizan las frecuencias en esos tejidos. Los escáneres MRI, EEG, EMG y CAT han demostrado su capacidad de detectar enfermedades de una forma no invasiva.

Lipton observa que «el tejido enfermo emite su propia signatura energética única, la cual difiere de la energía emitida por las células sanas circundantes»[29], y luego conjetura que las evidencias científicas sugieren que podremos adecuar la energía y la forma de las ondas para que actúen como agentes terapéuticos «de una manera similar a como actualmente modulamos las estructuras químicas con fármacos».[30] Entretanto, los sanadores indígenas han estado haciendo diagnósticos basándose en las «signaturas energéticas» únicas de tejidos muertos e ideando remedios mediante el trabajo con las energías del cuerpo, sin duda desde épocas remotas. El hecho de volver a incorporar sus habilidades y su perspectiva, junto con el poder casi milagroso de la tecnología médica, nos lleva al umbral de un nuevo mundo audaz en la asistencia sanitaria.

Pero, incluso sin la tecnología, la perspectiva y las técnicas prácticas que ofrece la medicina energética pueden ser un recurso profundo y vivificador, y *ahora* están a tu alcance. Con estos conceptos y estas técnicas puedes tener un mejor control de tus energías, tus hormonas, tu estado de ánimo y tu salud. Este libro te muestra cómo hacerlo. En el próximo capítulo o se comentan con algunas de mis formas favoritas de poner esto en práctica.

CAPÍTULO 2

TÉCNICAS ENERGÉTICAS
PARA LA SALUD Y LA VITALIDAD[1]

*Tu cuerpo no es sólo una colección de hechos físicos
y químicos. Como todos los sistemas vivos, es una colección unificada de
campos de energía. Toma medidas para modificar la cualidad
de estos campos y podrás cambiar la forma en
que tu cuerpo funciona, para bien o para mal.*

— LESLIE KENTON
Passage to Power

Este capítulo presenta una serie de ejercicios basados en seis principios:

1. Los estiramientos crean espacios dentro de tu cuerpo para que tus energías se muevan con su flujo más natural.
2. Limpiar las toxinas ayuda a un flujo saludable de las energías de tu cuerpo.
3. Una serie de ejercicios sencillos que se realizan a diario puede ayudar a establecer y mantener «hábitos energéticos» positivos que optimicen tu salud y tu vitalidad.
4. Es posible evaluar cómo están fluyendo las energías en varias partes de tu cuerpo, y realizar unos actos sencillos para mejorar el flujo de las energías que están estancadas, bloqueadas o dañadas de alguna otra forma.
5. Las energías sanas se desplazan en patrones cruzados.
6. Puedes reprogramar patrones energéticos muy arraigados en tu cuerpo y en tu mente.

Hacer espacio para que tus energías se puedan mover

Para que tus células y tus órganos funcionen del modo en que fueron diseñados, las energías que los sustentan deben tener *espacio para moverse*. Éste es un principio físico básico de la medicina energética. Los estiramientos son una de las formas más naturales de «hacer espacio», lo cual, a su vez, es una de las mejores maneras de mantener los ritmos naturales y el flujo de las energías de tu cuerpo. Hay muchas modalidades disponibles, desde observar a gatos y perros estirándose al despertar hasta practicar disciplinas que convierten a los estiramientos en una ciencia (como el yoga y el taichi).

Un estiramiento básico para mantener el flujo de tus energías

Un sencillo ejercicio al que yo llamo conectar el cielo y la tierra es fácil de hacer y es una excelente manera de que tus energías sigan teniendo un buen flujo. Se han hallado versiones de él en numerosas culturas a lo largo de la historia. Lo he visto en los jeroglíficos egipcios en el Museo de Londres, y se pueden encontrar versiones de él en el chi kung, el yoga y otras disciplinas. Aquí está formulado para ayudar también a integrar los hemisferios izquierdo y derecho del cerebro y activar los circuitos radiantes, los cuales transportan las energías sanadoras que tú experimentas como alegría. Si tengo un día duro con muchos clientes, éste es el ejercicio que probablemente realizaré entre un cliente y el siguiente para liberar las energías estancadas en mí o cualquier energía que pueda haber captado de mis clientes. Además, proporciona una agradable pausa meditativa y es renovador con independencia del momento en que lo hagas.

Conectar el cielo y la tierra
(tiempo: 2 min. aprox.)

(Por favor, no te desanimes por todas las explicaciones de éste y de todos los ejercicios del libro. En realidad es más fácil hacer estos ejercicios que leerlos, y las fotografías también te ayudarán).

1. Frota las manos, una contra la otra, y sacúdelas.
2. Colócalas en la parte delantera de tus caderas, con los dedos separados.
3. Con una inspiración profunda, dibuja un círculo con los brazos y llévalos hacia tus costados.
4. En la espiración, coloca las manos delante de tu pecho, en posición de plegaria.
5. Una vez más, con una inspiración profunda, separa los brazos, estirando uno por encima de tu cabeza y mostrando la palma de la mano, como si estuvieras empujando algo que estuviera por encima de ti. Estira el otro brazo hacia abajo, mostrando también la palma como si estuvieras empujando algo hacia la tierra. Mira hacia el cielo (*véase* figura 2-1). Mantente en esta posición todo el tiempo que puedas mientras te resulte cómoda.

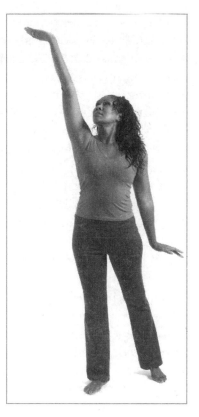

Figura 2-1.
Conectar cielo y tierra

6. Expulsa el aire por la boca y vuelve a poner las manos en posición de plegaria delante de tu corazón.
7. Repite, cambiando el brazo que se eleva y el brazo que desciende. Después de haber hecho esta primera serie, haz dos series o más.
8. Cuando abandones esta posición la última vez, deja caer los brazos y permite que tu cuerpo se flexione hacia delante a la altura de la cintura. Quédate ahí, con las rodillas ligeramente flexionadas, mientras respiras profundamente dos veces. Poco a poco, ve irguiéndote regresa a la posición erguida, llevando los hombros hacia atrás.

EXPULSAR LAS TOXINAS DE TU CUERPO

Eliminar las toxinas del cuerpo es tan importante para la salud como retirar la basura de los barrios para mantener la ciudad limpia y saludable.

Muchas enfermedades tienen su origen en una acumulación de toxinas, lo que también te resta vitalidad y reduce tu sensación de bienestar. Órganos como el hígado, los riñones, la vejiga y los intestinos funcionan en armonía para eliminar las toxinas del cuerpo. El propio hígado es una planta de procesamiento de sustancias químicas que lleva a cabo unas 100 funciones, incluida la filtración de toxinas y productos de desecho de la sangre, produciendo sustancias químicas que descomponen las grasas, y creando urea (la sustancia principal de la orina). Una manera poderosa y sencilla de mantener fuerte y limpio al hígado a la vez que apoyas el flujo de las hormonas a través de tu torrente sanguíneo es masajear unos puntos en las manos y en los pies que estimulan el funcionamiento de dicho órgano. Respira profundamente mientras realizas el masaje.

En éste y en todos los procedimientos de este libro, a menos que se indique lo contrario, cuando se te diga «respirar profundamente» te sugiero que inspires lentamente por la nariz y luego espires por la boca. Este patrón de respiración conecta las energías de los meridianos central y gobernador que se encuentran en la parte posterior de la garganta, creando un campo de fuerza sanador que llena y rodea tu cuerpo.

MASAJEAR TUS MANOS PARA MANTENER EL HÍGADO LIMPIO (TIEMPO: 1 MIN. APROX.)

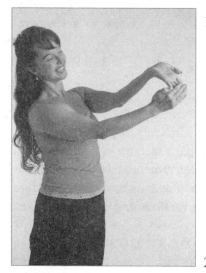

Figura 2-2.
Masaje de manos para el hígado

1. Con el pulgar derecho encima de la zona carnosa que hay entre el dedo pulgar y el dedo índice de la mano izquierda, y tus dedos índice derecho y medio en la parte inferior de la mano izquierda, masajea esa zona. Esto estimulará el cuarto punto de acupresión en el meridiano del intestino grueso, o el punto Hoku, uno de los más utilizados en la acupresión y la acupuntura. Sin embargo, si estás embarazada, evita este punto.[2]
2. Lleva el pulgar derecho a la palma de tu mano izquierda y masajea la palma y cada uno de los dedos.

3. Finaliza doblando los dedos hacia atrás (*véase* figura 2-2). Estirar estos ligamentos libera la energía estancada del meridiano del hígado (el cual gobierna los ligamentos), al mismo tiempo las energías de los otros seis meridianos que se mueven por tus manos.
4. Repite la operación con la mano derecha.

MASAJEAR TUS PIES PARA MANTENER EL HÍGADO LIMPIO (TIEMPO: 1 MIN. APROX)

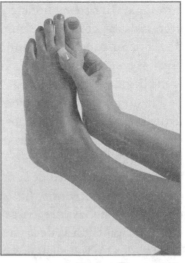

1. Masajea el punto del pie que se corresponde con el punto Hoku, en la V donde el dedo gordo se encuentra con el segundo dedo en la parte superior del pie (*véase* figura 2-3).
2. Usa el dedo pulgar para masajear el área entre los tendones de los dos dedos del pie, al mismo tiempo que usas los otros dedos de la mano para masajear el pie.
3. También es muy agradable masajear y limpiar los «reflejos compuerta», las áreas en la parte superior del pie que están entre los tendones de cada uno de los dedos del pie.
4. Repite en el otro pie. Cuando hayas acabado, coloca las manos en torno a la parte inferior de cada pie y aprieta los lados con fuerza.

Figura 2-3.
Masaje del pie para el hígado

Yo me masajeo las manos prácticamente todos los días, y tú puedes masajear fácilmente las puntas de tus pies siempre que te des un baño, te metas en una bañera caliente o te acuestes en la cama. Ésta es una forma ideal para el cuidado personal que no sólo ayuda a que tu hígado funcione mejor, sino que también mantiene tus manos y tus pies (que funcionan como «antenas de energía») abiertos y despejados.

El sistema linfático en la medicina energética

Sabes que la linfa es un fluido claro que sale tras un corte. Está ahí para eliminar la materia extraña y combatir los gérmenes. La linfa desempeña un papel clave en tu sistema inmunitario al ayudar a evitar enfermedades que van desde los resfriados hasta el cáncer. Crea anticuerpos y produce linfocitos, glóbulos blancos especializados que se fabrican en los ganglios linfáticos, los cuales se encuentran en tu cuello, tus axilas, tu abdomen y tu ingle. Tu sistema linfático también transporta proteínas, hormonas y grasas a las células, y elimina el tejido muerto y otros productos de desecho. Su papel en la eliminación de toxinas, del mismo modo que órganos como el hígado y los riñones, es particularmente importante en la medicina energética.

Puesto que las toxinas bloquean el flujo de la energía (y esto incluye toxinas de «energía» como los residuos emocionales, las energías estancadas, la contaminación electromagnética y la radiación, así como las toxinas químicas), la necesidad de *expulsar las toxinas del cuerpo* es un segundo principio básico de la medicina energética, junto con la necesidad de *espacio* y *estiramiento*. El sistema linfático hace que tanto las toxinas químicas como las energéticas salgan del cuerpo. De hecho, las toxinas químicas son la causa de la energía estancada.

Hay dos tipos de líquidos que circulan por el cuerpo: sangre y linfa, y al sistema linfático a veces se le llama el «otro» sistema circulatorio del cuerpo. De hecho, tienes dos veces más vasos linfáticos que vasos sanguíneos, pero mientras que tu sistema circulatorio tiene al corazón para bombear la sangre, el sistema linfático no tiene ninguna forma de bombeo. El movimiento de tu cuerpo durante las actividades cotidianas y particularmente cuando haces ejercicio impulsa la circulación de la linfa. Pero a veces la acumulación de toxinas provoca bloqueos en el flujo de la linfa, de manera que se vuelve cada vez menos eficaz eliminando las toxinas de ciertas partes del cuerpo.

Los puntos reflejos que estimulan el flujo de la linfa están ubicados en varios puntos en todo el cuerpo, especialmente en el pecho, la espalda y la parte superior de las piernas. Cuando estos puntos son masajeados, el sistema linfático es estimulado y las toxinas son eliminadas con mayor rapidez y eficacia. Este principio fue desarrollado en la década de 1930 por el doctor Frank Chapman, doctor en Medicina osteopática, y es un pilar en el campo de la kinesiología aplicada.[3] Estos puntos, llamados *reflejos neurolinfáticos*,[4] según mi experiencia, han demostrado ser extraordinariamente beneficiosos para liberar las toxinas del cuerpo, así como para mejorar el *flujo* de la energía por parte del cuerpo.

David solía preguntarme si trabajar estos puntos formaba parte de la medicina energética. Él creía que eran parte de un masaje. En realidad, David, ¡qué más da! Pero menciono esto porque un grupo de profesionales ha convencido a algunos legisladores influyentes de que deberían crear una legislación que proteja los estrechos intereses del grupo profesional. Algunos estados han conseguido que sea ilegal que ciertos profesionales de la asistencia sanitaria utilicen técnicas de masaje aisladas, a menos que tengan una licencia como masajistas. Esto no le sirve al paciente. Las técnicas de masaje siempre han sido, y siempre serán, parte de muchas formas de sanación, incluida la medicina energética, y no es necesario tener una formación completa como terapeuta masajista (que, dicho sea de paso, yo sí tengo) para utilizar determinadas técnicas de una forma eficaz y adecuada. Masajear los puntos reflejos neurolinfáticos libera las toxinas hacia los vasos linfáticos y, por tanto, hacia el torrente sanguíneo, para que puedan ser eliminadas. Eliminar las toxinas de esta forma hace que haya más espacio para que la energía fluya y, por ese motivo, trabajar estos puntos es una técnica importante dentro de la medicina energética. Hay aproximadamente 90 puntos reflejos neurolinfáticos en la superficie del cuerpo, a los que en ocasiones se les llama simplemente *puntos linfáticos*, aunque como reflejos no están necesariamente situados directamente sobre los nódulos linfáticos, los vasos u otros tejidos linfáticos. La figura 2-4 ofrece un mapa. Cuando los puntos reflejos neurolinfáticos se obstruyen, todos los sistemas del organismo corren peligro. Cuando los puntos reflejos neurolinfáticos están congestionados y uno los masajea, se siente dolor. Por este motivo, no son difíciles de localizar. Y hay tantos puntos, y tan cerca unos de otros, que los encontrarás fácilmente. Masajearlos es una manera de despejarlos y permitir que la energía que ha estado bloqueada vuelva a fluir. Si simplemente empiezas presionando estos puntos con tu dedo corazón, con un poco de presión, probablemente identificarás rápidamente al menos unos cuantos puntos adoloridos. Si estás segura de que no existe ninguna lesión, ninguna tensión por haber hecho ejercicio, o ninguna enfermedad física que sea responsable del dolor, entonces es muy probable que hayas localizado un punto reflejo neurolinfático que necesita atención.

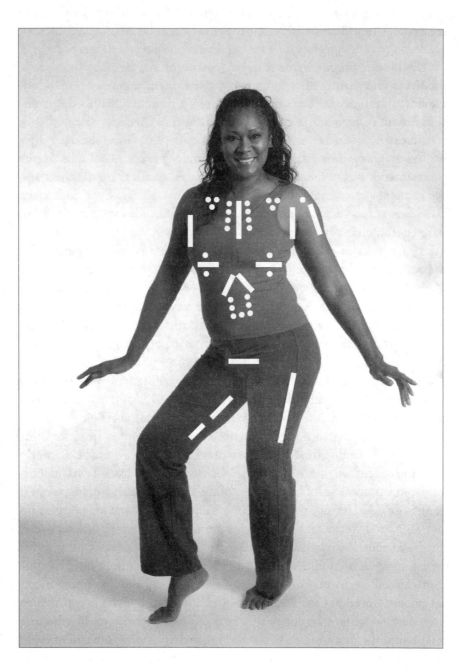

Figura 2-4.
Puntos reflejos neurolinfáticos

El masaje linfático
(tiempo: 10 seg. aprox. en cada punto)

1. Presionando los puntos reflejos neurolinfáticos de tu pecho con el dedo corazón, identifica alguno que esté dolorido.
2. Presiona sobre la piel en ese punto con dos o tres dedos y masajéalo moviendo firmemente la piel en todas las direcciones.
3. Presiona con suficiente fuerza como para sentir realmente la presión, pero no tan fuerte como para hacerte un moratón. Masajea cada uno de los puntos doloridos durante aproximadamente 10 segundos.

Masajear los puntos linfáticos es un procedimiento sencillo que mejorará el flujo de tus energías, al mismo tiempo que ayuda a tus hormonas a funcionar tal como la naturaleza pretende que lo hagan. Se deben adoptar algunas precauciones con este método. No deberías masajear los puntos adoloridos si el dolor responde un hematoma o una lesión. No debes masajear demasiados puntos doloridos en la misma sesión. Puesto que masajear estos puntos libera toxinas hacia la linfa y luego hacia el torrente sanguíneo, no debes sobrecargar la capacidad de tu cuerpo de eliminarlas. Esta advertencia se aplica si estás enferma o lo has estado recientemente. También se aplica si tienes algún trastorno autoinmune, como esclerosis múltiple o Parkinson, dado que a veces las personas con trastornos autoinmunes tienen dificultad en asimilar los cambios en la química del cuerpo; de manera que debes ir lentamente. Pero en la gran mayoría de las situaciones, son puntos maravillosos que pueden masajearse. Por lo general, el proceso es agradable (en el sentido de que es un dolor placentero), a menudo tendrás la sensación de que la energía se mueve en el área que está siendo despejada inmediatamente después de hacerte el automasaje, y es una manera más fácil de ayudar a que fluyan tus energías. De modo que, con el ejercicio de conectar el cielo y la tierra, el masaje de manos, el masaje del pie y el masaje linfático, tienes cuatro formas sencillas de mantener tu cuerpo como un lugar más acogedor para tus energías.

Una rutina energética diaria para sentirte bien

Algunas de las técnicas que aprenderás en este libro, especialmente las que se presentan en este capítulo, te ayudarán a mantener el conjunto de tus energías vitales y equilibradas. También permiten mantener la armonía entre las energías que gobiernan la química de tu cuerpo. Otros procedimientos, presentados en cada uno de los capítulos siguientes, están orientados hacia el trabajo en los casos específicos del síndrome premenstrual, los problemas de fertilidad o los sofocos. Con frecuencia, sin embargo, la medicina energética comienza con la concentración en las energías fundamentales que afectan al bienestar general. A continuación ofrezco una serie de técnicas poderosas, presentadas bajo la forma de una rutina de 5 minutos, que te animo a que realices todos los días.

Después de trabajar con más de 10.000 clientes en sesiones individuales de 90 minutos, dando a la mayoría de ellos tareas para hacer en casa y observando lo que ocurría, tengo algunas ideas sobre qué técnicas son las más adecuadas y cuáles tendrán un impacto positivo en prácticamente todas las personas. Cuando estábamos escribiendo mi primer libro, *Medicina energética*, queríamos ofrecer a la gente una rutina sencilla que se pudiera usar a diario para mantener las «energías en marcha». Identifiqué los procedimientos que habían tenido el mayor impacto en el máximo número de personas y seleccioné los que, en conjunto, tendían a equilibrar todos los sistemas energéticos del cuerpo.

El efecto fundamental es restablecer «hábitos energéticos» positivos. Cuando nos adaptamos a las tensiones y a prácticas y sustancias que no son naturales y que son características de la vida moderna, nuestros sistemas energéticos se habitúan mientras intentan valerosamente mantenernos sanos. Sin embargo, con mucha frecuencia, estos ajustes hacen que nuestras energías entren en patrones habituales que, en lugar de ayudarnos, nos hacen daño. La rutina energética diaria de cinco minutos es como presionar el botón de reinicio, ayudando a restaurar el flujo natural de la energía en tu cuerpo.

A continuación viene la rutina energética diaria. La menciono a lo largo de este libro, y te sugiero que la practiques con regularidad. Todas las técnicas siguientes se basan en el supuesto de que estás dando los pasos básicos para mantener el conjunto de tus energías en equilibrio. En el mismo sentido en que una mujer con visión borrosa que está intentando mejorar su capacidad para leer podría considerar hacer algunos ejercicios con los ojos antes de iniciar una clase de lectura rápida, algunas medidas básicas son necesarias para que la puesta a punto sea igual de eficaz.

Sé que no es poca cosa sugerir que incorpores otra rutina en tu vida. Todas estamos sumamente ocupadas; es la epidemia de la vida moderna. Pero algunas inversiones salen a cuenta. Te prometo que la rutina energética diaria, si la practicas con regularidad, te dará beneficios (en términos de cómo te sientes y funcionas) si la comparas con la pequeña inversión diaria que requiere.

Sin embargo, más allá de mi promesa personal, algunas investigaciones muy alentadoras respaldan esta afirmación. Una de las practicantes a las que he impartido clases, Linda Geronilla, doctora en Filosofía, que además de ser terapeuta de medicina energética es psicóloga, enseñó a un grupo de maestros de escuela una versión modificada de la rutina energética diaria y estudió si sus patrones cerebrales cambiaban. Se ha observado que ciertas actividades optimizan determinadas áreas del cerebro. La doctora Geronilla diseñó su estudio basándose en la obra de Daniel Amen, doctor en Medicina, quien ha investigado la relación de la actividad cerebral y el funcionamiento óptimo en más de 30.000 personas.[5] Al final de ocho semanas de práctica diaria, se pudieron inferir cambios positivos en cuatro de las seis áreas que el doctor Amen ha identificado como los objetivos más importantes en los programas para optimizar el desarrollo de las personas (la corteza prefrontal, el cerebelo, el lóbulo temporal y el giro cingular). Los participantes también informaron de mejoras en capacidades como la memoria, la concentración y el nivel de energía. Un grupo de control no informó de estas mejoras y no mostró cambios significativos en ninguna de las seis áreas del cerebro durante el período de ocho semanas. Estos hallazgos corroboran la predicción del doctor Amen publicada previamente, pero no demostrada, de que la «gimnasia cerebral» (un método que usa ejercicios similares para trabajar con las energías del cuerpo) mejora el funcionamiento del cerebelo –ayudando a las personas a pensar con mayor claridad y rapidez– y su «juicio, atención y la salud general del cerebro».[6]

Aunque esto debería convencerte de considerar seriamente convertir la rutina energética diaria de cinco minutos en un hábito, también sé, por experiencia, que es más probable que mantengas un programa como éste si lo incorporas a otra actividad que ya realizas. Si haces ejercicio con regularidad, o haces yoga, taichi o Pilates, puede ser un calentamiento estupendo o una relajación maravillosa después de practicar esos ejercicios. Si meditas, esta rutina puede conducirte a un espacio centrado desde el cual puedes profundizar más. Algunas personas, particularmente aquellas que no funcionan bien por la mañana, la hacen antes de salir de la cama. Otras la practican como una especie de ritual de transición cuando llegan a casa procedentes del trabajo. Otras la hacen mientras se bañan o se duchan. Cuanto más cómoda te sientas, mejor. No es una cuestión de «si no duele, no funciona»; de hecho, es justamente lo contrario. La rutina energética diaria de cinco minutos está compuesta por los tres golpes, el paso cruzado, la postura Wayne Cook, el estiramiento de la coronilla, el masaje Linfático, la cremallera y la conexión.

LOS TRES GOLPES (TIEMPO: 30 SEG. APROX.)

Existen ciertos puntos en tu cuerpo que, cuando les das golpecitos con tus dedos, influyen en tu campo energético de formas predecibles, enviando impulsos electromagnéticos a tu cerebro y liberando neurotransmisores. Al dar golpecitos en tres grupos de puntos específicos, una técnica a la que yo denomino «los tres golpes», puedes activar una secuencia de respuestas que harán que te recuperes cuando estés cansada, aumentarán tu vitalidad y mantendrán tu sistema inmunitario fuerte a pesar del estrés. No te preocupes demasiado por encontrar la ubicación exacta de cada punto. Si usas varios dedos para dar pequeños golpes en la zona descrita, golpearás en el sitio correcto.

Golpe n.º 1: tus puntos K-27. Los puntos de acupuntura (también llamados *puntos de acupresión* en los procedimientos en los que no se utilizan agujas) son diminutos centros de energía distribuidos a lo largo de los catorce meridianos principales, o senderos de energía, del cuerpo. Los puntos K-27 (la pareja de 27 puntos de acupresión en el lado izquierdo y el lado derecho del meridiano del riñón) son puntos de unión que afectan a todos los demás meridianos. Dar golpecitos a tus puntos K-27 o masajearlos también envía señales a tu cerebro para que adecúe tus energías para que estés más alerta y puedas desempeñar las tareas de manera más eficaz. Dar pequeños golpes a estos puntos puede darte energías cuando te sientes aletargada y hacer que te concentres cuando tienes dificultad para hacerlo.

Para localizar estos puntos, coloca el dedo índice de cada mano sobre tu clavícula y mueve las manos acercándolas una a la otra hasta que llegues a los dos rincones interiores de tu clavícula. Desciende desde estos puntos hasta aproximadamente 2,5 cm por debajo de tu clavícula. La mayoría de la gente tiene una zona suave o una hendidura. Luego respira lenta y profundamente mientras das unos golpecitos firmes o masajeas tus puntos K-27 (*véase* figura 2-5) durante dos o tres respiraciones profundas.

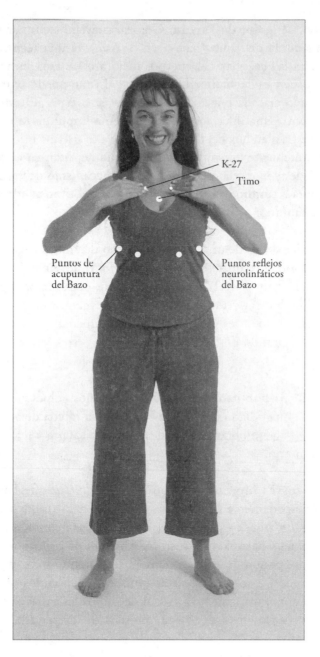

K-27

Timo

Puntos de
acupuntura
del Bazo

Puntos reflejos
neurolinfáticos
del Bazo

Figura 2-5.
Timo y golpes del bazo

Golpe n.º 2: golpe de Tarzán. Golpear suavemente la zona que está sobre la glándula del timo (piensa en Tarzán) es una técnica sencilla que despierta las energías del cuerpo, mejora el sistema inmunitario y aumenta la fuerza y la vitalidad. El golpe del timo puede ayudarte si te estás sintiendo atacada por energías negativas, si estás acatarrándote, o luchando contra una infección, o si tu sistema inmunitario tiene algún otro desafío. La glándula del timo da soporte a tu sistema inmunitario. Si estás constantemente tomando decisiones que no están en armonía con las necesidades y el diseño de tu cuerpo, el mecanismo de vigilancia del timo empieza a confundirse. Dar golpecitos en el timo ayuda a estimularlo y a restaurarlo:

1. Coloca los dedos de una de tus manos, o de ambas, en el centro de tu esternón, a la altura de la glándula del timo, unos 5 cm por debajo de los puntos K-27 en el centro de tu pecho (*véase* figura 2-5).
2. Usando el pulgar y todos los dedos de la mano mientras das unos golpecitos firmes, respira lenta y profundamente, inspirando por la nariz y espirando por la boca durante dos o tres respiraciones profundas.

Golpe n.º 3: puntos del bazo. Dar pequeños golpes en los puntos que afectan al meridiano del bazo es una forma rápida de aumentar tu nivel de energía, equilibrar el nivel de azúcar en sangre y reforzar tu sistema inmunitario.

1. Golpea suave y firmemente los puntos *neurolinfáticos* del bazo durante aproximadamente 15 segundos (*véase* figura 2-5). Los *puntos reflejos neurolinfáticos* están ubicados debajo de las mamas, en línea con los pezones y bajando una costilla. **Alterna:** da pequeños golpes firmes en los puntos de *acupuntura* del bazo durante aproximadamente 15 segundos. Estos puntos de acupuntura están en los costados del cuerpo, aproximadamente a 10 cm debajo de las axilas.
2. Si alguno de los dos grupos está más sensible, da pequeños golpes en esos puntos.
3. Respira lenta y profundamente, inspirando por la nariz y espirando por la boca, mientras das pequeños golpes.
4. Golpea suave y firmemente (o masajea) mientras respiras profundamente dos o tres veces.

Paso cruzado (tiempo: 30 seg. aprox.)

El paso cruzado facilita el intercambio de energía entre los hemisferios derecho e izquierdo del cerebro. Te ayudará a sentirte más vital, a pensar con mayor claridad y a moverte con una mejor coordinación. Es, esencialmente, una forma exagerada de caminar. La mayoría de la gente lo encuentra energizante. Si adviertes que te agota o te cansa, en lugar de esto haz el cruce homolateral (*véase* 89). Para hacer el paso cruzado:

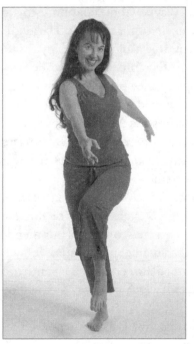

Figura 2-6.
Paso cruzado

1. Primero, da unos golpecitos enérgicos en los puntos K-27 (*véase* pág. 74) para asegurarte de que tus meridianos estén moviéndose hacia adelante.
2. El paso cruzado es tan sencillo como caminar hacia la misma dirección. Mientras estás de pie, levanta el brazo derecho y la pierna izquierda simultáneamente (*véase* figura 2-6).
3. Cuando los dejes caer, levanta el brazo izquierdo y la pierna derecha. Si no puedes hacerlo debido a alguna discapacidad física, he aquí una alternativa: mientras estás sentada, levanta la rodilla derecha y tócala con la mano izquierda; luego bájala. A continuación, levanta la rodilla izquierda y tócala con la mano derecha.

4. Repite el movimiento, esta vez exagerando la altura de tu pierna y el balanceo de tu brazo hacia el lado opuesto de tu cuerpo.
5. Continúa con esta marcha exagerada durante al menos un minuto, inspirando profundamente una vez más por la nariz y espirando por la boca.

LA POSTURA WAYNE COOK
(TIEMPO: 90 SEG. APROX.)

Yo utilizo la postura Wayne Cook cuando estoy abrumada o nerviosa, cuando no consigo ver una situación con claridad, o no me puedo concentrar, o debo enfrentarme a alguien, o estoy disgustada porque alguien se ha enfrentado a mí. Este procedimiento lleva el nombre en honor a Wayne Cook, un investigador pionero en los campos de fuerza bioenergéticos que inventó el método que yo he modificado, dándole la forma que presento aquí. La postura Wayne Cook, quizás más que cualquier otro método que yo pueda enseñar, puede calmarte, poner orden en tus pensamientos y ayudarte a comprender mejor los problemas a los que te enfrentas y a hacerles frente.

Esta técnica es efectiva incluso cuando la alteración es tan intensa que no puedes dejar de llorar, o te das cuenta de que estás contestando bruscamente o gritando a los demás, o te estás hundiendo en la desesperación, o te estás sintiendo absolutamente agotada. Te ayuda con las hormonas del estrés. Casi de inmediato, empiezas a sentirte menos desquiciada y menos abrumada. Para hacer la postura Wayne Cook:

1. Sentada en una silla con la columna vertebral recta, coloca el pie derecho sobre tu rodilla izquierda. Agarra la parte delantera de tu tobillo derecho con tu mano izquierda y la parte anterior de la planta del pie derecho con tu mano derecha, con los dedos sobre el lado del pie derecho (*véase* figura 2-7a).
2. Inspira lentamente por la nariz, dejando que el aire aumente el volumen de tu cuerpo. Al mismo tiempo, tira de la pierna hacia ti, creando un estiramiento. Mientras espiras, expulsa el aire por la boca lentamente, dejando que tu cuerpo se relaje. Repite esta respiración lenta y este estiramiento cuatro o cinco veces.
3. Cambia de pie. Coloca tu pie izquierdo sobre tu rodilla derecha. Con la mano derecha, agarra la parte delantera de tu tobillo izquierdo y con la mano izquierda la parte anterior de la planta de tu pie

izquierdo, colocando los dedos sobre el costado de tu pie izquierdo. Haz la misma respiración.

4. Pon bien las piernas y junta los dedos de las manos formando una pirámide. Descansa los pulgares sobre tu «tercer ojo», justo encima del puente de la nariz. Respira suave y profundamente, inspirando por la nariz y espirando por la boca, aproximadamente tres o cuatro veces completas (*véase* figura 2-7b)

5. En la última espiración, coloca los dedos curvados en medio de tu frente y sepáralos, de una forma firme y agradable, tirando de ellos a lo ancho de tu frente, hacia las sienes.

6. Lentamente, baja las manos y colócalas delante de ti. Concéntrate en tu propia respiración.

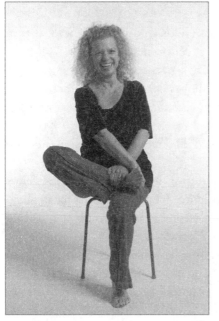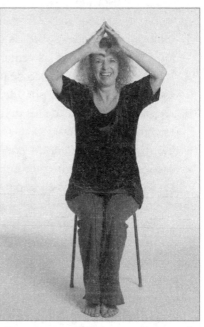

a
Figura 2-7.
Postura Wayne Cook
b

EL ESTIRAMIENTO DE LA CORONILLA
(TIEMPO: **30** SEG. APROX.)

Una gran cantidad de energía es procesada en tu cerebro y en tu cráneo, pero puede estancarse si no se libera y sale por el centro de energía que está en la parte superior de tu cabeza (llamada el *chakra de la coronilla* en la tradición del yoga). El estiramiento de la coronilla abre este chakra para que la energía pueda moverse a través de él. Elimina las telarañas de tu mente y lleva la calma al sistema nervioso, liberando la congestión mental, refrescando tu mente y abriéndote a la inspiración más elevada. Actualmente, las personas están ansiosas por recibir formas de inspiración y orientación superiores, y por sentirse más plenamente conectadas con la fuerza de la creación, o Dios, o la idea que ellas tengan de la situación global, y el chakra de la coronilla; es clave para esa apertura psíquica. El estiramiento de la coronilla es una manera poderosa de empezar a abrir nuestro propio chakra de la coronilla; también tiene el beneficio más mundano de simplemente despejar las energías congestionadas. Para realizar el estiramiento de la coronilla, respira hondo, inspirando por la nariz y espirando por la boca y:

1. Coloca los pulgares sobre las sienes en los lados de tu cabeza. Curva los dedos y descansa las yemas en el centro de tu frente.
2. Lentamente, con un poco de presión, separa los dedos de manera que estires la piel que está por encima de tus cejas (*véase* figura 2-8a).
3. Descansa las yemas de los dedos en el nacimiento del pelo y repite el estiramiento.
4. Continúa de este modo con tus dedos curvados, presionando en cada uno de los siguientes lugares:
   a. Coloca los dedos en la parte superior de tu cabeza, con los dedos meñiques a la altura del nacimiento del pelo. Empuja hacia abajo con un poco de presión y separa las manos, como si quisieras dividir en dos tu cabeza (*véase* figura 2-8b).
   b. Coloca los dedos sobre la curva que hay en la parte posterior de tu cabeza, haciendo otra vez el mismo estiramiento (*véase* figura 2-8c)
   c. Coloca los dedos en la parte inferior de tu cabeza, haciendo el mismo estiramiento.
   d. Continúa, tirando hacia los lados de tu cuello en tres veces (la parte superior para descansar, la mitad y la parte inferior del cuello), para descansar finalmente los dedos sobre tus hombros.
   e. Después de respirar profundamente una vez, lleva los dedos firmemente hacia delante, sobre la parte superior de tus hombros, y déjalos caer.

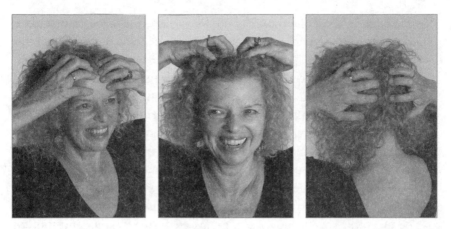

Figura 2-8.
Estiramiento de la coronilla

Masaje linfático (tiempo: al menos 1 min.)

Masajear los puntos reflejos neurolinfáticos de los que hablamos al principio en la página 68 es tan valioso que he incluido el procedimiento dentro de la rutina energética diaria. Intenta trabajar dos o tres puntos sensibles cada día (*véase* figura 2-4, pág. 70: hay muchos donde escoger) durante al menos entre 10 y 20 segundos en cada uno de ellos. Es posible que descubras qué puntos que han estado crónicamente doloridos se vuelven menos sensibles, a veces casi de inmediato Esto indica que las toxinas están siendo eliminadas. Una alternativa de masajear tus propios puntos es trabajar con otra persona y practicaros una «limpieza de la columna». Puesto que los principales puntos reflejos neurolinfáticos que afectan a cada uno de los meridianos están a lo largo de ambos lados de la columna vertebral, esos puntos son un foco estupendo para una sesión compartida, y la limpieza de la columna es muy gratificante. Prácticamente todas las mañanas, cuando no estamos de viaje, le preparo a David una bebida saludable. Luego él me hace una limpieza de la columna. Espero que no lea esto y decida renegociar, pero la verdad es que yo me llevo la mejor parte del convenio. Pasos para la limpieza de la columna:

1. Acuéstate boca abajo, o ponte de pie a 90 o 120 cm de la pared y reclínate en ella sosteniéndote con las manos. Esto ayuda a estabilizar tu cuerpo mientras tu compañero o compañera aplica presión en tu espalda.

2. Haz que tu compañero te masajee los puntos que hay a ambos lados de tu columna vertebral, descendiendo, a entre 1,5 y 2,5 cm a los lados de la columna, usando los pulgares o los dedos corazón, y aplicando el peso del cuerpo para ejercer una fuerte presión. Masajead desde la base del cuello hasta el sacro (*véase* figura 2-9).
3. Haz que tu compañero o compañera descienda por las hendiduras que hay entre tus vértebras y masajee intensamente cada punto. Permaneciendo en el punto durante al menos tres segundos, tu compañero debe mover la piel de una forma circular con una fuerte presión, asegurándose de que dicha presión sea confortable.
4. Al llegar al sacro, tu compañero puede repetir el masaje o puede completarlo «barriendo» las energías en forma descendente por tu cuerpo. Desde tus hombros y con la mano abierta, tu compañero va barriendo en forma descendente a lo largo de tus piernas y saliendo por tus pies, dos o tres veces.

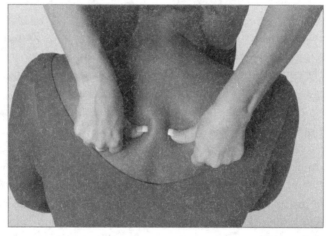

Figura 2-9.
Limpieza de la columna

No te preocupes si te saltas un punto. Cada uno de tus meridianos quedará cubierto si simplemente pasas entre todas las hendiduras. En lugar de saber qué meridianos están asociados a qué puntos, simplemente pide una atención especial en cualquier punto que esté dolorido. Si sufres tensiones emocionales o físicas intensas, o si has estado expuesta a toxinas medioambientales, sufres el masaje linfático o la limpieza de la columna ayuda a limpiar rápidamente tu sistema linfático. La limpieza de la columna no sólo limpia el sistema linfático, sino que también estimula el fluido cerebroespinal, purificando también tu cabeza. Es una forma rápida de reequilibrar y, de todas las técnicas energéticas que he visto, ésta probablemente es la que proporciona más beneficios con el mínimo esfuerzo en el mayor número de situaciones. Si estás empezando a tener un resfriado, la limpieza de la columna puede detenerlo. Además, yo lo recomiendo con regularidad a las parejas como una manera de cuidar cariñosamente el uno del otro y como una forma de prevenir problemas. Si presientes que un intercambio está a punto de convertirse en una discusión, dile a tu pareja, de la forma más cariñosa que puedas: «¡Contra la pared!», y trabaja firmemente los puntos reflejos neurolinfáticos. Esta sencilla técnica reduce inmediatamente el estrés acumulado y mitiga las reacciones emocionales excesivas.

La Cremallera (20 seg. aprox.)

Cuando te sientas triste o vulnerable, el meridiano central, uno de los dos senderos de energía que gobiernan tu sistema nervioso central, puede ser como un receptor de radio que canalice los pensamientos y energías negativos de otras personas hacia tu interior. Es como si estuvieras abierta y expuesta. El meridiano central es como una cremallera que va desde tu hueso púbico hasta tu labio inferior, y puedes usar las energías de tus manos para «cerrar la cremallera». La cremallera te ayudará a sentirte más segura de ti misma y más positiva, a pensar con mayor claridad y a protegerte de las energías negativas que puede haber a tu alrededor. Pasar las manos en forma ascendente por el meridiano central lleva la energía

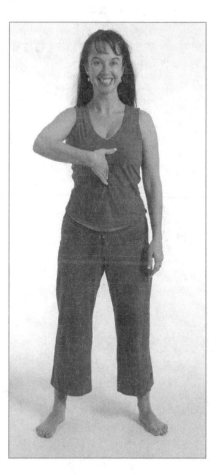

Figura 2-10.
La cremallera

por la línea del meridiano. Antes de hacer la cremallera, golpea suave, pero, enérgicamente, los puntos K-27 para asegurarte de que tus meridianos se muevan hacia delante. Luego:

1. Coloca tu mano o tus manos sobre tu hueso púbico, que se corresponde con el final inferior del meridiano central.
2. Inspira profundamente mientras, al mismo tiempo, subes tu mano (o manos) lenta y decididamente, a lo largo del centro de tu cuerpo (*véase* figura 2-10), hasta tu labio inferior, donde termina el meridiano.
3. Sin embargo, si continúas ascendiendo, pasando por tus labios y llevando las manos entusiastamente hacia el cielo, conectas tu meridiano central con tu aura y con fuerzas que están más allá de ti.
4. Coloca las palmas hacia fuera y, espirando lentamente, extiende los brazos hacia los lados, tan lejos como puedas, y regresa al hueso púbico.
5. Repite tres veces.

LA CONEXIÓN (TIEMPO: 15 A 20 SEG. APROX.)

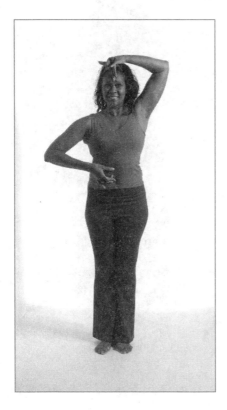

La cremallera fortalece el meridiano central. Éste, que envía energía hacia arriba por la parte delantera de tu cuerpo, trabaja en tándem con el meridiano gobernador, que hace ascender la energía por tu columna vertebral. Los dos meridianos se encuentran en la parte posterior de tu garganta. La conexión conecta a estos dos meridianos, tendiendo un puente entre sus energías, entre la parte delantera y la parte trasera de tu cuerpo, y entre tu cabeza y tu torso. Esto incrementa la coordinación y estabiliza todas tus energías, incluidas las energías del aura que te rodean. Ésta es una de las herra-

Figura 2-11.
La conexión

mientas más poderosas que conozco para centrarme rápidamente. Tiene consecuencias neurológicas inmediatas. Varios de mis alumnos me han dicho que la han utilizado con otra persona que ha empezado a tener una convulsión y han visto cómo ésta se detenía en 15 o 20 segundos. Para hacer la conexión (una vez más, acuérdate de inspirar por la nariz y espirar por la boca):

1. Coloca el dedo corazón de una mano sobre tu tercer ojo (entre tus cejas, por encima del puente de tu nariz).
2. Coloca el dedo corazón de la otra mano dentro de tu ombligo.
3. Presiona suavemente tu piel con cada dedo, tira hacia arriba y mantenlo ahí durante entre 15 y 20 segundos (*véase* figura 2-11).

EVALUAR LAS ENERGÍAS DE TU CUERPO

Algunos métodos en la medicina energética, como la rutina energética diaria de cinco minutos, pueden beneficiar prácticamente a cualquiera. Otros procedimientos están diseñados para los patrones de energía únicos de una persona. Puedes encontrar pistas que te indiquen lo que tu cuerpo necesita energéticamente tan sólo fijándote en lo que sientes cuando sintonizas con tus sensaciones internas e identificando las áreas en las que sientes molestias, observando los cambios en tu estado emocional o fijándote en los síntomas físicos. Además de observar lo que está ocurriendo en tu cuerpo y en tu mente, una técnica para evaluar las energías del cuerpo puede ser muy valiosa en tus decisiones para el cuidado de tu salud.

Puedes hacer el «test de energía» para evaluar el estado de las energías de tu cuerpo y encontrar dónde hay alteraciones en su flujo. Esto puede conducir a una información sumamente específica. Por ejemplo, el meridiano de tu hígado puede estar sin energía, tu meridiano del riñón puede estar sobrecargado o tu tercer chakra puede ser lento. También puedes hacer el test de energía para verificar si un remedio en particular (convencional o no convencional) funciona, o al menos qué impacto está teniendo en las energías de tu cuerpo.

El test de energía proviene del campo de la kinesiología aplicada, que utiliza el término *test muscular* para el procedimiento. La kinesiología aplicada fue desarrollada en la década de 1960 por el quiropráctico George Goodheart. Éste identificó las relaciones entre los músculos, los órganos y los *meridianos* del cuerpo, o «senderos de energía sutil». Existen al menos 670 puntos de acupresión que están distribuidos a lo largo de los 14 meridianos del cuerpo. Poner una aguja en un punto de acupuntura (o masajear un punto de acupresión) afecta al flujo de la energía en el meridano en el que está ubicado. Goodheart pudo examinar y verificar estas relaciones recurriendo al campo de la kinesiología (el estudio de los músculos y cómo éstos se coordinan para mover el cuerpo) Los kinesiólogos habían desarrollado procedimientos de tests musculares para evaluar músculos aislados según su fuerza relativa y su radio de movimiento.[7]

Puesto que cada uno de los músculos principales está asociado a un meridiano, razonó Goodheart, la debilidad o un radio de movimiento restringido en un músculo que no esté lesionado indica una deficiencia en el meridiano o en el flujo de la energía por ese músculo. En consecuencia, los órganos que reciben energía de dicho meridiano también podrían estar afectados. La kinesiología aplicada fue un puente entre la medicina tradicional china y la cultura occidental, y ha tenido gran influencia en muchos de los enfoques contemporáneos de la medicina energética, incluido el mío. Utiliza una variedad de métodos (incluidos tocar, masajear y dar pequeños golpes en puntos de acupresión específicos) para corregir el flujo deficiente de la energía que ha sido identificado mediante un test muscular.

Aunque se ha producido un apoyo científico cada vez mayor con respecto a la validez de los tests de energía,[8] el procedimiento es tanto un arte como una ciencia. El test de energía se realiza de muchas maneras por parte de diferentes practicantes, y hay suficientes variables y matices en un solo test de energía como para que enseñar a la gente a realizar el procedimiento, así como una investigación sobre él, esté cargado de dilemas.

En mi libro anterior expliqué el procedimiento en detalle, y lo he presentado a decenas de miles de personas en mis clases. Aunque los estudios han mostrado que hay una fuerte correlación entre los resultados hallados por personas que realizan las pruebas de energía por primera vez y los practicantes altamente experimentados,[9] siempre advierto que es necesario tener bastante práctica para dominar el método, para saber cómo controlar todas las variables y para estar segura de los resultados. La mente, por ejemplo, es uno de los factores que puede influir en la exactitud de un test. El simple hecho de mantener un pensamiento hace que cambien tus energías. Si estás anhelando comerte un helado con chocolate caliente y pones eso en tu campo energético y haces un test al flujo de un meridiano, es posible que estés evaluando el efecto de la expectativa del buen sabor en lugar de evaluar el efecto que el azúcar tendrá en tu campo energético. Si no sabes cómo controlar los efectos de la mente, el test puede mostrar lo que deseas o esperas, en lugar de lo que es.

He adaptado los pasos para el test de energía de *Medicina Energética* y los he añadido en el apéndice. Los coloqué allí porque no quiero apoyarme excesivamente en el test de energía en este libro. Es una técnica que es muy valiosa y que puedes usar con grandes beneficios durante el resto de tu vida, pero es mejor recibir una formación en vivo primero práctica o consultar con un profesional. Por desgracia, en muchas ocasiones se aplica erróneamente el método, de modo que a veces ha quedado reducido a poco más que un truco de salón. Pero su potencial es enorme. Muchas veces me han consultado médicos para ayudar a determinar el tipo y la cantidad de medicación adecuados para un caso difícil, incluido el hecho de haberme llevado en varias ocasiones a un quirófano para ayudar con decisiones difíciles sobre la anestesia.

He diseñado este libro de manera que pueda utilizarse sin realizar el test de energía, pero también he indicado lugares donde puedes beneficiarte de dicho test, ya sea aprendiéndolo tú misma o acudiendo a un practicante cualificado. El test de energía es el método más eficaz que conozco para ayudar a las personas que no «ven» la energía a trabajar con las energías del cuerpo como si las vieran. Su valor es incalculable para decidir cómo aplicar los procedimientos de la medicina energética y monitorizar sus efectos. De modo que te animo a que uses los pasos que aparecen en el apéndice como un manual para desarrollar esta técnica.

E incluso antes de que llegues a dominar el método, uno de los grandes beneficios de aprender a realizar el test de energía, más allá de poder hacer evaluaciones específicas, es la forma en que empiezas a estar en armonía con el mundo de energías en el que todos vivimos. Estar en armonía con tus energías expande tu conexión con la vida, y el test de energía te proporciona una manera de afirmar tus experiencias con las energías que hay en tu interior y a tu alrededor. Esto también te abre a otras dimensiones. Cuando estás en armonía con el mundo de la energía, empiezas a percibir que tu existencia tiene un propósito más amplio. Desde hallar respuestas a preocupaciones cotidianas sobre la salud, hasta explorar los misterios del universo, el test de energía es una herramienta maravillosa que puedes usar durante toda tu vida. También tendrás la oportunidad de realizar algún experimento opcional con el test de energía en la siguiente sección si ya eres experta en la técnica o si decides consultar el apéndice para empezar a estudiar el test de energía.

Los patrones cruzados vitales de tu cuerpo

Las energías necesitan poder cruzar libremente de un lado a otro por todo el cuerpo. El patrón cruzado que yo denomino *tejido céltico* es esencial para mantener la salud de tus energías y de tu cuerpo. He tenido dos alumnos en clase, ambos enfermeros, uno de Brasil y el otro de Nepal, que reconocieron inmediatamente este sistema energético cuando lo describí. En los hospitales donde trabajaban tenían que realizar el *tejido céltico* a sus pacientes, uno en la unidad de quemados y el otro en la sala común, aunque daban diferentes nombres a este procedimiento.

El *tejido céltico* es un sistema de energía independiente dentro del cuerpo, similar en ese sentido a los meridianos, los chakras y el aura, y también es un procedimiento para dar soporte a los patrones cruzados del cuerpo. Como *sistema de energía*, el *tejido céltico* pasa por todos los sistemas de energía y crea resonancia entre ellos. Es el tejedor de tus campos de fuerza. Mantiene unida a toda tu estructura energética. Como *procedimiento*, conecta todas tus energías para que funcionen como una única red. Si tocas una hebra en cualquier parte todo tu sistema reverbera en armonía.

El tejido celta, como sistema de energía y como procedimiento, une todos los sistemas de energía del cuerpo en una red de comunicación tensada, de manera que la información puede viajar fácilmente adondequiera que tenga que ir. Esto permite que tus sistemas de energía operen en armonía y cooperación (los sistemas de energía, a diferencia de la técnica del tejido céltico). Cuando el tejido céltico se realiza dinámicamente, tienes una sensación de poder, un sentimiento de estar cargado, y tus energías empiezan a vibrar. He conocido a varios sanadores que pueden *oír* el tejido céltico en sus clientes, especialmente cuando la persona está sana y el patrón es claro. Dicen que suena, literalmente, como un zumbido musical.

La energía de todas las personas es única y, sin embargo, el tejido céltico es universal. Lleva las energías desde cada hemisferio del cerebro hasta el lado opuesto del cuerpo. Su mayor formación es una figura de ocho, o signo del infinito, que se extiende desde la cabeza hasta los dedos del pie. En el caduceo en las líneas curvas que cruzan siete veces tal como se utiliza en la tradición del yoga y en otros sistemas que se centran en la forma en que la energía asciende por la columna vertebral, el tejido céltico es representado como una serie de figuras de ocho, girando siete veces por el torso. Pero este diseño también se puede encontrar por todo el cuerpo, en la coronilla, el rostro, el tronco, las piernas y los pies. Estas energías que se entrelazan se vuelven cada vez más pequeñas y acaban tejiendo su diseño primordial a nivel celular. De hecho, una sola hebra de ADN, con su doble hélice en espiral, puede ser el prototipo del *tejido céltico* como sistema de energía. Me siento muy pequeña cuando veo la inteligencia de las fuerzas que entretejen las complejas energías del cuerpo humano formando una unidad próspera. Y esta disertación sólo ofrece un atisbo. Dentro del tejido céltico hay espirales, círculos y figuras de ochos de luz brillante que conectan y fortalecen otras energías, pero también pueden tomar forma sobre parte del cuerpo que necesite reparación o un soporte adicional. En un artículo titulado «Tibetan Energy Rings and the Celtic Weave», que se puede descargar gratuitamente de www.energymed. org/hbank/handouts/tibetan_energy_rings.htm, hablo de estos milagros geométricos naturales.

Además del ejercicio del tejido céltico, hay otras tres técnicas para dar soporte a los patrones cruzados del cuerpo: el cruce homolateral, los ochos rítmicos y el puente de suspensión. Puesto que el ejercicio del tejido céltico «lo une todo entretejiéndolo», presento éstos primero para que lo que el ejercicio del tejido céltico teja sea lo que tú deseas que se teja en tu cuerpo energético. En cada una de estas tres técnicas, te explico cómo puedes saber si las necesitas. No obstante, tanto si las *necesitas* como si no, hacerlas no te hará ningún daño y, como cualquier buen ejercicio, por lo general es beneficioso. Entonces, con estos otros diseños en un buen flujo, hacer el ejercicio del tejido céltico tenderá a mantener ese flujo, ya que mejora la comunicación entre tus nueve sistemas de energía (*véase* página 49).

Cruce homolateral

Tus energías se mueven en un patrón homolateral cuando estás deprimida, crónicamente agotada, o enferma, o si tu recuperación, incluso de una dolencia leve, parece ser lenta. Tu cuerpo actúa de este modo para conservar sus recursos, sacrificando temporalmente en sus sistemas energéticos los patrones cruzados que son necesarios para un funcionamiento óptimo. Sin embargo, con demasiada frecuencia, el sistema de patrón homolateral se vuelve habitual. De manera que hacer que las energías homolaterales regresen a un patrón cruzado, particularmente durante una enfermedad, una depresión, o simplemente cuando has «perdido la energía», es un procedimiento fundamental de la medicina energética.

Normalmente, la fuerza del tejido céltico mantiene tus energías cruzando de un lado a otro, desde las energías en la célula más pequeña hasta la forma en que el lado derecho de tu cerebro controla al lado izquierdo de tu cuerpo y el lado izquierdo de tu cerebro controla al lado derecho. En el nivel de estos grandes diseños, si tus energías están subiendo y bajando por la columna, en lugar de cruzar de un lado al otro, eres homolateral. Aunque esto no es inusual, tampoco es bueno. Cuando las energías no cruzan de un lado al otro, no tienes una completa vitalidad. No puedes pensar con tanta claridad. No puedes sanar con tanta rapidez.

El cruce homolateral requiere aproximadamente cuatro minutos. La mayoría de la gente experimenta beneficios inmediatos en términos de vigor y capacidad para pensar claramente. Sin embargo, cuánto tiempo duren esos beneficios depende del estado de las energías que afectan a tu salud y a los patrones de energía que tu cuerpo ha establecido. Si tus energías han permanecido en un patrón homolateral durante mucho tiempo, o si se han agotado, es posible que necesites hacer el cruce homolateral dos o tres veces al día para crear un hábito de cruce.

¿Cómo saber si el cruce homolateral te beneficiará? Una forma de saberlo es simplemente probándolo y luego observando qué sientes. También hay muchas señales subjetivas. Como dije antes, si realizar el paso cruzado te resulta difícil, o si no puedes coordinar fácilmente tus brazos y piernas opuestos, o si el mero hecho de empezar a hacer el paso cruzado te confunde o te agota, probablemente tus energías estén moviéndose en un patrón homolateral. En ese caso, caminar o marchar de una forma natural con el paso cruzado literalmente va en contra de tu propio flujo. Otras pistas importantes que indican que el cruce homolateral podría ayudarte incluyen la depresión, el agotamiento, la incapacidad para sanar o para beneficiarte de los ejercicios (incluye la rutina diaria de energía), o la falta de respuesta a los tratamientos (convencionales o alternativos) que deberían ser eficaces.

También hay un test de energía para determinar si tus energías son homolaterales, de modo que ésta es una oportunidad (si has aprendido a examinar la energía en el apéndice o a través de otra fuente) para experimentar con él. Para ello necesitarás un compañero o compañera para haceros el test mutuamente.

Para realizar el test de energía:

1. Dibuja una gran X en una hoja de papel y dos líneas paralelas en otra hoja.

2. Observa la X. Haz que tu compañero/a te haga el test de energía.
3. Observa las líneas paralelas. Haz el test de energía otra vez.

Si tus energías están cruzando adecuadamente, observar la X estará en armonía con el flujo cruzado de tus energías y el test dará un buen resultado. Al mirar las líneas paralelas hará que tus energías se destemplen momentáneamente y tu test será débil. Pero si tus energías son homolaterales, ocurrirá lo contrario. La X te debilitará y las líneas paralelas te fortalecerán.

Para que tus energías vuelvan a cruzar de un lado al otro en lugar de ir contra las energías homolaterales, el cruce homolateral empieza con movimientos que están alineados con la forma en que tus energías ya están fluyendo. Luego guía a las energías hacia un patrón cruzado al hacer el paso cruzado. Ir y venir entre estos dos movimientos estabiliza un patrón cruzado. Para hacer el cruce homolateral:

1. Empieza dando pequeños golpes en los puntos K-27 (los primeros puntos de los tres golpes, *véase* pág. 74), o masajeándolos, y luego haz un estiramiento completo del cuerpo que «llegue hasta las estrellas».
2. Haz el cruce homolateral, levantando el brazo derecho con la pierna derecha y luego el brazo izquierdo con la pierna izquierda. Haz este movimiento unas 12 veces (*véase* figura 2-12). Esto puede hacerse estando de pie, sentada o tumbada.
3. Luego marcha en el mismo sitio, como cuando haces el paso cruzado, levantando el brazo derecho con la pierna izquierda y luego el brazo izquierdo con la pierna derecha (*véase* figura 2-6, pág. 77). Si estás sentada o tumbada, el movimiento puede modificarse fácilmente para adaptarse a tu posición.

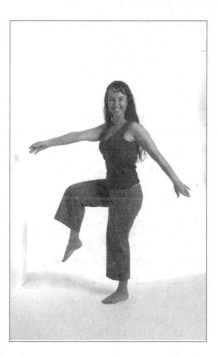

Figura 2-12.
Cruce homolateral

91

4. Después de hacer este movimiento de los brazos y las piernas con el paso cruzado unas 12 veces, detente y vuelve al movimiento homolateral (levantando el brazo y la pierna del mismo lado) y hazlo unas 12 veces.
5. Luego detente y vuelve al paso cruzado normal (levantando el brazo y la pierna del lado opuesto). Hazlo unas 12 veces.
6. Realiza esta secuencia tres veces.
7. Sediméntala con 12 movimientos adicionales de paso cruzado. Termina estimulando otra vez los puntos K-27.

LOS OCHOS RÍTMICOS
(TIEMPO: 1 MIN. APROX.)

Mientras que el cruce homolateral trata varios grandes patrones dentro del tejido céltico, hacer los ochos rítmicos lleva todas las energías, desde aquellas que te rodean hasta las de las células individuales, a un patrón cruzado. Si tienes dificultad para relajarte, estás atrapada en tus problemas cotidianos, o simplemente te sientes desanimada, los ochos rítmicos son divertidos y siempre son buenos para dar un buen impulso a la energía. Practicarlos con una música que haga que tengas ganas de moverte les añade un toque de alegría.

1. Con las manos colgando, balancea tu cuerpo, pasando tu peso de una cadera a la otra, moviéndote al ritmo de la música o fingiendo que te mueves a su ritmo.
2. Deja que tus brazos se balanceen con tu cuerpo. Notarás que hay un movimiento natural de la figura del ocho en tus brazos y tu cuerpo cuando te balanceas de un lado al otro. Deja que tus brazos se expandan, para que el balanceo sea amplio.
3. Estira las manos hacia delante y haz una figura de ocho hacia un lado con tus brazos. Sube hacia la derecha, desciende formando un círculo y luego sube hacia la izquierda; desciende formando un círculo, y luego vuelve a subir hacia la derecha. Gira la cintura en la dirección hacia la que estás moviéndote, permitiendo que el ritmo de tu cuerpo se mueva con tus brazos. Es más como una danza de estilo libre que un ejercicio con un diseño rígido (*véase* figura 2-13).
4. Realizar varios ochos rítmicos ayudará que los hemisferios izquierdo y derecho del cerebro tengan mejor comunicación. Esta técnica se utiliza en la «kinesiología educativa», una aplicación de la medici-

na energética que ayuda a los niños con dislexia y otros problemas de aprendizaje. Varios estudios han mostrado que realizar los ochos rítmicos en la pizarra con una tiza poniendo todo el cuerpo en movimiento ayuda a los niños con problemas de aprendizaje.[10]

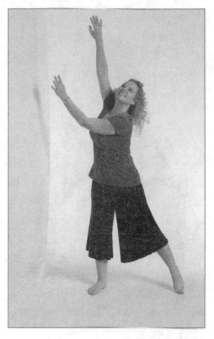

Figura 2-13.
Los ochos rítmicos

EL PUENTE DE SUSPENSIÓN
(TIEMPO: ENTRE 30 Y 60 SEG.)

Otra manera para que las energías de tu cuerpo se pongan en movimiento y crucen de un lado al otro es alargar y estirar tu columna vertebral en un patrón cruzado. Si tus músculos están tensos o si tu cuerpo no tiene la flexibilidad que te gustaría que tuviera, este ejercicio te resultará rejuvenecedor.

1. Ponte de pie con los pies más separados que la anchura de tus hombros.
2. Coloca las manos sobre los muslos, por encima de las rodillas flexionadas, y estira los brazos. Respira hondo varias veces. Esta posición es como sentarse en una silla invisible.
3. Con la cabeza hacia adelante y el trasero hacia atrás, coloca los pies de manera que tus rodillas estén directamente por encima de tus tobillos y tu columna esté recta. Estás creando una especie de puente de suspensión.

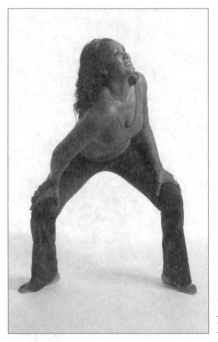

4. Lentamente, estira un hombro, bajándolo hacia la rodilla opuesta (*véase* figura 2-14). Repite con el otro hombro. Éste es un ejercicio de cruce. Sentirás el estiramiento en tu espalda. Puedes hacer este estiramiento más de una vez.
5. Muy lentamente, levántate con los brazos colgando, hasta quedarte de pie.

Figura 2-14.
El puente de suspensión

FORTALECER TU AURA Y LAS ENERGÍAS CRUZADAS CON EL TEJIDO CÉLTICO (TIEMPO: APROX. 1 MIN.)

Tu aura es una esfera de energía con múltiples capas que emana de tu cuerpo e interactúa con la atmósfera terrestre. Es, en sí misma, una atmósfera protectora que te rodea, filtrando muchas de las energías con las que te encuentras y atrayendo otras energías que necesitas. La salud de tu aura refleja la salud de tu organismo y la salud de tu organismo refleja la salud de tu aura.

Cuando te sientes feliz y animada, tu aura puede llenar toda una habitación. Cuando estás triste, desanimada y taciturna, tu aura se contrae a tu alrededor, formando un caparazón energético que te aísla del mundo. A veces me siento encerrada porque hay demasiadas energías invasoras, y coloco muy lentamente las palmas abiertas de mis manos contra la banda interior de mi campo áureo y la alejo empujándola. Si lo hago con la suficiente lentitud, puedo sentir la presión del campo mientras la empujo. Inténtalo alguna vez cuando tengas dificultades para reclamar tu espacio en el mundo, o cuando te sientas triste, pequeña o apabullada. Imagínate que estás rodeada de una energía que es como la cáscara de un huevo, y espira lentamente mientras la alejas empujándola, comenzando a unos 5 cm de tu cuerpo. Es más fácil de lo que imaginas. Es posible que puedas sentir una fuerza energética contra tus manos y, en cualquier caso, esto te dará más espacio para respirar, energética y psicológicamente.

El ejercicio del tejido céltico mantiene las energías que están cruzando de un lado al otro de tu cuerpo y, además, ayuda a que tu aura esté fuerte y sana. Cuando estos dos sistemas de energía están en buen estado y trabajando en armonía, tu salud general se refuerza enormemente. Para hacer el tejido céltico:

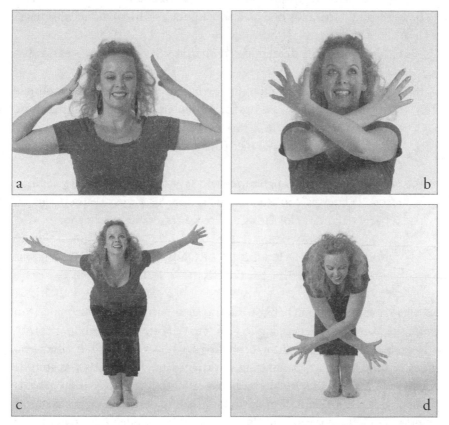

Figura 2-15.
El tejido céltico

1. Ponte de pie con las manos sobre tus caderas. A lo largo del ejercicio, respira lenta y profundamente, inspirando por la nariz y espirando por la boca.

95

2. Balancea los brazos a tu alrededor y llévalos a la posición de plegaria, delante de tu pecho.

3. Frota tus manos una contra la otra y sacúdelas. Coloca las palmas mirándose y fíjate si puedes sentir la energía que hay entre ellas. No te preocupes si no consigues sentirla. La sensibilidad volverá a aumentar si continúas trabajando con la energía.

4. Frota las manos otra vez, sacúdelas, acércalas a tus orejas, a unos 8 cm de distancia, y respira hondo (*véase* figura 2-15a). Espira.

5. Con tu siguiente inspiración, junta los codos.

6. Al espirar, cruza los brazos (*véase* figura 2-15b) y balancéalos hacia fuera (*véase* figura 2-15c).

7. Crúzalos otra vez delante de tu cuerpo y vuelve a balancearlos hacia fuera.

8. Hazlo otra vez, pero cuando los balancees hacia fuera, inclínate hacia delante y cruza los brazos por encima de la parte superior de tus piernas (*véase* figura 2-15d).

9. Mantente inclinada. Balancea los brazos otra vez, delante de los tobillos.

10. Flexiona las rodillas ligeramente. Lleva tus manos hacia adelante, recoge la energía con tus brazos, levántalos y vierte esa energía en la parte delantera, los lados y la parte trasera de tu cuerpo.

Reprogramar los patrones de energía arraigados en el cuerpo y en la mente

La energía se mueve por hábitos. Como el agua que fluye formando un cauce, los patrones de energía que se repiten día tras día tienden a consolidarse. Son difíciles de cambiar, incluso cuando ya no son necesarios o útiles. Si una de tus antepasadas nació durante una hambruna y la comida era escasa e inadecuada, su cuerpo habrá aprendido a convertir en grasa la proteína que, en una situación óptima, se habría destinado a formar músculos. Cuando la hambruna acabó, y la comida abundaba, los sistemas de energía que controlan el metabolismo todavía estaban almacenando la grasa, aunque en ese momento fuera innecesario. Esta misma dinámica tiene lugar con las energías que dominan tu mente, así como con aquellas que dominan tu cuerpo. Es posible que tu antepasada nacida durante la hambruna estuviera obsesionada con la comida de una forma en que sus hijos, nacidos cuatro años más tarde y tras el final de la hambruna, no lo estarían.

Afortunadamente, es posible cambiar los hábitos energéticos arraigados que afectan a nuestros cuerpos y nuestras mentes. David, Gary Craig y yo escribimos todo un libro sobre este tema, *The Promise of Energy Psychology*, y oímos unas historias asombrosas sobre su efectividad (*véase* la página web de Gary: www.emofree.com). Pero no quiero hablar mucho de este tema. Como la medicina occidental ha aceptado lentamente la idea de la conexión mente-cuerpo, muchos médicos bien intencionados les dicen a las personas que cambien sus actitudes, creencias o conceptos de sí mismas, como si fuera tan fácil como cambiarse de zapatos. Sin embargo, con demasiada frecuencia, no les proporcionan las herramientas para hacerlo, a pesar de que existen. Aunque soy una fan del poder de la intención, el hecho de desear cambiar una creencia u otra pauta mental que se ha arraigado profundamente en tu sistema de energía suele tener el efecto de simplemente darte otro motivo para sentirte mal contigo misma, más allá de haber reconocido el patrón mental autodestructivo. No puedes salir de una habitación oscura usando solamente el pensamiento y normalmente no puedes salir sólo con el pensamiento de una fuerte depresión, del deseo de fumarte un cigarrillo, o del anhelo de ser amada por alguien que no está disponible. Sin embargo, cambiar tus energías crea una nueva atmósfera interna que apoya nuevas maneras de sentirte y de pensar.

Aquí te ofrezco tres técnicas poderosas con las que puedes experimentar y que puedes integrar con los otros métodos que aparecen en este libro. El soplo/cremallera/conexión, el golpe ligero en el temporal y el golpeteo energético de los meridianos combinan tu intención concentrada con una forma de modificar las energías que mantienen el hábito mental que deseas cambiar.

SOPLO/CREMALLERA/CONEXIÓN
(TIEMPO: 1 O 2 MIN. APROX.)

Cuando estés preocupada, disgustada o simplemente frustrada porque no has podido cambiar un patrón en tu vida, sintoniza con el sentimiento y:

1. Ponte de pie erguida. Coloca tus brazos delante de ti, flexiona ligeramente los codos, cierra los puños con las muñecas mirando hacia arriba e inspira muy hondo (*véase* figura 2-16).
2. Balancea los brazos detrás de ti y levántalos por encima de tu cabeza. Mantenlos así un momento.

3. Estira los brazos hacia arriba, gira los puños de manera que tus dedos cerrados se miren y baja los brazos por la parte delantera de tu cuerpo mientras, enfáticamente, abres las manos. Deja salir tu aliento y tus emociones con un sonido de «wuuuuush» o cualquier otro sonido que te salga con naturalidad.

4. Repite esto varias veces. Te resultará agradable. La última vez, baja los brazos de una forma lenta y controlada, soplando para dejar salir tu aliento por la boca mientras lo haces. Ponte completamente erguida y respira profundamente.

5. En este momento de vacío y liberación, formula una simple afirmación sobre ti misma que te gustaría que fuese verdad. «Estoy tranquila y en paz». «Me estoy sintiendo fuerte y segura de mí misma». «Yo soy una fuerza a la que hay que afrontar». Las afirmaciones de esta naturaleza se hacen en primera persona, en tiempo presente y declarándolas como si ya fueran verdad.

6. Cierra la afirmación en el interior de tu cuerpo y tu mente diciéndola lenta y deliberadamente mientras haces una cremallera modificada: Coloca las manos sobre tu hueso púbico, inspira profundamente y, mientras estás diciendo tu afirmación, mueve las manos, lenta y deliberadamente, hacia arriba, por el centro de tu cuerpo, hasta tu labio inferior. Haz esto tres veces.

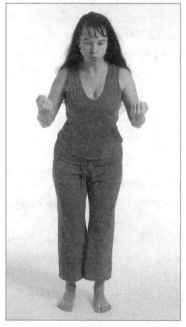

7. Enciérrala con una conexión: inspirando por la nariz y espirando por la boca, coloca el dedo corazón de una mano entre tus cejas, por encima del puente de la nariz, con el dedo corazón de la otra mano en tu ombligo, y presiona suavemente cada dedo contra tu piel (*véase* pág. 84, figura 2-11). Tira de tus dedos hacia arriba y mantén esa posición durante aproximadamente 15 segundos.

Figura 2-16.
Soplo

GOLPETEO DEL TEMPORAL (TIEMPO: 1 MIN. APROX.)

El golpeteo del temporal se utilizaba en la antigua China para controlar el dolor, pero ahora se está reconociendo como un método sorprendentemente efectivo para acabar con los hábitos dañinos y, simultáneamente, establecer hábitos deseados. Dar pequeños golpes suaves alrededor del hueso temporal (que empieza en las sienes y se extiende por los lados posteriores de las orejas) hace que el cerebro esté más receptivo para aprender, al tiempo que suspende temporalmente la entrada de información sensorial. Además, relaja el triple calentador, el sistema de energía que mantiene los hábitos fisiológicos. Esto te permite introducir con más facilidad un nuevo hábito.

En la década de 1970, el fundador de la kinesiología aplicada, George Goodheart, descubrió que si aplicas pequeños golpes a lo largo de la línea de la sutura craneal que empieza entre los huesos temporal y esfenoidal, puedes cambiar temporalmente los mecanismos que filtran la información sensorial. Si introduces una autosugestión o una afirmación hablada mientras das pequeños golpes, tu mente estará particularmente receptiva a ella. El golpeteo del temporal aprovecha las diferencias que hay entre los hemisferios izquierdo y derecho de la corteza cerebral. En la mayoría de las personas, el hemisferio izquierdo del cerebro es más crítico y escéptico que el hemisferio derecho. De manera que las afirmaciones que se hacen con un frase negativa están más de acuerdo con la forma de funcionar del hemisferio izquierdo y es más probable que sean asimiladas. Ese tipo de afirmaciones entran con un golpeteo en el lado izquierdo del cerebro. Asimismo, puesto que el hemisferio derecho es altamente receptivo a una información favorable, las afirmaciones que están formuladas de una forma positiva entran con un golpeteo en el lado derecho. Este patrón está invertido en algunas personas zurdas, y puedes hacer el test de energía para ver cuál es la fórmula válida para ti. Si te mantienes fuerte mientras golpeteas introduciendo una afirmación negativa en el lado izquierdo, sigue las instrucciones; si te debilitas, intercambia las palabras «derecho» e «izquierdo» en las instrucciones.

Empieza por identificar un hábito, una actitud, una respuesta emocional automática o un problema de salud que te gustaría cambiar. Describe, en una sola oración, el cambio que te gustaría provocar y dilo como una afirmación en tiempo presente, es decir, como si el estado deseado ya existiera. No tiene que ser verdad todavía, sino una afirmación que te gustaría que fuese verdad en el futuro. Por ejemplo, podrías decir:

«Cuando estoy bajo presión, me mantengo tranquila y centrada». Normalmente, escribir tu afirmación suele ayudar.

Luego vuelve a manifestarla, manteniendo el mismo significado, pero con palabras negativas («no», «nunca», «no soy», «no seré», etc.). Así pues, la afirmación de «tranquila y centrada» puede ser formulada usando frases negativas como «Ya no me estreso cuando estoy bajo presión». Fíjate que el significado sigue siendo positivo, a pesar de las palabras negativas. Otro ejemplo: la frase «Como para estar sana y en forma» puede formularse con frases negativas, como «No como por ansiedad o compulsión». «Mis uñas están creciendo largas y sanas» puede decirse con palabras negativas como «Ya no me como las uñas».

1. Empezando en la sien, da pequeños golpes en el lado izquierdo de tu cabeza, desde la parte delantera hasta la parte trasera, con los tres dedos del medio de tu mano izquierda (*véase* figura 2-17). Di la versión de tu afirmación formulada con palabras negativas con ritmo mientras das los pequeños golpes. Hazlo con suficiente fuerza como para sentir un contacto firme y un poco de rebote. Golpetea desde la parte delantera hasta la parte trasera cinco veces aproximadamente, afirmando cada vez.
2. Repite la técnica en el lado derecho, dando pequeños golpes con la mano derecha, pero esta vez diciendo tu afirmación de la forma positiva.
3. Repite el procedimiento varias veces al día. Cuanto más golpetees diciendo la información, más rápido y más fuerte será el efecto en tu sistema nervioso y tus hábitos.

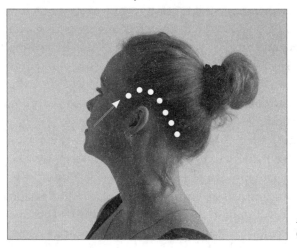

Figura 2-17.
Golpeteo del temporal

El golpeteo del temporal combina una variedad de elementos poderosos, incluidas la repetición, la autosugestión y la reprogramación neurológica. Afecta no sólo al cerebro, sino también a cada meridiano, de manera que el mensaje de tu intención es llevado a cada uno de los sistemas de tu cuerpo. Ésta es una manera cautivadoramente sencilla de cambiar muchos patrones que no pueden ser superados únicamente con la fuerza de voluntad.

Los paralelismos entre nuestras dificultades físicas y emocionales suelen ser asombrosos. En ocasiones, un órgano empieza, literalmente, a comportarse de una manera que refleja la forma en que *tú* te comportas. Me utilizaré a mí misma como ejemplo. A veces me cuesta marcar límites claros a las personas. Dada la naturaleza de mi trabajo, esto puede ser un problema abrumador. Hace unos años llegó un punto en el que me volví muy vulnerable a las infecciones. Fue como si mi glándula del timo, que es la responsable de proteger al cuerpo de las infecciones, estuviera modelando *su* comportamiento basándose en el mío. Empecé a introducir en mi sien izquierda con un golpeteo la siguiente afirmación: «Mi glándula del timo ya no permite que invasores extraños entren en mi organismo». No sólo disminuyó mi susceptibilidad a las infecciones, sino que, además, mejoró mi habilidad para marcar límites claros. Parte de la belleza del golpeteo del temporal es que al reducir tu intención a dos afirmaciones breves, a veces puedes llegar a la esencia de una relación compleja y desconcertante entre el cuerpo, la mente y el espíritu.

El golpeteo del temporal es una herramienta tan importante para conseguir un mayor control de tu vida que quiero relatar una serie de historias en las que *no funcionó*, ya que esas historias pueden ayudar a que funcione. He descubierto que cuando falla el golpeteo del temporal, suele deberse a cómo están formuladas las afirmaciones. Las palabras deben estar en un lenguaje que te resulte cómodo. A veces simplemente se trata de cambiar las palabras por otras que sean lo más simples posible. También es importante que las palabras estén alineadas con tus valores y sean congruentes con tus sentimientos, para que no estés diciendo una cosa mientras estás pensando otra, y que no intentes negar una necesidad importante.

Una mujer que quería perder cinco kilos engordó ocho usando este método. En el lado izquierdo, introdujo con el golpeteo las palabras: «Ya no me aferro a esos kilos demás». En el lado derecho: «Mi meta es alcanzar 60». Estas frases parecían razonables, pero el golpeteo estaba teniendo el efecto inverso. Le pedí que se fijara si sus pensamientos estaban siguiendo a sus palabras mientras daba los golpecitos, si su mente divagaba, o si algunas imágenes estaban entrando en su conciencia. Resultó que lo que le venía a la mente *cada vez* que hacía el golpeteo era: «Diablos, tengo un cuerpo eslavo, siempre voy a tener un cuerpo eslavo y voy a acabar exactamente como mi tía [gorda] Sophie». Estaba introduciendo esto cinco veces cada día. ¡Y estaba funcionando! El pensamiento y la imagen eran autosugestiones mucho más importantes que sus afirmaciones cuidadosamente formuladas. Dicho sea de paso, perdió mucho peso después de introducir con el golpeteo en su lado izquierdo: «No heredé el cuerpo de mi tía Sophie» y «Heredé un cuerpo que puede ser delgado y ágil» en su lado derecho.

Un hombre que perdió su empleo veinticuatro años en una empresa fue enviado de vuelta a la universidad durante un año, a cuenta de la empresa, para actualizar sus conocimientos. Transcurridas cinco semanas del primer cuatrimestre, había sacado malas notas en los exámenes parciales de varias asignaturas, lo cual ponía en peligro su futura reincorporación al trabajo. Se estaba esforzando mucho, pero no lograba concentrarse durante un período de estudio ininterrumpido. Como había oído que yo había ayudado a algunas personas con los problemas de aprendizaje, solicitó una sesión conmigo. Yo no pude encontrarle ninguna discapacidad para el aprendizaje, pero advertí que después de haber trabajado durante un cuarto de siglo en un puesto orientado a las personas, su esfera de hábitos no tenía ningún aliciente para el estudio concentrado, orientado hacia el interior. Le expliqué esto y él se sintió sumamente entusiasmado cuando le enseñé a usar el golpeteo del temporal para cambiar la esfera de hábitos que estaba afectando a su capacidad de estudio. Pero regresó una semana más tarde profundamente desalentado. Había seguido mis instrucciones al pie de la letra y había dedicado todo el tiempo requerido, pero no pudo detectar ningún cambio en sus hábitos de estudio.

Me dijo las afirmaciones que había estado introduciendo con el golpeteo, y lo observé mientras lo hacía. Las palabras me sonaron adecuadas, pero sus energías no estaban recibiéndolas muy bien. Cuando le expliqué lo importante que era que las palabras le sonaran bien, me enteré de que él había venido a Estados Unidos a la edad de 6 años y que el inglés era su segunda lengua. Después de hacer el golpeteo del temporal durante una semana más, pero esta vez usando su lengua materna para hacer las mismas afirmaciones, él me comentó de que había experimentado unas mejoras nada desdeñables en su capacidad de leer y de concentrarse.

Una amiga mía quería dejar de fumar después de haber estado luchando contra una tos crónica durante más de un año. Le enseñé a realizar el golpeteo del temporal. Mientras introducía sus afirmaciones con el golpeteo («Ya no fumo» en el lado izquierdo y «Disfruto de mi existencia sin cigarrillos» en el derecho), empezó a fumar como una loca, y se sentía muy infeliz. Había algo en el golpeteo que estaba haciendo que el hábito fuera más fuerte y, además, le estaba produciendo una ansiedad cada vez mayor. Pero, puesto que el golpeteo estaba teniendo un efecto innegable, a pesar de ser lo opuesto al efecto deseado, ella sabía que era útil y decidió averiguar cómo usarlo para su beneficio. Advirtió que su ansiedad era la clave del problema. Descubrió que el hecho de decir: «Ya no fumo» estaba desencadenando su ansiedad, en parte porque fumar era su principal método de relajación. Usando su intuición, encontró otras palabras. Empezó a introducir con un golpeteo en el lado izquierdo: «La ansiedad ya no me hace fumar» y en el lado derecho: «Ahora sólo fumo para mi mayor salud y placer». La ansiedad se redujo drásticamente y mi amiga pasó de fumar un paquete al día a fumar unos tres cigarrillos por semana. Lo mantuvo a ese nivel durante varios meses, usando su cigarrillo ocasional como un mantra, un acto de meditación. Su tos disminuyó. Con el tiempo, dejó de fumar por completo.

Como muchas de las técnicas de la medicina energética, el golpeteo del temporal suele requerir una mayor astucia, y no simplemente seguir una fórmula adecuada. Para resumir algunas de las consideraciones a tener en cuenta, tus declaraciones del golpeteo del temporal serán más eficaces si: (1) el vocabulario de la afirmación introducida con el golpeteo en el lado izquierdo de tu cabeza contiene una palabra negativa y la afirmación introducida con el golpeteo en el lado derecho contiene sólo palabras positivas, (2) las afirmaciones están en armonía con tu forma natural de hablar y de pensar, (3) mientras dices las afirmaciones, mantienes tu atención en las palabras y su significado y (4) las afirmaciones no te indican que hagas algo que contradiga un valor esencial o una necesidad más básica.

He observado que el golpeteo del temporal es eficaz para un gran número de problemas. Ha ayudado a personas a dejar de fumar, de beber, de comer en exceso y de rascarse compulsivamente. Las ha ayudado a aumentar la seguridad en sí mismas, el optimismo y la autoestima. Las ha ayudado a estimular sus sistemas inmunitarios cuando luchaban contra una enfermedad grave, a mejorar su metabolismo cuando intentaban adelgazar y a mejorar su coordinación cuando trataban de aprender una nueva técnica. Y ha sido un factor importante para reducir tumores, eliminar eccemas y reducir la presión arterial.

Elige un comportamiento, una emoción o un estado fisiológico que quieras cambiar. Crea una afirmación para formularla negativamente para dar golpecitos alrededor de tu oreja izquierda y una afirmación para formularla positivamente para dar golpecitos alrededor de tu oreja derecha. Puedes evaluar si tu afirmación está en armonía con tus energías haciendo el golpeteo con una mano mientras haces tu afirmación y usando la otra mano mientras un amigo o amiga te hace el test de energía. Practica esto cuatro o cinco veces al día durante al menos una semana. Cuando hay hábitos profundamente arraigados, he observado que son necesarios hasta treinta días para que los resultados puedan ser evidentes. Incluso si eres escéptica, júzgate a partir de los resultados que obtengas.

GOLPETEO ENERGÉTICO DE LOS MERIDIANOS
(TIEMPO: 2 MIN.)

Dar pequeños golpes en varios grupos de puntos de acupresión mientras llevas a tu mente un problema psicológico parece cambiar rápidamente la neurología que mantiene dicho problema.[11] Usando el mismo enfoque, se están encontrando cada vez más mejorías en los problemas físicos. Aunque la psicología energética, que es como se llama, puede aprenderse fácilmente y nuestro libro sobre el tema es fácil de conseguir,[12] rendirle tributo está fuera del ámbito de competencia de este libro. Pero os presento una sencilla técnica que es muy eficaz y que vale la pena conocer.

Si puedes estimular una serie de puntos de acupresión distribuidos en diferentes senderos de los meridianos, puedes bombear tu sistema de meridianos y llevarlo a la acción. Del mismo modo que bombear adrenalina por el cuerpo despierta al sistema inmunológico, bombear energía por los meridianos trae una vitalidad renovada al cuerpo y a la mente, a menudo provocando unos efectos positivos inesperados. Esto siempre es bueno para el sistema inmunológico. A veces corrige problemas físicos menores sin que uno haya tenido que concentrarse en ellos. También puede reducir la ansiedad y mejorar tu sensación de bienestar. Es una intervención de utilidad general. Y es fácil de hacer.

Si la practicas mientras te concentras mentalmente en un problema, tiene un beneficio añadido. Concentrarte en el problema hace que el cuerpo entre en las reacciones de estrés que están asociadas a él. A menudo, si energizas simultáneamente tu sistema de meridianos, puedes neutralizar esa reacción de estrés, y en muchos casos puedes impedir que ocurra la próxima vez que te ocurra el mismo problema. De manera que es un buen ejercicio para realizar cuando estás afligida, pensando algo que te molesta, o simplemente cuando deseas un impulso.

1. Estira tu frente para hacer que la sangre fluya colocando los pulgares en tus sienes a ambos lados de la cabeza, flexionando el resto de dedos de tu mano y colocando las yemas en el centro de tu frente. Lentamente, y con un poco de presión, tira de los dedos hacia las sienes, de manera que estires la piel. Respira profundamente.

2. Da pequeños golpes en cada uno de los siguientes puntos durante el tiempo que dura una respiración vigorosa y profunda (*véase* figura 2-18). Es un golpeteo enérgico, pero ciertamente no tan fuerte como para lastimarte:

   a. Los puntos en los bordes interiores de tus cejas.

   b. Los puntos en la parte externa de tus ojos.

   c. Golpetea con todos tus dedos en tus sienes y continúa haciéndolo por la zona que está por encima de tus orejas, pasando por la parte posterior y hasta llegar a la base de las mismas. Haz esto tres o cuatro veces.

   d. Los puntos debajo de tus ojos, en la parte superior de tus pómulos.

   e. El punto que está entre tu labio superior y tu nariz.

   f. El punto que está entre tu labio inferior y tu mentón.

   g. Los tres golpes (*véase* pág. 74) en el orden de K-27, timo y bazo.

   h. Los puntos en la parte externa de tus piernas, entre las rodillas y las caderas (con los brazos colgando, flexiona tu dedo corazón hacia la pierna y empieza a golpetear).

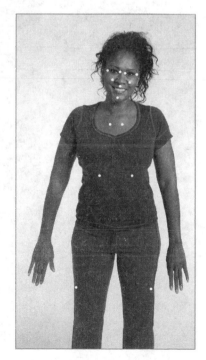

Figura 2-18.
Golpeteo energético de los meridianos

Este capítulo ha tratado de manera general las técnicas básicas de la medicina energética que mejoran el flujo de las energías en tu cuerpo. El siguiente capítulo presenta técnicas energéticas que se ocupan específicamente de tratar tus hormonas, concentrándose en aquellas que están relacionadas con tu sistema inmunitario y con el estrés. No obstante, el capítulo empieza examinando la química de las hormonas, su papel en tu salud y cómo las políticas médicas influyen en nuestra forma de entenderlas.

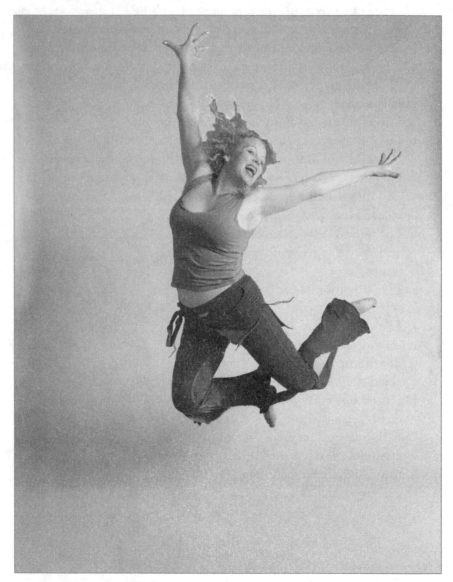

CAPÍTULO 3

BAILANDO CON TUS HORMONAS

> HORMONAS
> *¡Más únicas que tu huella digital!*
> *¡Más engorrosas que tus muslos!*
> *¡Más poderosas que tu terapeuta!*
>
> *Cada una de las mujeres que conozco quiere disfrutar*
> *de la fuerza, la vitalidad y el vigor. Quiere mantener*
> *una salud óptima, una piel radiante y un pelo espléndido.*
> *También quiere mantenerse físicamente acti-*
> *va y vital, y poder pensar con claridad*
> *y recordar datos y acontecimientos.*
> *Ahí es donde entran las hormonas.*
>
> — SUSAN LARK, doctora en Medicina
> *Hormone Revolution*
>
> *Las hormonas tocan nuestras vidas como si fueran instrumentos.*
> — D. LINDSEY BERKSON
> *Hormone Deception*

Tu cerebro no es tu única fuente de inteligencia. Si consideras *todo tu cuerpo* como un gran cerebro con una inteligencia increíble, estás más cerca de la verdad. Y tus *hormonas* son las mensajeras químicas que hacen que todo el organismo se adapte a tu cuerpo, minuto a minuto. Ser capaz de influir en tus hormonas con comprensión y sabiduría te da una ventaja para adaptarte a un mundo que es radicalmente distinto de aquel en el que nuestros cuerpos evolucionaron.

EL SISTEMA DE SEÑALIZACIÓN DE TU ORGANISMO

La medicina energética es una clave importante para aportar comprensión y sabiduría al funcionamiento de tus hormonas. Tu cuerpo es un enrejado de campos energéticos sutiles que tienen un impacto en tu fisiología, y se puede influir directamente en la producción de hormonas *moviendo las energías en tu cuerpo.* Este hecho demostrable te permite tener control sobre tu salud y tu estado de ánimo de una forma que otras culturas han entendido, pero la nuestra no. Las hormonas son mensajeras que orquestan la actividad de tus órganos, tus tejidos y tus células. Gobiernan todos los aspectos del funcionamiento humano, desde la digestión hasta la reproducción, desde el pensamiento hasta la acción. Corren de una célula a otra, dando millones de instrucciones por segundo. Pero sus mensajes tienen que transmitir la información correcta para que todo en tu cuerpo y en tu mente funcione en equilibrio y armonía. Si tu sistema hormonal empieza a funcionar mal, tu vida puede caer vertiginosamente en la enfermedad, la desesperación y la infelicidad. Si se solventan las alteraciones hormonales, tu salud y tu estado de ánimo pueden mejorar.

Las dos ideas más importantes en este libro son:

1. En prácticamente cualquier problema de salud al que se enfrenta una mujer, los desequilibrios hormonales están en primer plano o en el trasfondo.
2. Puedes influir en tus hormonas y mejorar tu salud, tu felicidad y tu vitalidad usando unas técnicas energéticas que son accesibles y fáciles de aprender.

En muchos sentidos, las hormonas femeninas siguen siendo un misterio para la comunidad médica. Se ha estudiado la bioquímica de las hormonas, pero en el área crítica de las diferencias individuales, la medicina y la ciencia occidentales están perplejas. La misma medicación para los mismos síntomas puede ayudar magníficamente a una mujer, pero no ayudar nada a otra, y en el caso de una tercera puede producir efectos secundarios que son más dañinos que el problema original. Además, las inmensas contradicciones entre los estudios de investigación más sofisticados sobre los peligros de la terapia de sustitución hormonal, así como sobre muchos otros aspectos de la bioquímica de la mujer, se han convertido en un tremendo bochorno para la comunidad médica y ponen de manifiesto hecho de que lo que para una mujer es una curación, para otra es una calamidad.

TALLA ÚNICA: ¡NO!

Uno de los puntos fuertes de la medicina energética es que sus métodos pueden adaptarse a las energías y necesidades únicas de cada persona. Dar rutinariamente la misma medicación o el mismo tratamiento a dos personas simplemente porque tienen los mismos síntomas es una locura médica. Somos demasiado distintos unos de otros en el aspecto genético, de temperamento y energético como para basar las decisiones sobre la atención sanitaria en amplias generalizaciones o en unos estudios que demuestran que un porcentaje de personas mejora con un tratamiento específico. Te mereces algo mejor, y en el capítulo 2 viste que es posible evaluar la compatibilidad entre las energías de tu cuerpo y un tratamiento que estás considerando seguir. Las diferencias individuales deben tenerse en cuenta en cualquier decisión bien pensada sobre el cuidado de la salud.

Sé muy bien que esto es así porque mi cuerpo no sigue las reglas. Los protocolos médicos que hacen que la mayoría de las personas mejore suelen hacer que yo empeore. Durante el verano de 1974, participé en un experimento realizado por el doctor Dorian Paskowitz, el surfista y médico residente en aquel momento en Palomar College, justo al norte de San Diego. Habían plantado en el campus un jardín con gran variedad de verduras y hierbas y, durante un mes, las dos docenas de personas que participamos en el experimento comimos únicamente lo que íbamos escogiendo, crudo y sin cocinar, recién salido de la tierra. La mayoría de los participantes perdió peso y dijo que había estado pensando con más claridad y se había sentido energizado. Pero, aunque yo hacía ejercicio con regularidad y vigorosamente varias veces por semana y no había comido más que los demás, me engordé 5 kilos y me sentí fatal.

El doctor Paskowitz estaba desconcertado. Estaba intentando demostrar lo sana que es una dieta natural de alimentos vivos para todo el mundo (su desafío a la sabiduría convencional era: «¿Cómo puedes estar totalmente vivo cuando ingieres alimentos muertos?»), y yo no estaba encajando en su teoría. ¿Por qué? Yo me había contagiado de su entusiasmo por una dieta natural y había esperado que el experimento funcionara. No había hecho trampas comiendo fritos a escondidas por las noches. Yo no parecía ser genéticamente distinta a los demás. ¿Qué era lo que había hecho que yo respondiera de una forma tan diferente?

Con el paso de los años me he dado cuenta de que el acertijo tiene una respuesta de una sola palabra: hormonas. Mis hormonas *realmente* no siguen las reglas. En una ocasión me llevaron al hospital, perdí el conocimiento y el tratamiento que me dieron casi me mata. Además, tenía el peor síndrome premenstrual (SPM) entre todas las personas que había conocido, unos niveles bajos de progesterona y altos de estrógenos, y sin embargo, todos los remedios que podía encontrar en los herbolarios sólo conseguían hacer que me sintiera peor. Ningún doctor pudo entender jamás a mi tiroides fluctuante. Yo no encajaba en los modelos occidentales sobre las hormonas prácticamente en ningún aspecto. De hecho, en parte a raíz de tener un sistema endocrino tan alocado, he tenido que aprender lo suficiente sobre las hormonas como para poder escribir y dar clases sobre ellas. Pero en mi adolescencia, y cuando tenía veinte y treinta años, cuando esa información hubiese sido valiosísima para mí, yo no tenía acceso a ella.

Un enfoque energético
del caos hormonal

Aunque a veces Telisha se sentía desafiada por las exigencias de tener que criar a cuatro niños pequeños, le encantaba ser madre. No obstante, como un reloj, durante una semana al mes, ella odiaba ese papel y tener que desempeñarlo. Durante los siete días anteriores al inicio de la menstruación, gritaba a los niños ante cualquier mínima provocación, o ninguna, se metía en la cama a llorar, independientemente de lo que los niños necesitaran y, en términos generales, vivía en una oscura penumbra de desesperación y debilitación.

Luego, como un reloj, su período comenzaba y su estado de ánimo mejoraba, su suficiencia regresaba y Telisha volvía a pasar las siguientes tres semanas sin dificultad, aunque bajo una nube de culpa por lo que había ocurrido durante los días anteriores al síndrome premenstrual, y temiendo la llegada de la siguiente.

Telisha solicitó una sesión conmigo, con la esperanza de que la ayudara en su dura experiencia mensual, pero sin saber realmente qué esperar. Casualmente, la sesión coincidió con el inicio de su época de SPM, y descubrí que todos los sistemas de su cuerpo se estaban viendo comprometidos por las alteraciones en la energía. Uno de los principales meridianos de Telisha estaba excesivamente energizado y varios de ellos lo estaban de manera insuficiente. Dado que estos desequilibrios se pueden corregir muy rápidamente, pude experimentar con ella cambiando el flujo de las energías y preguntándole cómo se sentía después de cada intervención.

Su cuerpo se relajaba cuando cada uno de los senderos se equilibraba y Telisha sintió un cambio inmediato en su estado de ánimo.

Se marchó a su casa con varios ejercicios que le enseñé para mantener el nuevo equilibrio. Los realizó fielmente hasta que se inició su menstruación, y los días que normalmente hubiesen sido una tortura para ella fueron misericordiosamente inusuales, porque no experimentó la oscura desesperanza, ni los cambios de humor que eran característicos del SPM. Pensó que estaba curada. Sin embargo, cuando el siguiente ciclo descendió, ella se olvidó de los ejercicios y fue llevada por sorpresa a las profundidades de otra pesadilla de SPM. Al poco tiempo estaba llamando a mi puerta. El tratamiento fue directo. Utilizamos los mismos procedimientos que habíamos usado en la primera sesión, pero con más énfasis en la importancia de continuar practicando los métodos en casa todos los meses. Ella empezó a apreciar que su ciclo mensual es un ritmo natural. Además, aprendió que cuando se estaba sintiendo bien, cuando ya no tenía el SPM, podía aplicar fácilmente los métodos energéticos que harían que su menstruación fuese menos extrema y perturbadora. La diferencia marcó su vida. Dos años más tarde, me encantó enterarme de que Telisha estaba enseñando a otras mujeres a tratar su SPM en clínica comunitaria de nuestra localidad.

FUNCIONAMIENTO DE LAS HORMONAS

Si consideras a cada una de las células de tu cuerpo como un teatro con mil escenarios, las hormonas levantan y bajan los telones. Una hormona puede ser enviada desde un barrio lejano a levantar el telón y dar inicio a la acción en un escenario que da impulso a tu sistema inmunitario o en otro que regula tu metabolismo. Cuando se completa la tarea, otra hormona baja el telón y los actores químicos duermen la siesta hasta que el telón se vuelve a levantar. Una hormona es una molécula, producida por una célula, que dice a otras células, tejidos y órganos lo que tienen que hacer. Cada hormona da una instrucción precisa para levantar o bajar un determinado telón, y en coordinación con millones de otras hormonas, puede hacer que te excites sexualmente, crear un acceso repentino de calor, o aumentar el tamaño de tus pechos como preparación para el embarazo.

Antes se creía que el cerebro y el sistema nervioso regulaban, de alguna manera, muchos de los procesos que ahora se entiende que son gobernados por la secreción de hormonas. En lugar de un sistema de comunicación de arriba abajo, con nuestras hormonas tenemos una animada comunidad interior con trillones de tomadoras de decisiones que son potentes y aparentemente independientes. Las hormonas operan desde tres niveles de distancia: (1) las que son producidas dentro de una célula para regular las actividades en dicha célula o en células cercanas, (2) las que viajan una distancia muy corta a través de un canal establecido y (3) las que son producidas por las glándulas endocrinas, que luego son segregadas al torrente sanguíneo para controlar lo que ocurre en las células y los órganos que pueden estar lejos.[1] Los campos energéticos son fundamentales para emitir las señales que hacen que esta enorme comunidad de tomadoras de decisiones trabaje en armonía.

Es difícil comprender cuán poderosas son en realidad tus hormonas. Según algunos cálculos, los estrógenos que regulan tu ciclo menstrual, influyen en tu impulso sexual y te preparan para el embarazo –segregados continuamente durante tus treinta años (aproximados) de fertilidad– tendrán un peso total menor que el de una aceituna. En la pubertad, una diminuta fracción transforma el cuerpo de una niña en el de una mujer. Estamos hablando de una droga muy potente.

Si le quitas al cuerpo su capacidad de producir ciertas hormonas, lo que llega a continuación es la muerte o una enfermedad debilitante. Incluso un desequilibrio minúsculo puede producir una serie de afecciones graves. El médico J. D. Ratcliff, al describir el amplio papel de las hormonas y las glándulas que las producen, y escribiendo en la década de 1950, cuando su lugar en el funcionamiento humano apenas empezaba a ser realmente apreciado, observó: «Nuestras asombrosas glándulas endocrinas participan de alguna manera en prácticamente todo lo que hacemos. Levanta un párpado: fueron las hormonas que se aseguraron de que hubiera azúcar en la sangre para darle impulso al músculo. Córtate un dedo y las hormonas estarán ahí para ayudar a controlar la inflamación e impedir el paso de las infecciones. Las hormonas son nuestros denominadores comunes con la vida animal. Algunas de las hormonas sexuales de una estrella de cine son idénticas a las de una ballena; algunos de los productos pituitarios de un boxeador profesional son iguales a los de un ratón».[2]

Cualquier planta o animal que tenga más de una célula produce hormonas: así es como se comunican las células. Aunque prácticamente todos los tipos de órganos humanos y de tejidos segregan hormonas, las más conocidas son aquellas que están relacionadas con las glándulas endocrinas, incluidos la suprarrenal, el hipotálamo, los ovarios, el páncreas, la paratiroides, la pineal, la pituitaria, la testosterona, la tiroides y el timo. Como grupo, estas glándulas pesan sólo unos pocos gramos y, sin embargo, son tan decisivas para nuestro funcionamiento que Ratcliff señaló que «esta diminuta cantidad de tejido actúa como una especie de consejo de ministros para el cuerpo [...] los científicos químicos expertos». Las glándulas endocrinas envían a sus hormonas mensajeras directamente al torrente sanguíneo con claridad de propósito y precisión en cuanto al destino. La misión de una sola hormona podría servir en la estimulación o la supresión del crecimiento, en la activación o la inhibición del sistema inmunitario, la regulación del metabolismo, la preparación para una actividad (por ejemplo, luchar, huir o aparearse), o un cambio de «fase de la vida» (por ejemplo, la pubertad, cuidar de los hijos, la menopausia).

La mayoría de la gente no piensa normalmente en las hormonas como una fuerza que está dando forma a su cerebro. Pensamos en nuestro cerebro como si fuera algo que damos por sentado por ser nuestra herencia, con sus maravillosas capacidades y con cualquier limitación que pueda tener incorporada y relativamente reparada. Pero las experiencias diarias cambian, literalmente, la estructura física del cerebro. El hecho de aprender crea nuevas neuronas. Nuestros cerebros están siendo reconfigurados continuamente,[3] y nuestras hormonas, según Mona Lisa Shulz, doctora en Medicina, incluso sirven para «moldear la forma en que nuestros hemisferios derecho e izquierdo del cerebro procesan los sentimientos y los pensamientos». En su innovador libro, *The New Feminine Brain*,[4] Shulz, que es neuropsiquiatra y también una intuitiva médica, explica que nuestros cerebros se adaptan a nuestro mundo, de manera que tu cerebro es, literalmente, distinto al de tu abuela. Y estamos en la cúspide de la evolución de un «nuevo cerebro femenino» que aprovecha nuestra profunda intuición y la configuración única de la corteza cerebral femenina, que tiene muchas más conexiones que la de los hombres entre los hemisferios derecho e izquierdo del cerebro. Shulz nos muestra que entender tus hormonas puede ayudarte a desarrollar tu cerebro hacia nuevas posibilidades. Entre tanto, entender las energías que gobiernan tus hormonas te proporciona una ventaja especial.

TUS ENERGÍAS LE DICEN
QUÉ HACER A TUS HORMONAS

Las hormonas, en cantidades infinitesimales, son capaces de llevar a cabo grandes logros porque son catalizadores que *excitan* a las energías de tu cuerpo (de hecho, la palabra *hormona* deriva del término griego *hormon*, que significa «yo excito» o «pongo en movimiento»). Las hormonas y la energía impactan unas en las otras en un circuito de retroalimentación mutua. Las hormonas dicen qué hacer a tus células, a tus tejidos, a tus órganos y a sus energías; las energías de tu cuerpo dicen qué hacer a tus hormonas. En cada uno de los siguientes capítulos de este libro, aprenderás a dirigir tus energías para sobrellevar mejor las hormonas que dan forma a tu viaje por la vida.

La medicina energética es el arte y la ciencia de trabajar con las relaciones entre la energía y la química para fomentar la salud, la vitalidad y el bienestar. La parte importante de la fórmula no es *la energía* o *la química*. Es ambas. Mientras que los cambios en tu química (como los que experimentas en tu ciclo menstrual) cambian tu energía, los cambios en tu energía también modifican tu química. Esto ha quedado patente una y otra vez en mi consulta. Con frecuencia, unas sencillas intervenciones energéticas han cambiado la cantidad de hormonas de una mujer, restableciendo el equilibrio. Aunque no tengo estudios formales, he trabajado con muchas enfermeras que tenían fácil acceso a las analíticas. A menudo las animaba a que anotasen las cifras antes de una sesión y después de la misma. Los cambios producidos durante una sesión aparecían en sus recuentos de glóbulos blancos, de azúcar en sangre, de tiroides y de estrógenos.

CREAR EL MITO DE QUE EL CAMINO
DE LA NATURALEZA ES EL CAMINO EQUIVOCADO

Dentro de la ciencia y la medicina ha habido muchísima confusión en lo relativo a las hormonas. Cuando esto se fusiona con mitos profundamente aceptados que infravaloran algunas de las cualidades distintivas del cuerpo y la psique femeninos, una bruma de información errónea impide que la mayoría de las mujeres entienda plenamente cómo funciona su cuerpo. Si eres como yo, tan alejada de la norma que es fundamental saber cómo tomar cartas en el asunto y dirigir a tus propias hormonas, éste es un terrible problema. Pero incluso cuando tus hormonas funcionan «normalmente», si las entiendes puedes adquirir un inmenso poder teniendo el control de tus estados de ánimo, tu salud y tu vitalidad. De manera que es esencial tener una información exacta.

Un artículo de 1963 del ginecólogo neoyorquino Robert A. Wilson y su esposa, Thelma, una enfermera, empezaba así: «Debemos afrontar la desagradable verdad de que todas las mujeres posmenopáusicas están castradas». El artículo, publicado en el *Journal of American Geriatrics Society*, fue seguido tres años más tarde del libro *Feminine Forever*,[5] del doctor Wilson, un bestseller que fue extensamente publicado por entregas y citado en revistas y periódicos por todo el país. Wilson argumentaba que la menopausia era una «enfermedad de deficiencia» semejante a la diabetes. Según Wilson, la reducción de estrógenos asociada a la menopausia llevaba a «un horror de decadencia en vida». La menopausia en esta rendición no sólo le robaba a la mujer su salud, sino también su femineidad y su sexualidad, conduciéndola a una depresión debilitante, o al menos a «un sentimiento insulso, animal», viendo al mundo «a través de un velo gris» y pasando sus días «como criaturas dóciles e inofensivas que se pierden la mayor parte de los valores de la vida».[6]

Aunque esta caracterización no hubiese tenido aceptación en ninguna de las miles de culturas que a lo largo de la historia han venerado a sus mujeres mayores, los estadounidenses se la creyeron. La solución de Wilson era insistir en que las mujeres tomaran estrógenos para reemplazar lo que sus deficientes cuerpos ya no producían, y fundó un patronato privado para la promoción de la terapia de estrógenos (con una financiación de 1,3 millones de dólares provenientes de la industria farmacéutica). Al poco tiempo, como informó posteriormente el periódico *Boston Globe*, las «píldoras de terapia de sustitución hormonal eran como caramelos dentro de los botiquines de las mujeres de mediana edad de costa a costa. Eran fáciles de usar, ampliamente accesibles y revendidas como la encarnación farmacéutica de la fuente de la juventud de Ponce de León, prometiendo el vigor de la juventud, un pensamiento más agudo y una piel más suave para las mujeres que se enfrentaban a la menopausia y los años posteriores».[7]

Hacia 1993, la ciencia que respaldaba a este desarrollo incluía muchos estudios publicados en revistas médicas de renombre como *The Lancet* y *Journal of the American Medical Association* (*JAMA*). Éstos sugerían que la terapia de sustitución hormonal en las mujeres menopáusicas y posmenopáusicas mejoraba la memoria y reducía el riesgo de padecer cáncer de mama, cáncer genital, cardiopatía, apoplejía y pérdida de masa ósea. Sin embargo, muchas mujeres empezaron a evitar la TSH a los pocos meses de haberla iniciado, debido a sus efectos secundarios como depresión, cambios de humor, hemorragias, fatiga, cefaleas, aumento de la presión arterial, dolores en el pecho, venas varicosas, retención de líquidos, reducido control de la vejiga y aumento de peso. Hacia 2002, el único beneficio que no había sido contradicho por estudios más extensos y mejor diseñados era la reducción de la pérdida de masa ósea. Ese mismo año, un estudio del Instituto Nacional de la Salud realizado a 16.608 mujeres, publicado en *JAMA*, informaba de que tomar la TSH durante cinco años aumentaba el riesgo de padecer cáncer de mama en un 26 %, apoplejía en un 41 % y cardiopatía en un 29 %. Un informe posterior del mismo estudio descubrió que la TSH duplicaba el riesgo de demencia.

¿Cómo pudo la ciencia equivocarse tanto?

El artículo del *Boston Globe* «Ascenso y caída de la terapia hormonal: La ciencia se perdió y las mujeres salieron perdiendo» sugiere que: «El ascenso estelar y la espectacular caída de la terapia de sustitución hormonal está entre los más grandes errores médicos de la historia, alimentado por una combinación de una ciencia débil, una publicidad exagerada e implacable, la mentalidad gregaria de los médicos y la incipiente redefinición de la menopausia por parte de las mujeres, que dejaron de verla como un «cambio de la vida» inevitable y empezaron a considerarla como un estado manejable».

Sí, las mujeres salieron perdiendo. Muchos de los estudios iniciales se basaron en informes médicos antiguos y, en ocasiones, poco fiables, que con frecuencia no indicaban la dosis de la medicación, o siquiera la medicación exacta. Otro error en la investigación fue que no se registraron las diferencias individuales. Los mismos síntomas pueden provenir de diversas causas. Por ejemplo, es posible que tú no estés produciendo los estrógenos que tu cuerpo necesita, pero tu vecina puede tener unos síntomas similares causados por un exceso de estrógenos. Dar la misma medicación a las dos porque el estudio muestra que un porcentaje de personas mejora con un tratamiento específico es, ciertamente, una locura.

La industria farmacéutica proporcionó una inmensa plataforma a la cruzada de Wilson para rescatar a las mujeres de lo que él llamaba la «tragedia» de la menopausia. Después de todo, si la menopausia se consideraba simplemente un hecho natural, en lugar de una enfermedad, cientos de millones de mujeres en el mundo entero continuarían siendo un mercado desaprovechado para los productos farmacéuticos utilizados para tratar dicha «enfermedad». La doctrina de Wilson de que la menopausia era una enfermedad que necesitaba ser tratada era el mensaje perfecto para que la industria farmacéutica se extendiera para abrir «el mercado comercial más grande del mundo».[8]

La menopausia es el futuro de toda niña. En su libro clásico sobre la menopausia, *Passage to Power*, Leslie Kenton señala que los fabricantes de fármacos «gastan una fortuna cada año en un intento de convencer a los gobiernos, a los médicos y al público de que [...] usar sus productos es la única alternativa que tienen las mujeres» para batallar contra la temida enfermedad conocida como menopausia.[9]

¿YA ESTÁ ACERTANDO LA CIENCIA? LA POLÍTICA DE LA MEDICINA

La problemática y la política de la investigación científica pueden interesarte o no, pero si vas a ver a tu médico, describes tus síntomas y te da una de las más de tres billones de recetas médicas que se escribirán en Estados Unidos este año, tienes un buen motivo para interesarte. *Estás apostando tu bienestar, si no tu vida, por la exactitud de la investigación científica.* Más de 100.000 personas mueren cada año por tomar pastillas *tal como se les indicó.* No puedes simplemente quedarte mirando fijamente a las pastillas para decidir si realmente van a ayudar a tu organismo único con tus síntomas únicos, si la dosis recomendada es demasiado suave o demasiado fuerte, o qué efectos secundarios pueden producir. Confías en que los hallazgos de los estudios hayan respondido a esas respuestas esenciales *antes* de que tu médico decida la prescripción.

La investigación científica se ha considerado el pilar de la verdad en nuestra cultura, el conocimiento en el que uno se puede apoyar. Considerando que gran parte de la información que te llega está intentando hacer que compres algo o creas en algo que está de acuerdo con los planes de alguna otra persona, la ciencia tiene la autoridad de la objetividad. ¿O no es así? Bueno, reformulando un viejo dicho, la gente a la que le encantan las salchichas y confía en los hallazgos científicos no debería ver cómo las hacen. Con esto no quiero decir que el método científico básico no sea uno de los grandes logros de la humanidad, que lo es. Pero la política y la economía ahora están dirigiendo a la investigación sobre el cuidado de la salud. Con esos tres mil millones de recetas médicas al año, dependiendo de esos sagrados puntos, hay una lucha interna feroz.

El *Boston Women's Health Book Collective* (famosos por *Nuestros cuerpo, nosotras*) ha resumido la «transformación silenciosa pero radical» que ha tenido lugar en la investigación médica en las últimas tres décadas.[10] Antes de 1970, fuentes gubernamentales proporcionaban los fondos para la gran mayoría de las investigaciones clínicas. Actualmente, las empresas farmacéuticas financian tres de cada cuatro estudios clínicos publicados en las revistas médicas más respetadas, como *JAMA*, la *New England Journal of Medicine* y *The Lancet*. Aproximadamente un 80 % de la investigación que las empresas farmacéuticas estaban llevando a cabo en 1991 al menos se realizaba en universidades, donde diversos tipos de revisiones y balances respaldaban la independencia y la objetividad de los investigadores. Hacia el año 2000, dos tercios de estos estudios estaban siendo realizados por centros de investigación con ánimo de lucro.

Quizás pienses «¡Y qué!». Una investigación es una investigación. Para ser publicada en una revista de renombre debe cumplir con los estándares científicos. Bueno, piénsalo bien. Los científicos contratados por empresas comerciales saben muchísimo sobre cómo conseguir los resultados que su organización quiere ver. Una estrategia habitual es que si un estudio no está produciendo los hallazgos que la empresa farmacéutica quiere que el mundo conozca, entonces dicho estudio es cancelado para que los hallazgos favorables no tengan que ser publicados. Otra práctica engañosa es evaluar la seguridad de un medicamento que va a ser tomado por personas mayores en personas jóvenes y sanas que probablemente no están tomando otros medicamentos que podrían interactuar negativamente con el fármaco con el que se está experimentando. El Colectivo de Mujeres resume: «Al controlar la investigación, el criterio según el cual los pacientes son seleccionados, el análisis de los datos y la selección de los resultados que serán publicados, las empresas farmacéuticas dan forma a los conocimientos médicos».

¿Estos puntos técnicos crean *tanta* diferencia? Dos investigaciones distintas de exactamente esa pregunta fueron publicadas en 2003, una en *JAMA* y la otra en la *British Medical Journal*. Y ¿sabes el resultado? Cuando un estudio estaba financiado por la empresa que vendía el producto que estaba siendo estudiado, era entre 3,6 y 4 veces más probable que mostrara resultados positivos que si los investigadores no arriesgaban nada con el resultado. Un estudio posterior en *JAMA* analizó si esta innoble distorsión seguía teniendo lugar si se consideraban sólo las revistas de más alta calidad. Sí, y más aún. En los estudios más prestigiosos, era 5,3 veces más probable que el producto del patrocinador mostrara resultados positivos que en los estudios del mismo producto en los que los investigadores eran objetivos. No obstante, cuando estos estudios sesgados aparecen en la revista médica, no se indica con anuncios de neón que dicen «material sesgado» o «Advertencia: el inspector general de sanidad ha determinado que lo que usted está a punto de leer es basura». En lugar de eso, son unas de las primeras fuentes con las que tu médico toma las decisiones acerca de lo que te va a ayudar y si te hará daño. Y esto no acaba con las prácticas de investigación corruptas. El Colectivo de Mujeres continúa mostrando que las agencias con las que contamos para proteger los intereses de los consumidores de medicamentos están cada vez más comprometidas:

- Las directrices que informan y dirigen las prácticas clínicas son creadas por comités dominados por expertos que pueden tener vínculos económicos activos con las mismas empresas que producen los medicamentos y otros productos que están siendo estudiados.
- Aproximadamente el 70 % de los cursos de continuación de la educación médica son pagados por los fabricantes de medicamentos y otros productos médicos.
- Las revistas médicas «objetivas» dependen de los ingresos provenientes de la publicidad para las empresas farmacéuticas y de vender reimpresiones de artículos publicados a los patrocinadores corporativos, quienes luego las distribuyen a los médicos.
- Más de la mitad de la financiación para la división de la Food and Drug Administration (FDA) de EE.UU. que aprueba los nuevos medicamentos y supervisa la seguridad de las medicinas, proviene de tarifas pagadas por las empresas farmacéuticas.

Resumiendo, la ganancia económica está consiguiendo ser la nueva «objetividad» de la industria sanitaria.

¿Has comprado los medicamentos de una receta médica últimamente y te has quedado absorto por el precio? Considera los tres mil millones de recetas de ese tipo que hay cada año en EE.UU. Aunque la investigación no nos dice con seguridad si los medicamentos son eficaces o si son seguros, los ingresos que hacen que se sigan recetando superan tus sueños más descabellados. Según investigadores del congreso, el gasto en la comercialización de medicamentos pasó de 11 billones de dólares en 1997 a casi 30 billones de dólares en 2005. Los márgenes de beneficio entre las empresas farmacéuticas son típicamente entre tres y cuatro veces más altos que las otras empresas de Fortune 500.

En cuanto a los tratamientos naturales, las empresas farmacéuticas pueden tener beneficios únicamente de lo que pueden patentar, y los tratamientos basados en plantas naturales no pueden ser patentados. Por tanto, se ha desarrollado un enorme mercado para la progesterona sintética (progestina), por ejemplo. Aunque por lo general la progestina es menos eficaz que la progesterona natural y tiene muchos más efectos secundarios, puede ser patentada. Dado que la progesterona natural no puede ser patentada, no se le hace publicidad ni se la promueve en la industria médica. Tú, así como tu médico, tienes menos probabilidades de conocerla (hablaremos más sobre la progesterona en los próximos capítulos) y de que tu médico te hable de la medicina energética. Después de todo, las empresas farmacéuticas todavía no han descubierto cómo patentar la energía. La falta de información, la información errónea y la información contradictoria no están limitadas a TSH, sino que se extienden también a algunas de las áreas más fundamentales donde la medicina occidental se encuentra con todos los desafíos de salud de las mujeres, desde las mamografías y la osteoporosis hasta el SPM. Resumiendo, la información generada por la compleja red de fabricantes de medicamentos, investigadores y reguladores gubernamentales no está teniendo en cuenta, necesariamente, tu beneficio.

La mayoría de los médicos que yo conozco se queja del hecho de que su profesión es controlada por una red de fuerzas sociales y económicas que no están relacionadas con el bienestar de sus pacientes. El objetivo en este pequeño discurso quejumbroso sobre la industria de la publicidad en el campo de la salud no es realmente señalar a nadie. No obstante, debo admitir que no me importa sugerir que un poquito del sesgo institucional podría estar entrando en el sistema en alguno de esos tres mil millones de ocasiones al año en que un médico receta un medicamento en lugar de sugerir un remedio más natural. O que las 100.000 a 300.000 personas que morirán este año por haber tomado sus medicamentos exactamente tal como se los recetaron podrían haber estado mejor protegidas. Pero principalmente, puesto que éste es un libro de autoayuda, estoy enfatizando esta parodia de la ciencia para animarte a mantenerte alerta. No dejes que tus propias percepciones y tus juicios bien pensados sobre tu cuerpo y sus necesidades simplemente se disuelvan en las opiniones de las autoridades. No importa cuán contradictoria sea la información o cuán suave sea la publicidad, tú puedes contrarrestar el impacto privador de potestad de ese tipo de mensajes. Llegar a ser la científica principal en el laboratorio de las energías de tu propio cuerpo te permite evaluar los remedios posibles para tus dolencias mediante la observación de los efectos sutiles que tienen en tu sistema energético. Éstos, a su vez, predicen el probable impacto a largo plazo que los remedios tendrán en tu cuerpo.

LOS MITOS QUE NOS MANTIENEN ATRAPADOS

Los mitos médicos que tienen un impacto en nuestras elecciones respecto a nuestra salud trabajan conjuntamente con otro grupo de mitos que no impactan de una forma incluso más personal. Vivimos en una cultura en la cual se da a la belleza y la juventud más estatus y recursos que a la sabiduría, la compasión y la capacidad. Vivimos en una cultura en la cual estamos siendo asaltados continuamente con las imágenes en los medios de comunicación de la mujer «perfecta» (y nos comparamos con ella): alta, esbelta, que pesa al menos un 20 % menos de lo que requiere su altura, rara vez aparentando tener más de 25 años y con todos los defectos de su piel retocados. Vivimos en una cultura en la cual a una mujer ejemplar, en un caso fallido de acoso sexual, se le negó ser socia de una de las más importantes empresas de contaduría «porque necesitaba aprender a caminar, a hablar y a vestirse de una forma más femenina».[11] Vivimos en una cultura en la que sabes exactamente de lo que estoy hablando.

Cuando Tina llegó a mi consulta por primera vez, su fuerza vital parecía haberse consumido. Estaba exhausta y deprimida. Con cincuenta y pocos años de edad, se había pasado la vida intentando complacer a los hombres, intentado ser guapa, hacer todo lo que «se suponía» que debía hacer para que la quisieran, y ahora sentía que ya era demasiado tarde. Tres hombres la habían dejado por mujeres más jóvenes. Estaba muy enfadada. Lo había «hecho bien, había seguido las reglas, había sacrificado sus propias necesidades por los demás, se había sometido a tratamientos de colágeno y nada de eso le había servido para conseguir lo que quería. No era suficientemente guapa, no era suficientemente delgada, y ahora no era lo bastante joven. Y nada de eso iba a cambiar jamás. Cuando apareció la menopausia, le pareció que ése era el golpe final. Ella creía que, a partir de ese momento, todo iría cuesta abajo. Y se quedó con el hecho ineludible de que no había vivido su vida para sí misma. Sus propios instintos y la fuerza vital habían sido subyugados para... ¿para qué? Ahora, en mi consulta, presentaba una serie de problemas que incluían hipertiroidismo, glándulas suprarrenales alteradas, síntomas de la menopausia, fatiga crónica, una depresión terrible y pensamientos suicidas.

Sus dolencias físicas estaban claramente relacionadas con sus problemas emocionales. Empecé concentrándome en los desequilibrios energéticos que estaban asociados a los síntomas físicos. Toda una vida negando tus necesidades legítimas puede dejar tus energías muy alteradas. La fuerza vital de Tina (específicamente, la energía vital que fluye por el meridiano del riñón) estaba peligrosamente agotada. Cuando nutrimos a su fuerza vital para que bombeara de una forma más vigorosa por su cuerpo, ella empezó a enfrentarse al mundo con una nueva sensación de poder. Cuando las energías se transformaron, también lo hizo su consciencia. Empezó a reconocer que en lugar de ser un aislamiento forzado, ésta era la primera vez en su vida en que no estaba ocupándose de los demás y tenía la oportunidad de cuidar verdaderamente de sí misma. Esto, en sí mismo, era estimulante. Más allá de eso, el meridiano del riñón gobierna el miedo. Ella encontró una nueva valentía para ser ella misma sin miedo al rechazo, y floreció en una atmósfera interna que ni anhelaba, ni buscaba, la aprobación de nadie.

La historia de Tina no es inusual. Según la mayoría de estándares convencionales, ella era guapa, pero cuando era joven invirtió gran parte de su fuerza vital en llegar a ser como esa imagen retocada que no es alcanzable en la vida real. Hoy en día, en Estados Unidos, se gasta más dinero en cosméticos que en educación o en servicios sociales. Cada minuto, se venden 2.055 productos para el cuidado de la piel y 1.484 barras de labios.[12] Cada semana, decenas de miles de mujeres mutilan sus cuerpos voluntariamente en deferencia a una imagen de belleza que desafía a la naturaleza. Las mujeres pagan para verse más delgadas, más jóvenes y con más pecho sólo para descubrir que, mientras que la cirugía estética normalmente no puede implantar una mayor autoestima, a menudo crea problemas inesperados. Y refleja un fracaso triste, pero extendido, en la autoafirmación. Según Susun Weed, un desafío vital y solitario para las mujeres cuando maduran es que «deben remodelar su propia opinión de la belleza para que incluya a las mujeres mayores».[13] El impacto de los mensajes culturales sobre la belleza y la edad en nuestra idea de nosotras mismas es tan dominante que es difícil llevar nuestras mentes más allá de las suposiciones sobre el «mito de la belleza».[14] Esto no sólo afecta a la forma en que te sientes con respecto a ti misma y a lo que haces para influir en tu aspecto, sino que también afecta a la forma en que cuidas de tu salud. Comprendí esto trágicamente a raíz de mis experiencias en Fiyi. Cuando vivía ahí a mediados de la década de 1970, nunca había conocido personas tan felices. Las mujeres de Fiyi eran robustas, voluptuosas y alegres. La televisión no llegó a las islas hasta el año 1995. En un lapso de tres años, un 11 % de las chicas de Fiyi, al compararse con las delgadas actrices y modelos que vieron en la televisión, se volvieron bulímicas, y se purgaban con regularidad.

Los estándares patológicos de nuestra cultura con respecto a la belleza y el peso infestan a otras culturas cuando éstas obtienen la tecnología para enterarse de lo que pensamos. No es una imagen agradable. Si tuviésemos un ministerio de la salud mental con el mismo poder y los mismos recursos que nuestro ministerio de Defensa, como sociedad, enseñaríamos a las chicas, de una forma vigorosa e inequívoca, a valorar sus cuerpos como los regalos únicos de la naturaleza que son. En lugar de eso, hemos creado unas industrias poderosas que enseñan enérgicamente a las chicas a compararse con las imágenes inalcanzables que Hollywood y Madison Avenue han decidido que son ideales. Hipnotizamos también a nuestros hombres con esas imágenes, y todo el mundo sale perdiendo.

Christiane Northrup, doctora en Medicina, reflexiona diciendo que la «devaluación» de los cuerpos femeninos reales en nuestra sociedad, junto con el legado cultural de que «masculino es superior a femenino, joven es superior a viejo» proporcionaron un campo fértil para la campaña misógina de Robert Wilson: «Nuestra sociedad de "vivir mejor mediante la química" se posicionó para ayudarnos a controlar nuestra indómita fisiología femenina mediante píldoras anticonceptivas durante nuestros años reproductivos y estrógenos durante la menopausia».[15]

Como mujeres, aceptamos el mensaje de la industria médica de que la redención del horror de la menopausia se hallaba en la sustitución de estrógenos, y continuamos aceptándolo a pesar de las crecientes evidencias de que para muchas mujeres la solución creaba problemas mucho peores que la dolencia que debía tratar. Integrada en nuestra aceptación de este mensaje hay una serie de otros mitos culturales que nos afectan a todas. Hemos aprendido que debemos luchar contra nuestros ritmos y ciclos naturales y controlarlos, en lugar de valorarlos y honrarlos.

CÓMO LOS RITUALES Y LOS CONOCIMIENTOS
NOS PUEDEN DEVOLVER EL PODER

El paso de niña a mujer no es celebrado en nuestra cultura. No es conmemorado con una ceremonia especial como una confirmación, un *bat mitzvá* o una boda. En una época de nuestras vidas en la que en realidad todavía somos niñas y necesitamos orientación, cariño y tranquilidad acerca de lo que nos está ocurriendo y hacia dónde vamos y que significa todo ello, recibimos muy poco de eso, a menos que tengamos unos padres extraordinarios. E incluso para los padres que son muy sabios, no es fácil crear un ritual de la nada cuando tu cultura es tan ambivalente y está tan confundida respecto al tránsito de niña a mujer.

Sin embargo, yo formé parte de una época cambiante. Las mujeres estábamos alzándonos para celebrar colectivamente quienes éramos, quizás por primera vez en miles de años, porque antes el patriarcado se había convertido en la fuerza social dominante.[16] Y queríamos tener rituales para celebrar a nuestras hijas. Estábamos despertando a lo que significa ser una mujer y queríamos transmitir estas dulces revelaciones a la siguiente generación.

El movimiento de liberación femenina contenía una consciencia que, para algunas, era como un florecimiento. Dimensiones latentes de nuestro poder, nuestra creatividad y nuestros potenciales estaban siendo redescubiertas de la forma más excitante. El péndulo estaba alejándose del hecho de aceptar ciegamente el estatus de una mujer como alguien que depende de ser una madre que no trabaja, subordinada a su marido, que tiene la cena en la mesa a tiempo e intenta no crear problemas (recuerdo una pegatina que capturaba nuestra naciente comprensión sobre nuestro «lugar» en la sociedad: «Las mujeres modosas nunca hacen historia»).

Este cambio incluía amplias conversaciones sobre cómo ritualizar la menstruación de una chica joven. Yo, personalmente, estaba emocionada y deseaba conmemorar este gran paso y ayudar a mis hijas a saber que era un acontecimiento maravilloso que estaba teniendo lugar en sus cuerpos. Pero no teníamos modelos a seguir. Sólo podíamos imaginar que hubiese sido maravilloso que nuestras madres y padres nos hubieran proporcionado un ritual. Pero esa sabiduría no nos había sido transmitida. En lugar de eso, nuestros recuerdos contenían visiones de todas las niñas de sexto viendo la película sobre la menstruación.

En mi visión, caminábamos en una hilera recta hasta la sala en la que se iba a proyectar la película, pasando delante de los chicos, que nos señalaban, se reían y se burlaban de nosotras. De alguna manera, todos ellos lo sabían. Había humillación e incluso llanto entre algunas de las chicas. Luego vimos una película estúpida que trazaba un esbozo de los hechos más básicos y nos dejó a todas asustadas.

Todos los profesores se sentían abochornados y no sabían cómo hablar del tema. La señora McDonald era más joven, pero sin embargo quería darnos algunos consejos sabios a sus 24 años: «Simplemente recordad esto: depende totalmente de vosotras no quedaros embarazadas. Los chicos no pueden evitarlo, así que no debéis "enrollaros" nunca con ellos. Si estáis embarazadas, os perderéis la fiesta de fin de curso y os enviarán lejos para que tengáis el bebé solas». Muchas madres seguían llamando «la maldición» a menstruación, junto con esas mismas advertencias espantosas de que podías quedarte embarazada. Todavía no existía la píldora anticonceptiva.

El movimiento de liberación femenina era un esfuerzo masivo energizado para cambiar todo esto y sacar a la luz todo lo relativo a nuestros ciclos. Íbamos a dar poder a nuestras niñas para que vivieran sus ciclos con alegría. Aunque nuestra sociedad no estaba ritualizando el primer período de una niña, yo, ciertamente, lo iba a hacer.

Desgraciadamente, mi marido intervino primero. Esto fue antes de que cualquiera de nuestras hijas hubiese salido con algún chico. Él decidió que iba a tener «la conversación» con ellas. Inmediatamente, me preocupé. «¿Estás seguro de que sabes qué decir, Ray?». Ray era 12 años mayor que yo, de una generación anterior, y, evidentemente, no estaba de acuerdo con el movimiento de liberación femenina. Me aseguró que sabía exactamente lo que tenía que decir. Y lo hizo. De hecho, lo que dijo tuvo mucho que ver con mi decisión de divorciarme de él antes de que las niñas fueran unas adolescentes totalmente desarrolladas. En su charla, él les dijo con serenidad y firmeza: «Si alguna vez os quedáis embarazadas, no volváis a casa». Fin de la discusión.

Sin embargo, cuando llegó mi turno, yo tampoco creé el ejemplo al que todos los padres deberían aspirar. El primer período de Dondi, por ejemplo, llegó antes de lo que yo esperaba. Ella sólo tenía 11 años y ese día llegó sin previo aviso. En mi inepta ansia por hacer que su primera regla fuese algo hermoso, la abracé con cariño y le dije que estaba convirtiéndose en una mujer y le expliqué lo que eso significaba. No sabía qué era lo que había hecho mal, pero después de mostrar una expresión de horror en el rostro, Dondi empezó a llorar. «¡Me quiero morir!», gimoteaba. Yo había soñado con hacer esto perfectamente durante tanto tiempo que no pude soportar su respuesta. Le di una bofetada como quien abofetea a alguien que está sonámbulo porque siente pánico al ver que camina hacia una cornisa. Ésa fue la primera y la única vez que le he pegado en mi vida. Cuando hablamos más a fondo para intentar arreglar el desastre en el que yo había convertido ese preciado momento, me enteré de que ella no quería que su infancia acabara. Estaba oyendo lo que yo le estaba diciendo en blanco y negro. Esa mañana era una niña pequeña que podía jugar y divertirse, y ahora pensaba que ya no lo era y ya no podía serlo. Se suponía que ahora debía comportarse como una mujer adulta, pero todavía se sentía como una niña y su mente no quería ir adonde, aparentemente, yo quería llevarla.

Todos necesitamos desarrollar rituales y prácticas que se basen en una comprensión sólida de nuestra propia naturaleza y nuestro lugar en la vida. Y la medicina debe desarrollar procedimientos que se basen en una comprensión sólida de nuestros cuerpos y sus no-tan-sólidas energías. Hasta el momento no lo ha hecho. Pero *tú* puedes hacerlo. Como reflexiona Judith Duerk:

¿De qué manera habrían sido las cosas distintas para ti si, en tu primer día de menstruación, tu madre te hubiese dado un ramo de flores y te hubiese llevado a comer fuera, y luego las dos hubieseis ido a encontraros con tu padre en una joyería, donde te hubiesen perforado las orejas y tu padre te hubiese comprado tus primeros pendientes, y luego hubieseis ido con algunas amigas tuyas y de tu madre a comprar tu primera barra de labios y luego hubieseis ido, por primera vez, a la Casa de las Mujeres para aprender la sabiduría de las mujeres? ¿De qué manera sería distinta tu vida?[17]

MEDICINA ENERGÉTICA PARA TUS HORMONAS

En cada cuerpo humano, el efecto de cascada de la danza química que determina la salud y el bienestar se apoya en la adecuada interrelación entre las tres hormonas principales: insulina, adrenalina y cortisol. Debido a las tensiones, los elementos contaminantes y la dieta que son parte de la vida moderna, estas tres hormonas tienden a secretarse en exceso. Diana Schwarzbein, doctora en Medicina, señala que conocer bien los cambios en la nutrición y en los hábitos de vida «hacen que las hormonas principales vuelvan al equilibrio» y, al equilibrar unas cuantas hormonas esenciales, «equilibras todas tus hormonas».[18]

Tres maneras de favorecer el funcionamiento óptimo de la insulina, la adrenalina y el cortisol son: una dieta adecuada, ejercicio e impulsar tu sistema energético mediante una práctica como la rutina energética diaria de cinco minutos (*véase* pág. 71). Aunque la medicina energética tiene mucho que ofrecer si estas tres hormonas importantes están desequilibradas, el enfoque principal de este libro está en las hormonas que son específicas para el cuerpo de la mujer y su viaje hacia los milagros y los misterios de la menstruación, la fertilidad, el embarazo y la menopausia. Sin embargo, hay un sistema de energía, el triple calentador, que gobierna la producción de adrenalina y cortisol y, en conjunción con el meridiano del bazo, influye en la producción de insulina. En lo que queda de este capítulo nos centraremos en el control del triple calentador.

Triple calentador. El triple calentador es uno de los sistemas de energía más potentes y menos comprendidos del cuerpo. Mientras que el hipotálamo se considera la glándula maestra porque ayuda a regular la respiración, el ritmo cardíaco, la temperatura corporal, la presión sanguínea y la producción de hormonas, trabaja conjuntamente con el triple calentador para llevar a cabo estas funciones. Entre las grandes historias de éxito de la evolución, el triple calentador está encargado de mantenerte viva de una manera muy similar al hecho de que el policía local y el departamento de bomberos están a cargo de mantenerte a salvo. Gobierna tres de los mecanismos más extraordinarios del cuerpo:

1. El sistema inmunitario.
2. La respuesta de emergencia ante una amenaza (luchar, huir o paralizarse).
3. La capacidad de formar hábitos fisiológicos y de comportamiento para dominar el estrés o las amenazas.

Las energías del triple calentador se mueven de dos formas. Siguen el sendero del meridiano del triple calentador y también son capaces de saltar desde este sendero e ir instantáneamente a cualquier lugar del cuerpo donde sea necesaria la ayuda del triple calentador. Esta capacidad natural de hiperenlace es propiedad de los circuitos radiantes (*véase* pág. 53). El triple calentador funciona simultáneamente como meridiano y como circuito radiante, y tiene la responsabilidad suprema de mantenerte vivo independientemente de cuán hostiles puedan ser las circunstancias.

Cuando piensas en el brillante diseño del sistema inmunitario (capaz de reconocer y mantener fuera a los invasores amenazadores) y en la respuesta de lucha-o-huida (colocándote en la acción preservadora de la vida, sin contemplación requerida), empiezas a apreciar que la fuerza que controla a esos modos de supervivencia ciertamente debe ser uno de los mayores logros de la evolución. Sin embargo, el inconveniente es que el sistema inmunitario y la respuesta de lucha-o-huida son adaptaciones magistrales para un mundo que ya no existe. Las estrategias utilizadas por el triple calentador fueron diseñadas para ayudarte a sobrevivir en el mundo brutal de tus ancestros.

Fatiga suprarrenal: el síndrome de estrés del siglo XXI. Vivimos en lo que se ha llamado «el siglo más angustioso de la historia», a pesar de las enormes mejoras en la calidad de vida y oportunidades para la realización personal. Cuando tenían tu edad, tus bisabuelos no podrían haber imaginado las tensiones y la sobrecarga de información a la que te enfrentas cada día. El sentido del mundo y del lugar que uno tiene en él, que antes solía mantenerse estable por generaciones, para nosotros cambia en cada década, y nuestra sensación de seguridad mengua en el proceso. Un psicólogo infantil me ha dicho recientemente que en la actualidad el niño *promedio* tiene más ansiedad que la que tenían los niños que eran pacientes psiquiátricos hace unas décadas. Según un estudio, nuestro estrés no gestionado es un factor de riesgo para el cáncer y las enfermedades cardiacas mayor que el tabaquismo.

La fatiga suprarrenal se ha denominado «el síndrome de estrés del siglo XXI».[19] Tus glándulas suprarrenales son dos glándulas del tamaño de una nuez que están en la parte superior de tus riñones. Producen, o ayudan a producir, unas 150 hormonas que influyen en todos los procesos fisiológicos importantes en tu cuerpo, incluidos la liberación de dos de las tres hormonas «importantes», la adrenalina y el cortisol. Ambas hormonas ayudan al cuerpo a lidiar con el estrés. El cortisol, además, impulsa la función del sistema inmunitario.

El triple calentador y las glándulas suprarrenales. El triple calentador, que gobierna a las glándulas suprarrenales, y, por ende, la producción de adrenalina y cortisol, siempre está en alerta por si aparece un invasor extraño. Pone en marcha la respuesta de lucha-o-huida ante una amenaza externa y la respuesta inmunitaria cuando el cuerpo ingiere sustancias desconocidas en los alimentos, el agua o el aire. Ésta era una estrategia brillante cuando nuestros alimentos, el agua y el aire eran puros y cuando las amenazas externas se limitaban a los ataques de los depredadores o una crisis como un escaso abastecimiento de alimentos. Pero en la actualidad, tu sistema inmunitario tiene que buscar entre decenas de miles de sustancias químicas artificiales que aparecen en nuestra comida. Al no reconocerlas en la lista evolutiva de lo que es conocido y seguro, tiene que decidir si inicia una respuesta inmune biológicamente costosa para luchar contra ellas. El triple calentador también debe distinguir entre las amenazas reales y las tensiones de la vida moderna que no requieren una reacción a fondo de lucha-o-huida. Cuando tu ordenador se apaga justo antes de que pulses «Guardar» en una efusión inspirada de palabras gloriosas en medio de la noche para el discurso que debes dar la semana siguiente, ésa es, ciertamente, una fuente de estrés, pero no garantiza la misma respuesta biológicamente intensa que cuando un tigre con colmillos largos y afilados entraba en la cueva de tus ancestros.

El coste fisiológico y psicológico de estas falsas alarmas es sustancial, agotando de manera invisible tu fuerza vital. Los cambios fisiológicos de la respuesta de lucha o huida incluyen los siguientes: tu ritmo cardíaco puede duplicarse o triplicarse; la presión sanguínea aumenta mientras las arterias coronarias se dilatan; el ritmo respiratorio aumenta; hormonas como la adrenalina, la noradrenalina, el cortisol, la oxitocina y la vasopresina son liberadas al torrente sanguíneo; se segrega ácido hidroclórico en el estómago; se libera glucosa del hígado; el ritmo metabólico basal aumenta; la sangre se pierde del cerebro anterior y va hacia los músculos y las extremidades; las pupilas se dilatan, mejorando la vista; los sistemas que no son esenciales para luchar o huir, como los sistemas inmunitario, digestivo y sexual, prácticamente se cierran. Eso es mucho capital biológico que gastar cada vez que tu ordenador se estropea, o una amiga se enfada contigo, o tu marido llega tarde del trabajo, o tu hija dice una palabrota. Pero para cualquiera de estas alteraciones relativamente menores es el mismo circuito y la misma respuesta fisiológica que cuando el tigre con colmillos largos y afilados entraba en la cueva. Eso es lo que quiero decir cuando digo que tu cuerpo evolucionó para un mundo que ya no existe.

Además de los efectos fisiológicos del síndrome de respuesta al estrés, hay también consecuencias psicológicas. La capacidad de mantener la perspectiva disminuye significativamente, al igual que otras funciones lógicas. La tendencia es apoyarnos en patrones de comportamiento instintivos o habituales inducidos por el estrés, en lugar de crear una respuesta creativa a la situación. Además, el enfado o la ira tienden a acompañar y respaldar la respuesta de lucha, mientras que generalmente son el miedo o el pánico los que acompañan o respaldan la respuesta de huida. La histeria, la sensación de estar abrumada o el aletargamiento suelen ser el resultado cuando la respuesta de lucha o huida es activada pero luego inhibida, o no es llevada a la acción.

Más allá de los costos inmediatos, si la respuesta de estrés es activada continuamente, las consecuencias fisiológicas pueden provocar trastornos del sistema inmunitario y del sistema nervioso autónomo. Éstos incluyen susceptibilidad a las infecciones, enfermedades autoinmunes, ansiedad crónica, fatiga crónica y depresión. La capacidad del cuerpo de producir adrenalina y cortisol, dos de sus hormonas maestras, también se agota.

Reeducar al triple calentador. En pocas palabras, cada uno de nosotros ha aterrizado en un mundo que tiende a llevar al triple calentador a la sobreexcitación, y muchos de nuestros problemas de salud son el resultado de este único giro evolutivo, o al menos son exacerbados por él. La buena noticia es que, literalmente, puedes reeducar al triple calentador para que no se acelere. De hecho, éste es uno de los regalos más importantes que la medicina energética puede ofrecer.

Por ejemplo, cuando una tensión (de la naturaleza que sea) te lleva a una respuesta de lucha o huida, y hasta el 80 % de la sangre sale de tu cerebro anterior para desplazarse a tus brazos y tu pecho para la lucha, o hacia tus piernas para que puedas correr, toda la cascada de sustancias químicas antiguas te prepara para una acción que probablemente nunca realizarás. Una sencilla técnica de la medicina energética, llamada el disolvente del estrés, te permite interrumpir el proceso cada vez que te sientas estresada o amenazada. Coloca ligeramente las yemas de tus dedos sobre tu frente y los pulgares sobre tus sienes (*véase* figura 3-1) y mantén la posición firmemente, pero sin ejercer presión, durante un minuto o dos. Una versión alternativa es colocar ligeramente la palma de una mano sobre tu frente y la palma de la otra mano sobre la parte posterior de tu cabeza, justo más arriba de la nuca. Ambas versiones activan unos puntos llamados neurovasculares, que impactan en la circulación y hacen que la sangre retorne a tu cabeza, haciendo que abandones la respuesta de estrés. Respira profundamente mientras haces el disolvente del estrés. Es una contradicción fisiológica permanecer en esta posición y estar en la modalidad de lucha o huida durante más de dos minutos, de manera que la respuesta de lucha o huida desaparece.

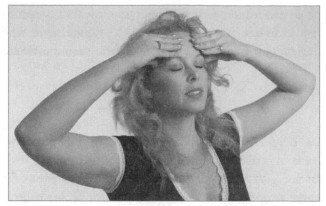

Figura 3-1.
El disolvente del estrés

Asociarte con el triple calentador en una emergencia. Mientras escribía este capítulo, tuve una importante experiencia usando este procedimiento y otros relacionados para trabajar con el triple calentador. Nos habíamos retirado a Baja para escribir. Una tarde, estaba conduciendo sola, y, cuando estaba a punto de girar hacia un mercado, me topé con una escena dantesca. Un autobús acababa de atropellar a una mujer joven y una de sus ruedas traseras se había detenido justo encima de la pelvis, la cadera y la parte superior de las piernas de la muchacha. Mi vehículo fue el primero en llegar. Me detuve, salí con un salto y fui directamente hacia ella. Cuando llegué hasta donde se encontraba, el conductor del autobús, que parecía estar en estado de choque, me dijo «No, no», haciéndome gestos para que no la tocara, seguramente por temor a que una persona sin la debida formación pudiera hacerle más daño sin darse cuenta. Yo no hablo español, pero oí las palabras «Yo soy médico» salir de mi boca. Todos los que se encontraban en el autobús o que estaban llegando a la escena me dejaron espacio para que pudiera estar con la muchacha. El tiempo se detuvo; todo parecía surrealista. La chica estaba inconsciente. Vi que su fuerza vital estaba saliendo de ella. Su aura se había desplomado completamente contra su cuerpo y las energías se estaban escurriendo por sus pies. Me concentré en lo que se podía hacer para mantenerla con vida. El hecho de que la rueda estuviera sobre ella había pasado a ser algo secundario. Yo me encontraba a la derecha de su cuerpo e inmediatamente empecé a tocar los puntos del triple calentador que podían estabilizar sus energías y sacarla del estado de choque. Estos puntos se encuentran a ambos lados del cuerpo. Le indiqué a la persona que estaba más cerca, un

131

chico mexicano de unos 13 años, que tocara los mismos puntos en el lado izquierdo del cuerpo de la chica, y él rápidamente imitó lo que yo estaba haciendo, sorteando el paso, de alguna manera, alrededor de la rueda.

EL SUAVIZADOR DEL TRIPLE CALENTADOR
(TIEMPO: **20** SEG.)

La energía del triple calentador empieza en la punta del dedo anular, sube hasta el cuello, detrás de las orejas, y termina en tus sienes. Puedes usar las energías electromagnéticas de tus manos para calmar rápidamente la energía hiperactiva del triple calentador recorriendo hacia atrás parte de este sendero. Éstos son los pasos:

1. Coloca los dedos de las manos en tus sienes. Mantenlos ahí durante una respiración profunda, inspirando por la nariz y espirando por la boca (*véase* figura 3-2a).
2. En otra inspiración profunda, desliza lentamente los dedos hacia arriba y alrededor de tus orejas, alisando la piel mientras mantienes un poco de presión (*véase* figura 3-2b).
3. En la espiración, desliza tus dedos hacia abajo y detrás de tus orejas, presionando al bajar por los lados de tu cuello, y déjalos descansar sobre tus hombros.
4. Empuja tus dedos contra tus hombros y luego, cuando estés preparada, arrástralos firmemente por la parte superior de los hombros y deslízalos hasta el centro de tu pecho, con un brazo descansando encima del otro (*véase* figura 3-2c). Éste es el chakra del corazón. Te trae de vuelta a ti misma.
5. Mantén la postura durante varias respiraciones profundas.

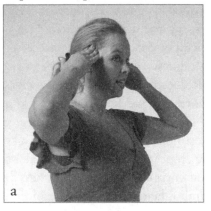

Figura 3-2.
El suavizador del triple calentador

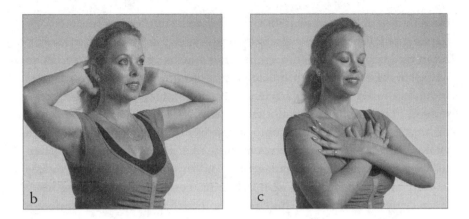

b c

GOLPETEO DEL TRIPLE CALENTADOR
(TIEMPO: APROX. 1 MIN., O EL TIEMPO QUE SEA NECESARIO)

Éste es un gran «sedante» para utilizar *mientras* estás sintiendo miedo. Es sencillo, rápido y eficaz, y envía impulsos que desactivan la respuesta de miedo o estrés.

1. Coloca la mano sobre la que vas a golpetear sobre el centro de tu pecho.
2. Con la otra mano, da pequeños golpes sobre el valle que hay entre el dedo anular y el dedo meñique, encima del nudillo (hacia la muñeca). Golpetea firmemente unas 10 veces, respirando profundamente (*véase* figura 3-3).
3. Haz una pausa y respira hondo.
4. Golpetea unas 30 veces más.
5. Repite el ejercicio, cambiando de manos.

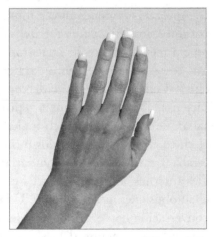

Figura 3-3.
El golpeteo del triple calentador

Sostuvimos estos puntos hasta que sentí que el shock empezaba a disminuir. Aunque yo estaba en piloto automático, en retrospectiva me doy cuenta de que estaba estabilizando a la chica, y empezar a hacerla salir del estado de choque era el primer paso necesario. Después se podían tocar

133

otros puntos del triple calentador. Éstos darían soporte a su fuerza vital y harían que las energías que estaban escurriéndose de su cuerpo se movilizaran otra vez y, literalmente, empezaran a luchar por su vida. Sospecho que sostuvimos el primer grupo de puntos durante aproximadamente tres minutos antes de que me pareciera adecuado pasar al segundo grupo de puntos. Permanecimos sentados en el suelo con los dedos tocando firmemente esos puntos. Parecía como si estuviéramos sosteniendo la fuerza vital de la muchacha en nuestras manos. El chico era firme y estable en su tarea, pero noté que tenía lágrimas en los ojos. Finalmente, empecé a sentir una energía debajo de mis manos, como si la fuerza vital de la chica estuviera regresando. En cuanto comenzó a estabilizarse (supongo que estuvimos tocando estos puntos durante unos tres o cuatro minutos), sentí el impulso de tocar sus puntos neurovasculares (descritos en la página 131). Le mostré al chico cómo presionar los puntos finales del meridiano del corazón para dar al corazón de la muchacha todo el apoyo que podíamos, y pasé a los puntos neurovasculares de la frente. Aparte de interrumpir la respuesta de lucha o huida (la cual evidentemente no era útil en esta situación), estos puntos estabilizan el sistema circulatorio, ayudando a equilibrar el flujo de la sangre por el organismo.

Aproximadamente en ese momento, llegó una ambulancia con dos paramédicos. El conductor del autobús explicó inmediatamente que yo era médico. Ellos se acercaron para tomar el control, pero yo sentí que rea esencial que continuara estabilizando el flujo sanguíneo de la chica. Pude indicarles que debían dejarme continuar, y eso fue lo que hicieron. De alguna manera, entre las pocas palabras en español que salían de mi boca y el poco inglés que entendían, pude explicarles que el chico estaba tocando unos puntos que estabilizaban el corazón y yo estaba tocando otros que ayudarían al flujo de la sangre y las hemorragias internas. Los paramédicos centraron su atención en cómo retirar el autobús encima de la mujer. Unos cinco hombres tuvieron una breve conversación con el conductor del autobús. Puesto que la rueda estaba directamente encima del cuerpo de la muchacha, tenían que decidir si debían hacerla girar hacia adelante o hacia atrás. Sentí que si la hacían rodar hacia adelante eso dañaría más órganos internos, así que les indiqué que lo hicieran hacia atrás. También advertí que hacer que el autobús se moviera sobre la chica otra vez la haría volver al estado de choque y que, primero, los puntos neurovasculares debían estabilizarla más. En el momento en que pude sentir un pulso en su frente, ella abrió los ojos y me miró. Luego los volvió a cerrar. Hice una señal a los paramédicos y el conductor indicándoles que ahora podían mover el autobús. Continué tocando los puntos de su frente mientras retrocedía el autobús de 32 pasajeros, liberando su pelvis, su cadera izquierda y su pierna. Casi al instante, me pareció que la chica se encontraba en una camilla, dentro de la ambulancia, y se marcharon a toda prisa. El conductor del autobús me abrazó.

Yo también estaba un poco en estado de choque. Regresé a mi vehículo y lloré. Luego sostuve mis propios puntos neurovasculares, respirando profundamente, hasta que sentí que podía conducir. A la mañana siguiente, volví al mercado para averiguar a qué hospital habían llevado a la muchacha. Cuando llegué al hospital, una mujer que hablaba un inglés entrecortado pudo identificarla. Llamó a un médico, que vino a saludarme. Por lo visto, los paramédicos habían descrito el extraño comportamiento de una misteriosa mujer rubia norteamericana. El médico sonrió, tomó mis manos en las suyas y me dijo, en buen inglés: «Usted es la que ayudó a María en el accidente. Algo maravilloso ocurrió ahí. De alguna manera, su sangre coaguló y la hemorragia interna se detuvo. ¿Eso tuvo algo que ver con lo que usted hizo? Probablemente, eso le salvó la vida. ¿Qué fue lo que le hizo?». Puse mis dedos sobre la frente del médico y le dije: «Esto fue lo que hice». Nunca he visto el agradecimiento convertirse tan rápidamente en desconcierto.

Maneras de asociarte con el triple calentador. Esperemos que nunca tengas que utilizar estas técnicas en circunstancias tan extremas, pero puedes usarlas siempre que sientas un miedo que sea desproporcionado con el peligro real o siempre que la vida desencadene cualquier otro tipo de respuesta de estrés. Al utilizar una, o más de una, de las siguientes técnicas del triple calentador en esas ocasiones, estás proporcionando a éste la orden directa de que no bombee una adrenalina y un cortisol innecesarios a tu organismo. Estás trabajando en asociación con él, enseñando al triple calentador a responder de una forma más adecuada a las tensiones de la vida moderna y ayudándolo, literalmente, a evolucionar. Si usas estos procedimientos con regularidad, incorporando uno de ellos, o más de uno, a tu rutina energética diaria, por ejemplo, puedes ayudar a liberarte de la epidemia de la sobrecarga del triple calentador a la que nos enfrentamos todos y los problemas que causa con la adrenalina, el cortisol y la insulina, las hormonas que regulan prácticamente a todas las demás hormonas de tu cuerpo. Dos de las técnicas ya se han presentado: el golpeteo energético de los meridianos (*véase* pág. 104) y el disolvente del estrés (que también se describe en gran detalle en la pág. 130). He aquí cuatro métodos adicionales a considerar para equilibrar el triple calentador:

(que también se describe en gran detalle en la pág. 130)

ABRAZO DEL TRIPLE CALENTADOR/BAZO
(TIEMPO: 1 MIN. APROX.)

Esta posición reconfortante calma al triple calentador mientras, simultáneamente, energiza al meridiano del bazo. Utilízala siempre que estés alterada o necesites consuelo:

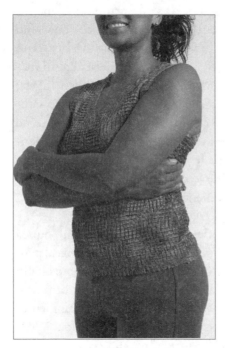

1. Coloca tu mano izquierda sobre tu brazo derecho, justo por encima del codo.
2. Agarra con tu mano derecha el lado izquierdo de tu cuerpo, debajo del pecho (*véase* figura 3-4).
3. Mantén esta posición durante al menos tres respiraciones profundas.
4. Cambia de lado.

Figura 3-4.
Abrazo del triple calentador/bazo

TOCAR LOS PUNTOS SEDANTES
DEL TRIPLE CALENTADOR (TIEMPO: 6 MIN.)

Mantener los dedos sobre ciertos puntos de acupresión puede recargar las energías agotadas (éstos se denominan *puntos fortificantes*) o liberar las energías que están atoradas o estancadas («puntos sedantes»). Los puntos de fortalecimiento hacen más fuertes a los meridianos *añadiendo energía*. Los puntos sedantes fortalecen a los meridianos *liberando el exceso de energía*. En nuestra cultura dominada por el estrés, el triple calentador casi siempre está sobrecargado.

Sedar el triple calentador no sólo permite que éste funcione de una forma más eficaz, sino que también evita que gaste las energías de otros meridianos. Mantener presionados los puntos sedantes consigue lo mismo que el suavizador del triple calentador y el abrazo, pero con un impacto más profundo. Asegúrate de encontrar una postura cómoda mientras tocas los puntos. De todos los procedimientos presentados en este libro, tocar los puntos de acupresión para sedar o fortalecer tus meridianos es el que más tiempo precisa. Pero me encantan los resultados que consigo, y lo mismo les ocurre a mis alumnos y mis clientes. Y éste es un procedimiento en el que no tienes que estar concentrada. Puedes mantener presionados los puntos mientras miras la televisión, hablas con una amiga o te relajas en la bañera. Para sedar el meridiano del triple calentador (los números en las instrucciones que aparecen en este libro para fortalecer y sedar los meridianos, como en «estómago 36», hacen referencia al nombre de los puntos de acupresión que se tocan):

1. Coloca el dedo corazón de una mano sobre el estómago 36 y, simultáneamente, coloca el dedo corazón de tu otra mano sobre el triple calentador 10 (*véase* figura 3-5a), en cualquiera de los lados de tu cuerpo.
2. Sostenlo durante 2 minutos, aproximadamente.
3. Repite en el otro lado.
4. Luego, coloca el dedo de una mano sobre el vejiga 66 y el dedo de la otra mano sobre el triple calentador 2 (*véase* figura 3-5b) y mantenlo ahí durante un minuto, aproximadamente.
5. Repite en el otro lado.

La medicina energética puede ayudarte a entender tu cuerpo de nuevas maneras y proporcionarte métodos naturales y sumamente eficaces para cuidar de ti misma. Después de examinar algunos de los mitos médicos más distorsionados e insidiosos de la cultura, este capítulo ha presentado varios de los métodos básicos para controlar las principales hormonas del cuerpo, particularmente en relación con las tensiones de la vida diaria. En los capítulos siguientes aprenderás a usar los métodos de la medicina energética con una variedad de temas que impactan específicamente en el cuerpo de la mujer, como el SPM, la sexualidad, la fertilidad, el embarazo y la menopausia. Y serás invitada a aprender a combinar las intervenciones energéticas con los tests de energía para ayudarte a ti, y a tu médico, a determinar los tipos y las cantidades de hormonas naturales u otros suplementos que puedas necesitar. Un enfoque energético no reemplaza necesariamente lo mejor que la ciencia médica puede ofrecer. Pero puede perfeccionarlo e ir más allá de las meras intervenciones químicas. Con los conocimientos sobre las energías de tu cuerpo, puedes insistir de manera responsablemente al colaborar con tu médico en tu tratamiento, y juntos podéis ser más eficaces.

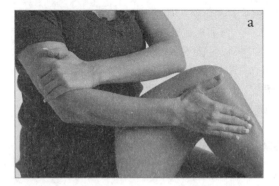

Figura 3-5.
Puntos sedantes del triple calentador

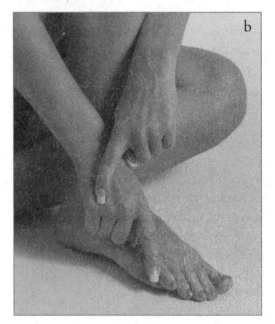

CAPÍTULO 4

RECLAMAR LA SABIDURÍA
DE TU PERÍODO MENSTRUAL

Podemos reclamar la sabiduría del ciclo menstrual
sintonizando con nuestra naturaleza cíclica y celebrándola
como una fuente de poder femenino.

— CHRISTIANE NORTHRUP,
doctora en Medicina,
Women's Bodies, Women's Wisdom

El síndrome premenstrual (SPM) afecta al 60 % de las mujeres en muchos países desarrollados. Es un trastorno médicamente diagnosticable y, con un SPM extremo, la sensación de cordura de una mujer puede verse afectada. Más allá de los síntomas físicos, para muchas mujeres esto no es ni más ni menos que un feroz combate de lucha libre con fuerzas que están en lo más profundo de su interior. Es como si el alma estuviera intentando salir de repente por las costuras mientras las desorientadoras fluctuaciones bioquímicas del cuerpo la están aplastando. Nuestra cultura no ha sido especialmente avezada preparándonos para este desafío. Trabajar con las energías de tu cuerpo no sólo puede ayudar a que te sientas mejor, de una forma inmediata y palpable, sino que además puede modificar la química de tu cuerpo para que tu viaje a través de tu ciclo menstrual sea una aventura del alma femenina, en lugar de ser una lucha contra el cuerpo femenino.

Después de hablar de las dinámicas química, emocional y energética del ciclo de la mujer, este capítulo te enseña las medidas que puedes tomar a lo largo del mes para que tu período premenstrual sea menos problemático. Luego presenta técnicas energéticas para que las realices ante las primeras señales de aparición del SPM y explica un módulo premenstrual que puedes añadir a tu rutina energética diaria para que tu cuerpo esté más en armonía con los cambios químicos que tienen lugar antes de la menstruación. Además, ofrece técnicas energéticas específicas que pueden ayudarte con las molestias físicas y los desafíos emocionales que pueden acompañar al SPM. Por último, describe maneras de examinar la energía para ver qué suplementos hormonales y de otro tipo pueden ampliar el enfoque energético.

¿El síndrome premenstrual es un síndrome?

Las palabras *histeria* y *útero* tienen la misma raíz (*histeria* significa «útero» en griego antiguo). Amplias variaciones en los estados de ánimo de muchas mujeres, estados de ánimo que se corresponden con su ciclo menstrual, han conducido al uso de términos como histérica (o peores) para caracterizar algunos de los comportamientos más extremos resultantes de los desequilibrios hormonales menstruales. Desde nerviosa hasta deprimida, agresiva hasta llorosa y reactiva hasta aletargada, estos cambios de humor se describen como parte del síndrome premenstrual (SPM). Junto con estos severos cambios de humor que son independientes de los acontecimientos, también puede haber cambios fisiológicos notorios en el período anterior a la menstruación, que incluyen retención de líquidos, hinchazón, cansancio, estreñimiento y cambios en la piel.

Al mismo tiempo, nuestra armonización con el flujo y reflujo de los ciclos naturales es una profunda fuente de poder para la mujer. Pero cuando el sector médico le pone un nombre como SPM a un proceso natural, dicho proceso se sitúa en una pendiente resbaladiza que lo puede convertir en una patología y en algo que se debe tratar. Empezamos a alejarnos de la aceptación de una misma, de la comprensión del plan de la naturaleza y de una sabiduría avalada por el tiempo. Aquí vemos a la industria médica rediseñando la realidad. En primer lugar, el término *síndrome premenstrual* tiene un significado único para cada mujer. Algunas no lo padecen jamás. Para otras, los síntomas duran gran parte del mes. Para algunas, parece estar relacionado con unos niveles bajos de progesterona, en cuyo caso un suplemento de ésta reduce enormemente las características más desagradables de su ciclo menstrual. Para otras, añadir progesterona no afecta al sufrimiento que experimentan cada mes. El SPM es un único término para referirse a muchos escenarios hormonales.

Sin embargo, para todas las mujeres que lo padecen, el SPM tiene potencialmente una función positiva, creativa y rehabilitadora. Como las plantas sagradas que se utilizan en las ceremonias de sanación chamánica para abrir el portal que conduce al mundo de los espíritus, el

SPM cambia la química del cuerpo para despejar el camino para viajar conscientemente a los dominios del alma. Desata un poder profundo en tus regiones interiores, a menudo de maneras que las mujeres encuentran abrumadoras, situándolas cara a cara con grandes fuerzas que normalmente residen en mundo de los muertos. Ver el SPM únicamente como una dolencia médica hace que nos perdamos la mitad de la diversión. Las culturas tribales sabían que los días premenstruales eran un período sagrado, un tiempo para honrar y respetar, un momento para venerar con costumbres como la caza de la luna.

Sin embargo, cualquiera que me conozca sabe que no suelo romantizar o ser excesivamente sentimental respecto a los potenciales espirituales del SPM. Lo conozco en su oscuridad, así como en su luz; y en su oscuridad, el SPM es horrible.

TU CICLO MENSTRUAL: UN JUEGO DE DOS HORMONAS

La aparentemente enredada bioquímica del ciclo menstrual de la mujer en realidad es uno de los diseños más destacables de la naturaleza. Mientras vas realizando tus actividades diarias de comer, dormir, trabajar, comprar, jugar, amar y ser madre, tu cuerpo está ocupado coreografiando un desfile de lo más asombroso y consagrado. Uno de los dos millones, aproximadamente, de óvulos inmaduros ubicados en tus ovarios cuando naciste es seleccionado como presunta reina y desfila por la pasarela de las trompas de Falopio avanzando hacia el palacio que es tu útero. Si has seguido los impulsos de la naturaleza, ella se encontrará con millones de pretendientes, escogerá a uno que haya demostrado ser un tipo robusto y sano, y ellos se unirán para convertirse en el logro más reciente en la misión de la humanidad de perpetuarse.

La presunta reina sólo tiene aproximadamente un día para encontrar a su pretendiente. Si no, es reciclada (quizás fuera su peinado) y se ponen en movimiento los preparativos para una nueva presunta reina. La naturaleza parece dura, pero sólo quiere lo mejor para ti. Y, ¿adivina qué? Las complejas indicaciones teatrales para el desfile están codificadas en la liberación de dos mensajeros químicos: sí, los estrógenos y la progesterona.

No obstante, hay otros mensajeros químicos que también participan. De hecho, todo el círculo comienza cuando tu hipotálamo le dice a tu glándula pituitaria que libere hacia el torrente sanguíneo la hormona folículo-estimulante (FSH) y otras hormonas relacionadas con la ovulación. Los folículos son unas bolsitas diminutas dentro de tus ovarios que contienen óvulos inmaduros. Las hormonas enviadas desde tu glándula pituitaria incitan al folículo que contiene el óvulo que está más preparado para madurar (el ganador de la competencia «reina por un día») a continuar con ello. ¡Que empiece el espectáculo!

Cuando la presunta reina saca pecho y se acerca al micrófono, el folículo se rompe y, súbitamente, ella es libre. Entre tanto, aumenta el suministro de sangre a los ovarios y sus ligamentos se contraen, acercando a los ovarios a las trompas de Falopio, preparando el camino para el paseo de la reina por la pasarela. Sin embargo, la tarea del folículo no ha terminado. No contento con ser un nido vacío, continúa apoyando a su prole recibiendo nuevas células rápidamente para convertirse en el habitante más grande de los ovarios y, tras pasar a llamarse *corpus luteum*, empieza a producir estrógenos y progesterona para orquestar el desfile.

El estrógeno dirige al cuerpo para preparar la habitación para el tan esperado hijo del bendito paseo por la pasarela. El revestimiento interior uterino se vuelve más grueso para que la habitación pueda contener el rápido crecimiento de la nueva vida. Actuando en tándem, la progesterona hace que las glándulas del interior del útero produzcan secreciones que estabilicen la superficie de su revestimiento interior (el endometrio). Entre tanto, los estrógenos también echan una mano a los muchachos cambiando la consistencia del moco cervical, haciendo que la jugosa atmósfera sea más hospitalaria. El moco cervical «fértil» lleva al esperma hacia las trompas de Falopio (donde tendrán lugar las celebraciones) y lo ayuda a sobrevivir mientras espera la aparición de la dama.

Pero si, después de todo, hacia el final del ciclo ninguno de los chicos pasan, o si nunca aparecieron, el corpus luteum se da cuenta de que sus posibilidades de convertirse en abuelo han pasado, y deja de aportar sus estrógenos y progesterona a los fondos familiares. Sin ellos, los vasos sanguíneos en la pared uterina se contraen y tienen espasmos, el revestimiento interior uterino muda y la sangre menstrual lo limpia todo, iniciando el comienzo de un nuevo ciclo.

No es de sorprender que este drama interior de «vida y muerte» real tenga algún efecto sobre tu estado de ánimo. Incluso si eres ajena a los problemas de la reina y sus pretendientes, las hormonas que dirigen el desfile pueden ser más difíciles de ignorar. En el caso de algunas mujeres, los cambios hormonales que tienen lugar a lo largo del mes son extremos; en el caso de otras, son relativamente mínimos. Algunas mujeres también tienen una estructura neurológica que las hace tener reacciones fuertes a los más ligeros cambios hormonales; otras, apenas perciben las grandes fluctuaciones. Los cambios en los estrógenos y la progesterona también ponen en marcha a los neurotransmisores, específicamente a la serotonina y al ácido gamma-aminobutírico (GABA), el cual puede impactar dramáticamente en el estado de ánimo. Si los niveles hormonales suben y bajan con demasiada rapidez, las glándulas suprarrenales se sobrecargan y empiezan a segregar cantidades anormales de la hormona del estrés, el cortisol. Esto estresa a todo el sistema endocrino, haciendo que sea más difícil todavía alcanzar el equilibrio hormonal cuando los estrógenos y la progesterona les están diciendo a las células que se multipliquen. Entonces, si el óvulo no ha sido fertilizado y no hay ningún bebé para ser albergado en el útero, las enzimas fluidifican el revestimiento interior uterino, la hemorragia comienza y el revestimiento uterino excedente del mes es expulsado. El cuerpo entero participa. Incluso los huesos son receptores de los estrógenos y la progesterona. ¿Es posible controlar los ingredientes cambiantes de esta sopa bioquímica de inspiración divina? Os contaré mi experiencia.

Visitas mensuales al infierno hormonal

En momentos de reflexión, me gusta creer que mis numerosos problemas de salud fueron una parte necesaria de mi formación como sanadora. El concepto del «sanador herido» (de que las terribles enfermedades y heridas instauran la pericia del sanador) es esencial para mí. La esclerosis múltiple, la tuberculosis, los problemas cardíacos, una dolencia maligna y el asma han sido maestros personales para mí. Pero, más allá de cualquiera de estas cosas, pocas personas han sido mejor preparadas por su propia experiencia de vida para escribir un libro sobre cómo trabajar con los desafíos hormonales.

Mi menstruación comenzó cuando yo tenía diez años. Puesto que era tan pequeña, mi madre todavía no había tenido «la conversación» conmigo. Mis braguitas estaban manchadas de sangre. Me quedé pasmada. Pensé que debía de haber hecho algo terrible, pero no tenía ni idea de lo que podía ser. Esto fue tan perturbador que decidí esconder mis bragas en el ático para que nadie las pudiera ver. Más que nada, no quería que mi madre se asustara. Pero como tenía buen olfato para ese tipo de engaños, ella las encontró rápidamente. Cuando me vio, recibí un sabio y compasivo: «¡Ay, Donna!». Ay, mamá, ¡Dios te bendiga!

A partir de ese momento, todos los meses, dos días antes del inicio de la regla, tenía unos terribles espasmos, dolor de espalda y en la ingle, acompañados de serios cambios en mis percepciones y mis reacciones emocionales. El día antes del período, el dolor y la presión en el abdomen, la ingle y la parte superior de mis piernas eran tan intensos que a duras penas podía mantenerme en pie.

La experiencia es intensamente biológica. De hecho, las mujeres que sufren SPM extremo están experimentando algo similar al síndrome de abstinencia de las drogas, con un marcado descenso en los analgésicos naturales del cuerpo en los días anteriores a la menstruación. Yo sentía como si estuvieran tirando de mí hacia el suelo, hacia la tierra, y hacia lo más profundo de mi interior. No tenía elección. Sentía que las piernas me pesaban. La química que alimentaba mi alegría habitual decaía por completo. Las energías de los demás y del mundo hacían daño a mi cuerpo, así como a mi psique.

Luego, había un día, cada mes, justo antes del comienzo de la menstruación, en el cual estaba tan despierta que podía permanecer toda la noche sin dormir y parecía que podía lograr cualquier cosa. La casa quedaba rechinante de limpia, respondía todas las cartas, los papeles estaban archivados y el desorden organizado. Nada podía cansarme. Estaba llena de alegría y energía. Luego, justo después del período, me sentía llena de plomo, como si tiraran de mí hacia abajo, y me veía obligada a descansar. En ocasiones, esto realmente me dejaba fuera de combate, y dormía durante largos períodos de sueño profundo. Siempre me pareció que era como una respuesta antigua de hibernación. Ésta era una época en la que mi cuerpo necesitaba realizar un importante trabajo interno, haciendo mil ajustes mientras se preparaba para descartar los preparativos de otro mes para tener un bebé y entrar en un nuevo ciclo.

David describe un día en mi vida de SPM cuando no me retiro a mi interior: «Es como si me fuera a la cama con la Sra. Jeckyll y despertara con la Sra. Hyde. Es como si la persona más feliz, más alegre que conozco se convirtiera en un alma atormentada que vocifera, segura de que ella es responsable de sanar el dolor de todas las almas lastimeras que se cruzan en su camino. Cualquier traspié ocurrido el mes anterior es colocado bajo el microscopio, magnificado una docena de veces y analizado infinitamente, aunque es un microscopio muy democrático: es igual de incisivo con mis traspiés que con los de ella. Las palabras que pretenden consolarla son escuchadas como prueba de que nunca seré capaz de comprenderla. Su desdicha es extrema, y mis herramientas de «primera respuesta» habituales (razonar y reparar) sólo consiguen empeorar las cosas todavía más. ¿Es que no hay nada en mi formación como psicólogo, me preguntaba, que me haya preparado para cada nueva entrega que, como el Día de la Marmota, se presentaba como un reloj, dándome otra probabilidad muy pequeña de hacer las cosas bien?». Me gustaría añadir, David, ¡que yo me sentía mucho más atormentada que tú por no hacer las cosas bien!

El papel de las hormonas, aunque yo todavía no pensaba en esos términos, me quedó muy claro durante mi primer embarazo. ¡Ningún descenso mensual hacia la agonía física y emocional! Además, por primera vez en mi vida, no tenía que cuidar mi peso. Era como si mi metabolismo me permitiese procesar los alimentos como las demás personas. Antes, podía ayunar durante días sin perder ni un kilo, y casi parecía que podía engordar por el mero hecho de respirar los aromas de la cocina. Ahora podía comer lo que quería y, de no ser por el hecho de tener que mantener alimentado al bebé en crecimiento, estaría adelgazando. ¡No engordé ni un kilo durante ese embarazo! Y comí y me sentí mejor que nunca. A mi cuerpo y a mi espíritu les encantó que estuviera embarazada. Y, después de que mi hija Tanya naciera completamente sana, resultó que pesaba 9 kilos menos de lo que pesaba cuando la concebí.

Ahora entiendo que una mujer produce una gran cantidad de progesterona durante el embarazo, la cual es necesaria para construir la pared alrededor del útero y preparar a la matriz para alojar a un bebé. Más adelante, la progesterona se convirtió en mi droga preferida. Los niveles elevados de progesterona eran, en parte, el motivo por el cual me encantaba estar embarazada. Además, me encantaba ser madre. Sin embargo, mi producción de progesterona volvió a sus niveles anteriores y el SPM se convirtó una vez más en mi terror privado. Después del nacimiento de Tania, los espasmos y los cambios de humor cíclicos provocados por las hormonas regresaron sin benevolencia, juntamente con unas distorsiones de la realidad que podían ser peligrosas. Nuestro piso estaba en la primera planta. A veces me parecía perfectamente lógico, en mis felices ensoñaciones de madre joven, que si dejaba caer a Tania, haciéndola bajar dentro de su cesta de bebé, por encima de la baranda, ella flotaría suavemente hasta la planta baja y luego yo podría bajar a pie por las escaleras, levantarla mientras seguía cómodamente acurrucada en su cesta, y continuar con nuestro día. Afortunadamente, una pequeña voz en lo más profundo de mi interior fue capaz de convencerme de que quizás ésa no era una buena idea. Pero no estoy exagerando cuando digo que tuve que luchar contra el impulso, y me pregunto cuántas madres están en la cárcel por no haber sido capaces de distinguir esas ensoñaciones de la realidad durante el período postparto. No tenía nada que ver con querer hacerle daño, o con la depresión posparto; era más bien una incapacidad temporal de distinguir la fantasía de la realidad.

Cuando volví a estar embarazada de mi segunda hija, Dondi, estuve igual de contenta y feliz, llena de vigor, alegría y buen humor. Sin ciclos. Sin distorsiones. Sin dolor. Y, tras el parto, una vez más, la magia desapareció tan abruptamente como había llegado. Tuve que contenerme para no tener 15 o 20 hijos con la finalidad de poder vivir mi vida todo lo posible disfrutando de las delicias del embarazo.

Con el paso de los años, mis sensibilidades la semana anterior a la regla se volvieron aún más extremas. Cada mes, cuando se acercaba el SPM, empezaba a sentir la oscilación. ¿Qué iba a hacer si tenía un cliente programado o tenía que dar una clase? Soy una persona muy positiva, con muchísima energía, pero cuando llegaba el SPM, llegaba a los niveles bajos química, energética y emocionalmente. En esa época del mes, las energías de las otras personas podían quemar mis circuitos. Me irritaban especialmente las personas positivas, sociables, el tipo de personas con las que a todo el mundo le encanta relacionarse. Era terrible sentir mi apremio por responder a los halagos o las necesidades de los demás mientras mi cuerpo y mi alma tiraban de mí hacia dentro. Aun así, intentaba conectar con ellos.

Nunca he conocido a nadie que tuviera un SPM tan intenso como yo. Con frecuencia, las mujeres que no sufren un SPM severo no pueden identificarse con mis experiencias. En una ocasión, una de mis mejores amigas se puso furiosa conmigo porque me puse «como loca» en un momento sumamente inconveniente y me gritó: «¿No deberías asumir la responsabilidad por lo que has hecho?». Lo pensé durante un instante y luego le respondí con la certeza de una reflexión nueva y profunda: «No, ¡no soy responsable en absoluto!». No había nada que me indicara que podía estar a punto de explotar. Podía estar perfectamente normal, incluso feliz y serena en un momento, y luego algo me hacía explotar, y yo sentía que estaba loca, ya que gritaba o lloraba. Era posible protegerme de esas explosiones cuando podía tomarme un tiempo de «retiro». Pero con todas las exigencias de la maternidad y de mi carrera, eso era poco frecuente, de modo que con frecuencia era vulnerable.

Ciertamente, el SPM no era políticamente correcto. Para las mujeres, oír hablar de un SPM servero eran malas noticias. Incluso mi ginecóloga quería que yo ocultara mi experiencia, y me dijo: «Donna, creo que yo no hablaría de esto en público, haciendo saber a la gente lo mal que lo puede pasar una mujer. Después de todo, queremos lograr que una mujer llegue a la presidencia». En aquella época, las mujeres estaban llegando al poder, y no parecía que una persona que tenía esta dolencia pudiera tener el control de sus propios asuntos, y mucho menos de su país. No querían que las mujeres exhibieran todos los meses su juicio deteriorado y sus profundas luchas psicológicas. Sentían que el SPM daba una mala reputación a las mujeres. Ya tenían poca popularidad y no querían que nada lo hiciera bajar más. Por otro lado, yo sentía que ésas eran justamente las cualidades que el país necesitaba: líderes que se retiraran hacia su interior una vez al mes y forcejearan con sus almas.

No obstante, cada mes, cuando el SPM se acercaba, yo me sentía aterrada, al igual que mis seres queridos. Pero no mis clientes. Ellos estaban entusiasmados. La gente de mi ciudad marcaba en sus calendarios cuándo iba a tener el período premenstrual e intentaba tener una sesión en ese momento. Las fronteras personales, que no han sido mi fuerte en ninguna circunstancia, eran prácticamente inexistentes cuando yo tenía el SPM. Me resultaba imposible *no* sentir lo que estaba ocurriéndole a alguien en mi presencia o no ofrecer cada gramo de mi fuerza vital. Conocía sus dolores, las dinámicas de sus enfermedades y sus penas personales como si fueran mías, y mi empatía y mi deseo de ayudar estaban mucho más allá de lo razonable. Pero lo que hacía que las personas lucharan por tener sus sesiones durante la semana premenstrual era que durante esa época yo era sumamente clarividente. La información que recibía sobre ellas era extrañamente exacta. No tener fronteras tiene sus recompensas.

Pero para mí, trabajar durante ese período era terrible. Hacía que mis hormonas fueran todavía más lejos. Exactamente en el momento en el que todo en mi ser necesitaba volverse hacia el interior, retirarse del mundo, mis sensibilidades se tornaban tan agudas que yo sufría por los demás al punto en que encontraba la manera de encontrarme con ellos, sin importar el coste personal o lo tarde que fuera. Y no había escasez de clientes. Sin embargo, era precisamente en ese período cuando yo no debía estar fuera en el mundo sanando a nadie. Era un tiempo para cuidar de mí misma, de entrar en lo más profundo de mi ser y ver lo que no estaba viendo. «Sanador, sánate a ti mismo», el concepto que me había ayudado a pasar por tantas cosas en mi vida se borraba de mi pantalla cuando yo tenía el período premenstrual.

LO POSITIVO DE LO NEGATIVO

Pero ahora haré una revelación sorprendente. ¡Me encantaba el SPM! No mientras estaba teniendo lugar. Pero me encantaba cuando había terminado. Y ahora me encanta cuando lo recuerdo. Más allá de las numerosas partes horrendas del SPM, si escuchaba a mi cuerpo y a mi alma, encontraba un aspecto positivo a lo negativo. Valoro que una fuerza tan incontrolable golpeara a mi cuerpo todos los meses haciéndome más humilde y colocándome en un camino espiritual mensual. Mi alma me llamaba. Ésa no era mi personalidad. No era un truco de mi psique, ni tampoco un desequilibrio hormonal. Estaba forcejeando con las fuerzas más profundas de mi ser. Mi naturaleza más real estaba espiando por las grietas de mi realidad alterada por las hormonas. Esto era un gran regalo, incluso si se presentaba con un envoltorio aterrador.

La insistencia de mi cuerpo de entrar en las profundidades de mi interior no era fácil de negar. Era doloroso y erróneo salir de ese lugar para interactuar con la gente. La energía positiva se sentía como negativa, pero la profunda energía interna que me atraía también me asustaba cuando yo empezaba a descender. Sentía ansiedad y miedo por todas las cosas que no podía controlar, especialmente mis propias emociones. Sentía como si estuviera cayendo por el hueco de un ascensor y no supiera hasta dónde iba a llegar.

Pero no había escapatoria. La sabiduría del alma femenina no lo permite. Las verdades difíciles que yo había sido capaz de ignorar o negar a lo largo del mes aparecían con fuerza en mi corazón, a menudo exageradas y convertidas en caricaturas de sí mismas. La polaridad entre ser externa y estar fuera en el mundo, y ser interna y estar en lo más profundo de mi interior era similar a un balanceo entre la luz y la oscuridad. De esta inmersión en la noche oscura del alma, yo salía transformada. Por muy infernal que fuera, al menos no tenía que pagar miles de dólares para experimentar un rito de paso. Y si aceptaba el proceso (si abandonaba el tiempo mundano y entraba en un período de retiro), regresaba transformada para mejor. Cuando cada mes iniciaba, una vez más, mi ascenso, sabía que había cambiado, que había sido tocada por verdades profundas y por una perspectiva más amplia. El viaje era como una meditación, pero bajo el efecto de los esteroides. Siempre había sido un poco ambivalente respecto a las prácticas de meditación disciplinadas, ya que mi cuerpo me hacía entrar en las profundidades de esta manera. Aunque reconocía que la meditación puede llevar a la gente a lugares profundos, me parecía un sustituto remilgado, algo que quizás fuera para los hombres o las mujeres que no tenían el privilegio de experimentar un SPM extremo.

Cuando llegaba el final de mi período, siempre me sentía agradecida por él, porque entendía cosas sobre mí misma y sobre mi vida que, de otro modo, no creo que hubiese podido entender. Más allá de su papel de renovar nuestro ciclo mensual biológico de ovulación, *necesitamos* el SPM por su papel en la renovación de nuestro contacto con las fuerzas profundas que están en el corazón mismo de la vida. No obstante, en nuestra cultura que no apoya que las mujeres sigan su propio ritmo en esos días del mes, no llegamos a seguir esa llamada de nuestra alma. Puesto que intentamos estar fuera en el mundo y ser «normales», nuestro SPM se intensifica y a veces se vuelve debilitante.

Una mujer capaz de apreciar plenamente su ciclo y las profundidades a las que la puede llevar desarrolla una sabiduría que es emocionalmente rica e intuitiva. Se vuelve más sensible a sus propios ritmos íntimos y a los ritmos más grandes de la vida. Aprende a conocer su cuerpo y sus hábitos energéticos, así como sus hábitos hormonales. Está obligada a rendirse cada mes, de manera que aprende a aceptar la cualidad de la rendición. La mejor parte para mí fue la forma en que mi alma *insistía* en que yo estuviera en contacto consciente con ella. No podía ignorarla, y aprendí a rendirme a su llamada. La sabiduría de mi impulso interno recibió un apoyo adicional cuando David colaboró con el programa construyéndome una «choza de la luna» en nuestro jardín (¿cuenta si tiene gas propano, una cama Simmons de primera y un equipo estéreo?).

A pesar de la forma en que me sacaba a la fuerza de mi centro, el SPM también era mi suero de la verdad. Cualquier cosa que yo hubiese podido negar o reprimir o no ver, aparecía súbitamente a gran tamaño en la pantalla de mi vida interior, con tonos fuertes y emociones vívidas. Los sentimientos que se habían acumulado, las verdades que habían sido descartadas y las injusticias que habían sido ignoradas a lo largo del mes estaban delante de mí. Brutalmente delante de mí. No podía soportar una mentira, o la arrogancia, o que alguien infravalorara a otra persona. No había ningún censor dentro de mí. Ninguna tolerancia a las tonterías que todos aceptamos como parte de la vida cotidiana. No había manera de contener los sentimientos que la discreción habría refrenado. Yo no podía seguirle la corriente a todo el mundo. Con frecuencia, ni siquiera sabía si mi matrimonio iba a sobrevivir cada mes cuando tenía el período premenstrual. El SPM es el diseño de la naturaleza para hacerte volver a examinar tu vida intensamente durante unos días cada mes, y pocas instituciones son capaces de soportar un escrutinio de ese tipo (dicho sea de paso, ¡la autodefensa fue el *verdadero* motivo por el cual David construyó mi choza de la luna!).

Una fuerza vital elemental siempre está en funcionamiento en el cuerpo de una mujer. Mientras somos fértiles, entramos profundamente en ese espacio cada mes. El ciclo es, a la vez, íntimamente personal y universal. El viaje físico a través de los días antes y durante la menstruación es milagroso, pero el SPM también es un paso por una puerta que conduce a un lugar sagrado. Es un viaje sagrado, íntimo, con nuestro propio ser y con el alma.

Mientras tenía el SPM, mis sueños solían ser lúcidos y poderosos. A veces, durante el día, no sabía si estaba soñando despierta o si estaba teniendo visiones psíquicas. En términos del yin y el yang, era sumamente yin, sumamente femenino. Cuando llegaba al otro lado de la regla, sabía que era una mujer afortunada por conocer ese extremo del hecho de ser mujer. Aunque en la superficie parece que las mujeres que no experimentan el SPM son muy afortunadas, yo sentía secretamente que perderse el viaje sagrado del peor SPM es una gran pérdida. La evolución parecía acelerarse para mí durante el período premenstrual, y mi alma me guiaba de una forma que simplemente no era posible en mis días ajetreados normales. La voz de mi alma me llamaba y yo *tenía que* responder. El SPM es un camino de poder y sabiduría, pero en un mundo sin un «período lunar», también puede ser un camino de angustia y desesperación.

En busca de la píldora mágica

Durante los momentos de claridad mental, optimistas, del mes, yo empezaba a experimentar con maneras de ayudarme durante los períodos difíciles. Los médicos no tienen remedios para el SPM, más allá de los medicamentos diseñados para ayudar con los dolores de cabeza y los cólicos. Esos fármacos no trataban mis síntomas, de modo que fui a una tienda de productos naturales en busca de alivio. Me ofrecieron varias hierbas distintas que, supuestamente, ayudaban con el SPM. Pero no hacían más que empeorar los síntomas. Más adelante supe que el ingrediente activo en todas ellas era el estrógeno natural. En la década de 1970, la creencia popular era que los niveles de estrógenos debían incrementarse para aliviar el SPM. Aunque esto ayudaba a aliviar los cólicos en algunas mujeres, a menudo no calmaba los otros síntomas y, en muchos casos, en realidad era perjudicial porque sus síntomas de

SPM eran causados por tener demasiados estrógenos en relación con la progesterona. Las empresas farmacéuticas no estaban realizando estudios sobre las sustancias naturales porque no podían patentarlas. De modo que las empresas que comercializaban hierbas estaban operando con buenas intenciones, pero con muy poca información correcta.

Tuve tantas malas experiencias con las hierbas que se suponía que me iban a ayudar con el SPM o con los problemas hormonales femeninos que me daba miedo probar las nuevas que estaban apareciendo. Pero entonces (y esto fue antes de que yo conociera el test de energía) empecé a notar cómo reaccionaba mi cuerpo a nivel energético a las diferentes hierbas que estaban en el estante. Mi energía se separaba, literalmente, de la hierba que no era buena para mí; se echaba hacia atrás. Era como si mis energías y las energías de la sustancia no quisieran unirse. Así fue como hice las pruebas de energía antes de conocer el test de energía. Sentía el impacto energético que la hierba tenía sobre mí, de manera que no podía continuar comprando e ingiriendo sustancias que me estaban haciendo daño. Luego llegó ese día fortuito en el que una mexicana joven a la que yo conocía masticaba la raíz de una planta. Pude ver que había una energía elegante entre la planta y ella. Le pregunté qué era. Me explicó que no se sentía bien (era «esa época del mes», me dijo en confianza) y que masticar esa raíz la ayudaba enormemente. La energía de esa raíz me pareció tan buena que le pregunté cómo podía conseguir un poco. Ella cortó generosamente parte de la raíz y me la regaló.

La siguiente vez que sentí síntomas de SPM, empecé a masticar la planta, raíz de ñame mexicano, que tiene niveles muy altos de progesterona natural (las raíces de ñame mexicano y siberiano son las mejores entre las diversas formas de raíz de ñame que conozco). Me sentó tan bien que fue casi como tomar una poción mágica. Pero tenía un sabor *tan* malo... Convencí a una tienda de productos naturales de mi barrio de que moliera la raíz muy finamente, para que yo pudiera ponerla en cápsulas y así poder tragarlas sin tener que sentir el sabor. Empecé a evaluar a cada mujer que yo sabía que estaba pasándolo mal con el SPM. Ponía la raíz de ñame en su campo energético para ver si hacía que sus energías se vieran mejor. Si lo hacía, entonces sus síntomas de SPM estaban relacionados con un nivel bajo de progesterona. Al poco tiempo, mis amigas y clientas estaban consiguiendo que la tienda de productos naturales moliera la raíz para ellas, y me contaban que los resultados eran tan buenos que la gente de la tienda empezó a pedir a sus proveedores que les consiguieran raíz de ñame mexicano en cápsulas. En aquella época, nadie las estaba distribuyendo, pero el representante de Solaray comunicó la idea a su empresa y decidieron añadirla a su línea de productos. Solaray me envió provisiones para un año junto con una carta en la que me agradecía mi interés.

Unos años más tarde, a finales de la década de 1970, Kathryn Dalton, una doctora de Inglaterra, realizó una investigación con prisioneras que habían sido condenadas por actos de violencia impulsivos. Ella sospechaba que esas mujeres habían sido dominadas por un SPM extremo causado por una deficiencia de progesterona. Tras proporcionarles suplementos de progesterona mientras se encontraban en el período premenstrual, sus desequilibrios emocionales y sus explosiones cesaron. Esto fue tan evidente para todos los involucrados que la doctora Dalton consiguió que varias mujeres pudieran salir de prisión con la promesa de que tomarían fielmente la progesterona en los momentos apropiados.

En 1987, cuando mi padre estaba muriendo, una época de emociones intensas para mí, descubrí que la raíz de ñame no era adecuada para los extremos del SPM. Siguiendo los hallazgos de Kathryn Dalton, me propuse encontrar progesterona pura, natural. Afortunadamente, una de las pocas farmacias en el país capaz de suministrar progesterona natural se encontraba en mi ciudad natal, Ashland, en Oregón. David quería nominar al farmacéutico, Jack Sabin, al premio Nobel de la Paz.

Sin embargo, como ocurre con todas las cosas buenas, el péndulo puede ir demasiado lejos. Puesto que veía a la progesterona como el regalo de Dios a las mujeres, supuse que si un poco era bueno, más sería mejor. Empecé a depender de la progesterona cada vez que me sentía un poco mal emocionalmente. El resultado fue que mi útero empezó a crecer y a hacerse más grueso. Ésa es la tarea de la progesterona: fortalecer el útero para que pueda llevar en su interior a un bebé. Aunque esto comenzó de una forma imperceptible, antes de que yo estableciera la relación entre una sobredosis de progesterona y los cambios en mi útero, ya se había convertido en un problema bastante serio. Me han dicho que mi útero es del tamaño que debería ser si estuviera embarazada de dos meses y medio. De modo que, hasta la fecha, tengo una barriga que no se aplana con nada. La lección es que todo se debe hacer equilibradamente. Y ése es el gran valor de hacer el test de energía: poder evaluar cuáles son las necesidades de tu cuerpo en cualquier momento. Entre tanto, me he alarmado al ver que el péndulo de la cultura también se balanceaba hacia la progesterona, al considerarla una droga milagrosa. Proveedores competentes de productos para la salud están propugnando que todas las mujeres, sin evaluar su propio equilibrio natural de progesterona/estrógenos deberían tomar progesterona en dosis que son simplemente, de acuerdo con mi experiencia, excesivas.

Tomar demasiada progesterona también crea una proporción distinta entre tus niveles de progesterona y todas las demás hormonas, y esto puede tener otros efectos no deseados. Yo soy una persona que rara vez se deprime (me pongo histérica), pero de repente, todo estaba patas arriba. Los niveles de estrógenos bajaron demasiado en proporción con la progesterona, y sentí una falta de ánimo que jamás había tenido antes. Cuando dejé de tomar demasiada progesterona, y especialmente cuando dejé de tomarla cuando no pasaba por el período premenstrual, esa falta de ánimo desapareció. En pocas palabras, la panacea de la progesterona tiene sus limitaciones. Si la utilizaba para mantener todas mis emociones bajo control, hacía daño a mi cuerpo y, a la larga, también a mi espíritu.

Con el tiempo aprendí que al combinar las técnicas energéticas con el uso de la progesterona cada una de ellas se volvía más efectiva. El SPM incluye un desequilibrio *químico* en las hormonas que puede corregirse química *o* energéticamente, e incluye un desequilibrio *energético* que también puede corregirse usando cualquiera de los dos enfoques. Pero trabajar directamente con las energías de tu cuerpo ¡no produce efectos secundarios no deseados! Y puede producir el mismo tipo de cambios físicos para crear buenas sensaciones que la ingesta de hormonas.

En mi caso, cuando tenía SPM, podía ponerme histérica repentinamente. La mayoría de las mujeres conoce las señales de que hay algo mal química, hormonal o energéticamente, y pueden tomar medidas para corregir los desequilibrios usando las intervenciones energéticas. Los miembros de la familia también pueden ofrecer su apoyo. David aprendió rápidamente cuál era su tarea. Si veía que me estaba poniendo histérica o nerviosa o extremadamente emotiva, en lugar de preguntarme burlonamente: «Ay, Dios, ¿estás en esa época del mes otra vez?», me decía cariñosamente: «Ven, deja que presione tus puntos del triple calentador». Ésta era una forma de primeros auxilios (por no decir autodefensa) que me calmaba inmediatamente. A continuación, podía haber otros pasos que equilibraban y estabilizaban todavía más.

Aunque la bioquímica del SPM es extraordinariamente compleja, si lo enfocas a nivel energético, en lugar de intentar controlar de alguna manera reacción química a reacción química, se vuelve manejable. Y aunque las energías en tu cuerpo pueden parecer tan complejas como su bioquímica, lo que puedes hacer para influir en tus energías es mucho más sencillo. Así es como yo lo veo.

Tu ciclo menstrual: un juego de muchas energías

Cuando una nueva clienta entra por la puerta, mis ojos ven lo mismo que verían los tuyos. Además, advierto una luminosidad que rodea su cuerpo, conocida en muchas tradiciones sanadoras como el *aura* (*véase* 51). Si la mujer está sana y hormonalmente equilibrada, las energías que rodean a su cuerpo parecen plenas y ondulantes, y se extienden bastante. Si la mujer está pasando por un período premenstrual difícil, el aura estará colapsada, densa, y flotará cerca de su cuerpo. Las energías que normalmente se mueven en un intercambio fácil con el entorno tienen un aspecto comprimido. Los colores en el aura que por lo general se mueven de una banda a la siguiente están como salpicados. No fluyen suavemente. Más allá del aura circundante, las energías que se mueven *dentro* del cuerpo también cambian su apariencia en los diferentes momentos del ciclo de la mujer.

Cuando observo las energías *dentro* de una mujer mientras está acostada en mi camilla, es posible que vea algunas de las numerosas variaciones en la forma en que fluyen. Las diferentes emociones aparecen en las energías de maneras distintas. Con la depresión, puede parecer que las energías se están hundiendo; con el pánico, puede parecer que están ascendiendo, a veces dando la impresión de que quisieran explotar. Si la mujer está agotada o enferma, puedo ver a la energía meridiana ir hacia atrás, a los chakras (vórtices de energía) sin girar casi nada, o quizás vea que toda la energía está muy lenta. Es posible ver bloqueos que necesitan ser liberados. Antes de que el tratamiento haya llegado a su fin, espero ver los meridianos fluyendo hacia adelante, los chakras girando a un tempo vibrante, y que las obstrucciones se hayan desbloqueado.

Los desequilibrios hormonales también se revelan en las energías. Las energías de una mujer que está padeciendo SPM suelen parecer muy lentas. Puede haber sitios en los que casi no haya movimiento, en los que las energías no lleguen a su destino natural. En ocasiones, las energías que están estáticas se mueven súbitamente o cambian de dirección o parecen caóticas. Puede parecer que están comprimidas y que quieren explotar.

El hecho de ver estos patrones en las energías de una mujer me guía. Si podemos hacer que sus energías recuperen el equilibrio y la armonía, ésta va a tener un período premenstrual mucho más fácil. Ciertamente, las energías no tendrán el aspecto que tienen en los períodos que no son premenstruales, pero no estarán tan colapsadas, comprimidas o salpicadas, y el flujo entre los colores será más suave. El hecho de provocar estos cambios en las energías regula las hormonas. *¡La química sigue la energía!* ¡Unos sencillos procedimientos energéticos armonizan las hormonas!

Las técnicas que utilizo son físicas y son sencillas. No es necesario que seas capaz de ver las energías para que las técnicas puedan ayudarte. Funcionan tanto si ves las energías como si no las ves, e incluso lo hacen tanto si crees que las técnicas funcionarán como si no lo crees. De hecho, el que no sea necesario que puedas ver la energía para que las técnicas energéticas sean eficaces es una premisa central sobre la cual está construido mi enfoque de la medicina energética. Y he visto cómo esta premisa quedaba demostrada una y otra vez en los últimos 30 años.

Técnicas energéticas para tratar el SPM

Cualquiera de los ejercicios individuales de la rutina energética diaria de cinco minutos puede servir como una especie de primeros auxilios para darte un impulso durante el SPM. Si, súbitamente, te encuentras que estás desapegada, puedes gritar, esconderte, o hacer una conexión (*véase* pág. 84). Si te sientes vulnerable pero tienes que estar con otras personas, haz la cremallera (*véase* pág. 83). Los Tres Golpes (*véase* pág. 74) recargan tus pilas instantáneamente. Estoy segura de que la Postura Wayne Cook (*véase* pág. 78) ayudó a salvar mi matrimonio en varias ocasiones al hacerme regresar a mí misma y recuperar la cordura *antes* de llamar a un abogado. Es uno de mis desenmarañadores favoritos. Úsalo siempre que te sientas estresada o abrumada. Otra técnica que es sumamente valiosa cuando no consigues pensar con claridad, cuando tu coordinación física no funciona, o cuando sientes que estás cayendo en una depresión (todas son señales de que estás homolateral) es el cruce homolateral (*véase* pág. 89). De hecho, no conozco ninguna otra cosa que funcione tan bien cuando tus energías no están cruzando de un hemisferio del cerebro al otro. Si no puedes ponerte en marcha, si nada parece funcionar, da por sentado que lo necesitas.

Las técnicas energéticas para tratar el SPM se agrupan de la siguiente manera: (1) mantener buenas energías a lo largo del mes; (2) pasos calmantes que hay que dar ante las primeras señales de SPM; (3) añadir un «Módulo de SPM» a tu rutina energética diaria; (4) técnicas para trabajar con las molestias físicas y el dolor; (5) primeros auxilios para las locuras emocionales; y (6) test de energía para los suplementos hormonales y de otro tipo.

1. Mantener buenas energías a lo largo del mes

Los hábitos energéticos son las formas establecidas en que tus energías fluyen, y pueden ser para bien o para mal. Si puedes crear hábitos energéticos positivos en tu organismo durante las épocas que son menos estresantes, tu cuerpo será capaz de enfrentarse a la situación con mayor eficacia cuando llegue el estrés. Ten en mente estos principios del capítulo 2:

- Los estiramientos hacen espacio en tu cuerpo para que tus energía puedan moverse de la forma más natural.
- Eliminar las toxinas ayuda al flujo saludable de las energías de tu cuerpo.
- Las energías deben moverse en patrones cruzados.
- Una serie de ejercicios sencillos practicada a diario puede estimular todos tus sistemas de energía, lo cual, a su vez, produce una mejor vibración en tus órganos, tu sistema inmunitario y tu espíritu.

Al realizar la rutina energética diaria de cinco minutos todos los días y combinarla, según sea necesario, con otros ejercicios de estiramiento y cruce del capítulo 2, estarás ayudando a tu cuerpo a establecer hábitos energéticos que harán que estés mejor a lo largo del ciclo menstrual. Además, el tiempo te mostrará que estos hábitos energéticos saludables acaban incorporándose, así que te estás gratificando.

La mayoría de las mujeres sabe intuitivamente que les beneficia más la introspección durante la parte premenstrual de su ciclo. ¡Coopera! No programes actividades sociales que no sean esenciales. Planea un período de retiro. Mantén tu vida lo más tranquila y sencilla que puedas. Y estate preparada. Si las desgracias del SPM aparecen, debes estar preparada para cambiar rápidamente tus energías. Las técnicas que vienen a continuación te enseñan a hacerlo. Te sugiero que te familiarices con ellas durante la parte del mes en la que no estás en el período premenstrual, para que puedas usarlas con un mínimo esfuerzo. Si las aprendes durante épocas más tranquilas, es mucho más probable que las utilices cuando las necesites.

Las técnicas que aparecen en el resto de este capítulo, y para tal caso, en el resto del libro, te pueden parecer como muchas otras tareas que se añaden a tu día. Pero el caso es que funcionan. Y no precisan mucho tiempo. Necesitan menos tiempo que una caminata enérgica o el tiempo que pasa la mayoría de la gente yendo al gimnasio. En este sentido, son sumamente eficaces. Además, estos ejercicios son mucho más fáciles de hacer de lo que parecen inicialmente cuando los lees por primera vez en el papel impreso. Y sólo tienes que hacer una parte de ellos para recibir ayuda. Intentaré orientarte bien para que decidas cuáles son los que te serán más útiles.

Si usas este libro como guía, tendrás a tu disposición unas herramientas poderosas y sencillas para controlar mejor tu vida, estar más en paz, y para ser más capaz de hacer frente a los desafíos de la vida. Espero que me acompañes en este viaje y que pruebes las técnicas. Así que, empieza con las rutinas que aparecen en el capítulo 2 y luego, cuando notes los primeros síntomas de SPM, da los siguientes pasos definitivos.

2. Pasos calmantes que hay que dar ante las primeras señales de SPM

Ante el primer episodio de irritabilidad, letargo, hinchazón u otra señal de SPM, dispón de un poco de tiempo para ti y ponte muy cómoda. Yo prefiero estar en una bañera o un jacuzzi. Sumergir nuestros cuerpos en agua caliente puede ser la experiencia más parecida a regresar al vientre materno. Esto cambia tu campo energético, de manera que tu cuerpo está más receptivo a la sanación y a los ejercicios energéticos que calman a tus hormonas. Una vez que te has relajado un poco (una bonita música suave de fondo intensifica la experiencia), recuéstate en la bañera, ponte completamente cómoda y haz lo siguiente:

A. SEDAR EL TRIPLE CALENTADOR CON EL SUAVIZADOR (TIEMPO: 20 SEG.)

En el capítulo anterior te presenté este procedimiento. Cuando estás estresada, ya sea por circunstancias externas o por alteraciones corporales como las que forman parte del SPM, el triple calentador entra en acción. El triple calentador, como recordarás, está diseñado para mantenerte a salvo invocando la respuesta inmunológica, o la de lucha o huida, y manteniendo los hábitos de supervivencia. Pero, puesto que evolucionó para un mundo que ya no existe, suele estar demasiado acelerado. Durante el SPM, casi siempre es valioso calmar las energías del triple calentador que se desplazan por tu cuerpo. Esto relaja todo tu sistema energético, libera la tensión y reduce el miedo y la ansiedad.

Afortunadamente, el suavizador del triple calentador (*véase* página 132) es una forma rápida y sencilla de calmar al triple calentador, y a veces es lo único que se necesita. Si dispones de más tiempo, practica el golpeteo del triple calentador (*véase* pág. 133) y el abrazo del triple calentador/bazo (*véase* pag. 136).

B. Tocar los puntos fortificantes del meridiano del bazo (tiempo: 5 min. aprox.)

Los meridianos del bazo y del triple calentador intercambian energía en un tipo de relación de sube y baja. Cuando el triple calentador es activado en el SPM (o en cualquier otra situación), salta a la acción y extrae energía del bazo para nutrirse. El meridiano del bazo suele agotarse de tal manera que tu sistema inmunitario y tu capacidad de adaptarte resultan comprometidos. Cuando la energía del meridiano del bazo es insuficiente, tu cuerpo insiste en que bajes el ritmo. Si sigues ese fluir más lento, puedes hacer mucho por recuperar el equilibrio. Al reducir la marcha *deliberadamente* en la bañera, o en otro lugar confortable, y luego calmar el triple calentador y fortalecer el meridiano del bazo, estás diciéndole a tu cuerpo que estás armonizándote con el cambio menstrual que está a punto de ocurrir. Estás hablándole a tu cuerpo en su lengua materna: la *energía*. Esto te prepara para recibir este período estando armonizada con las necesidades de tu cuerpo, tu mente y tu espíritu. Da la casualidad que fortalecer el meridiano del bazo también ayuda a aliviar la sensación de las piernas pesadas, débiles y doloridas, que suele ser un síntoma del SPM.

Los meridianos pueden fortalecerse de varias maneras. Una de las más poderosas es tocando los puntos de acupresión que afectan al meridiano. Este procedimiento es similar a la forma en que sedabas al triple calentador en el capítulo anterior. Simplemente coloca tus dedos sobre los puntos, mantén la presión durante un par de minutos, y luego haz lo mismo con un segundo grupo de puntos. Si encuentras una posición cómoda en la bañera, en el sofá o en otro lugar, puede ser un rato agradable, de meditación, que te ayudará a centrarte. Aunque ésta es mi forma favorita de hacerlo, también puedes hacer varias cosas a la vez. Tocar los puntos también funciona mientras estás mirando la televisión, hablando por teléfono con el «manos libres», o charlando con una amiga. Incluso puedes hacer que tu amiga presione los puntos por ti (adapta las instrucciones).

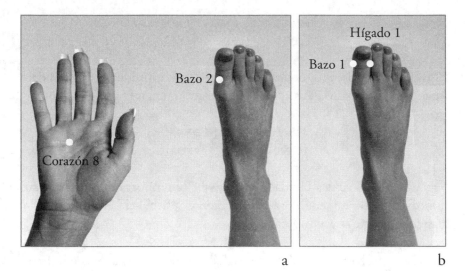

a   b

Figura 4-1.
Puntos fortalecedores del meridiano del bazo

Para fortalecer el meridiano del bazo, coloca simultáneamente tus dedos sobre el bazo 2 y el corazón 8 en cada uno de los lados de tu cuerpo y mantenlos presionados durante aproximadamente dos minutos (*véase* figura 4-1a). Puedes hacer esto colocando el dedo corazón de una mano sobre el corazón 8 y el dedo corazón de la otra mano sobre el bazo 2. Repite en el otro lado. Para el segundo grupo de puntos (*véase* figura 4-1b), usa el pulgar y el dedo índice para tocar los puntos hígado 1 y bazo 1. Puedes mantener presionados estos puntos en ambos pies al mismo tiempo. Mantenlos presionados durante un minuto, aproximadamente.

3. Añadir un «módulo SPM» a tu rutina energética diaria

Para mantener tus energías en marcha durante el período premenstrual, podrías hacer la rutina energética diaria de cinco minutos dos veces, una temprano durante el día y la otra por la tarde o la noche, especialmente cuando estés muy cansada. Te sugiero que añadas las siguientes técnicas a la rutina cuando estés en el período premenstrual y que continúes incluyéndolas hasta dos o tres días después del inicio de la menstruación. Inserta las siguientes cinco técnicas justo después del masaje linfático (*véase* pág. 71), y luego termina la rutina como siempre, con la cremallera y la conexión.

A. Conectar el cielo y la tierra
(tiempo: 2 min. aprox.)

Éste es un ejercicio antiguo que las mujeres han utilizado en muchas culturas a lo largo de los años. *Véase* las instrucciones en la pág. 64.

B. Asir el triple eje
(tiempo: 30 seg. aprox.)

Se trata de una técnica rápida y sencilla que te proporciona un bienestar inmediato. Calma y equilibra tus hormonas y beneficia en especial a la glándula pituitaria y al hipotálamo:

1. Coloca la base de la palma de cualquiera de tus manos sobre tu frente y luego deja que tu dedo corazón descanse en la parte superior de tu cabeza.
2. Junta los dedos pulgar, índice y anular de la otra mano y colócalos justo después de la curva de tu cabeza (*véase* figura 4-2).
3. Mantén la posición durante tres respiraciones profundas.

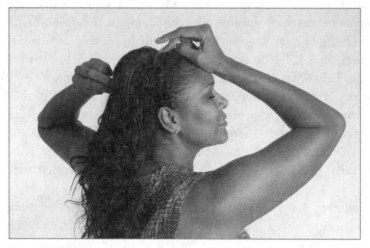

Figura 4-2.
Asir del triple eje

C. Estiramiento abdominal
(tiempo: 30 seg. aprox.)

Tu abdomen, con todos los órganos que hay en él, puede estar lleno y tirante antes de la regla, lo que interfiere en el movimiento normal de la energía. Esta hinchazón provoca una sensación en la parte media de tu torso que es como si estuviera conteniendo una represa. El estiramiento abdominal abre los espacios, alivia un poco la presión y permite que energía nueva se mueva por el área, aliviando esa sensación desagradable de pájaro atiborrado.

1. Colócate de pie mirando hacia la parte posterior de una silla u otro mueble que sea de una altura similar, colocando tus manos en la parte superior. Estira los brazos. Alternativamente, puedes utilizar un saliente que esté más o menos a la altura de tus hombros y estirar los brazos, colocada a una distancia que tenga la longitud de tus brazos.
2. Mira hacia arriba y, mientras estiras suavemente el cuello hacia atrás, balancea tu pierna derecha hacia atrás, manteniéndola recta a la altura de la rodilla. Siente cómo se estira tu cuello y tu abdomen (*véase* figura 4-3).
3. Vuelve al centro.
4. Repite con la pierna izquierda.
5. Esto será agradable. Hazlo tantas veces como quieras.

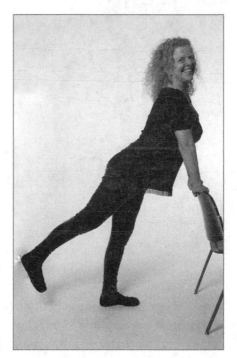

Figura 4-3.
El estiramiento abdominal

D. Estiramiento hacia los lados
(tiempo: menos de 1 min.)

Este ejercicio también estira los ligamentos de tu abdomen y es especialmente beneficioso para el funcionamiento energético del corazón, el hígado, el bazo y la vesícula biliar, los cuales pueden estresarse durante el período premenstrual. Al igual que el estiramiento abdominal, también ayuda a contrarrestar la hinchazón. Para hacer el estiramiento hacia los lados:

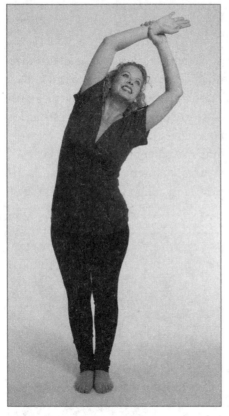

1. Ponte de pie con las manos sobre los muslos y respira hondo, inspirando por la nariz y espirando por la boca.
2. Balancea tus brazos hacia un lado y por encima de tu cabeza mientras inspiras profundamente.
3. Agarra tu muñeca derecha con tu mano izquierda y, con una espiración, inclínate hacia la izquierda mientras tiras de tu brazo derecho con tu mano izquierda (*véase* figura 4-4).
4. Regresa al centro con una inspiración. Repite en el otro lado. Haz al menos tres veces este ejercicio.
5. Por último, con las palmas mirando hacia afuera y las manos sobre tu cabeza, deja caer los brazos hacia los costados formando un círculo.

Figura 4-4.
Estiramiento hacia los lados

E. Limpieza y golpeteo del meridiano
del bazo (tiempo: menos de 1 min.)

Si te sientes débil durante el período premenstrual, el meridiano del bazo casi siempre necesita que lo fortalezcan. Una manera muy buena de fortalecer un meridiano es limpiándolo, recorriéndolo hacia atrás una vez y hacia delante tres veces, un poco como si retrolavaras un filtro, extrayendo las energías estancadas. Puedes rozar ligeramente el meridiano con tus manos, o mantenerlas a unos 5 cm de distancia por encima del meridiano, usando un movimiento lento, deliberado. Estarás siguiendo el sendero del meridiano que se muestra en la figura 4-5. Durante el ejercicio, mueve las manos de una forma lenta y deliberada. Para limpiar y golpetear el meridiano del bazo:

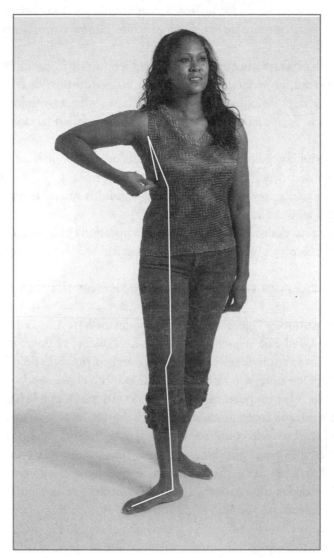

Figura 4-5.
Limpieza y golpeteo del bazo

1. Ponte de pie con las manos planas en los lados de tu cuerpo a la altura de la cintura, y con los dedos apuntando hacia abajo.
2. Inspira profundamente y lleva los dedos de las manos hasta tus axilas.
3. Espira mientras dejas caer las manos, planas, por tus costados. Cuando llegues a la cintura, mueve las manos hacia la parte delantera de los huesos de tu cadera, y luego continúa descendiendo por la parte interior de tus piernas, con los dedos separados y las manos planas.
4. Pasa por encima de los huesos de tus tobillos y continúa avanzando por la parte interior de tus pies y saliendo por los dedos gordos de los pies.
5. Inspira profundamente y recupera subiendo por la parte interior de las piernas, abriéndote en las caderas, subiendo por los costados del cuerpo hasta las axilas y luego bajando hasta la parte inferior de la caja torácica. Vuelve a repasar el mismo camino en esta dirección dos veces más.
6. Da pequeños golpes en los puntos reflejos neurolinfáticos que están debajo de tus pechos, alineados con tus pezones, y bajando una costilla, durante aproximadamente diez segundos mientras respiras profundamente. (*véase* figura 2-5, pág. 75).
7. Desliza tus dedos hasta los puntos de acupresión del bazo en el costado de tu cuerpo y golpetea durante diez segundos más (*véase* figura 4-5).

4. Técnicas para trabajar con las molestias físicas y el dolor

Entre los síntomas físicos más comunes del SPM están la hinchazón, una sensibilidad excesiva en los pechos, los cólicos, el dolor de espalda y el dolor en la ingle. Para los cólicos y muchos tipos de dolor, la gente instintivamente mueve la mano en círculos sobre el área en la que siente las molestias. Hay un buen motivo para ello. Tu mano puede hacer que la energía bloqueada o estancada salga de cualquier área. Los movimientos circulares en el sentido contrario a las agujas del reloj tienden a estabilizar las energías que están ahí. Ni siquiera es necesario que tu mano tenga contacto físico con tu cuerpo. Muévela en círculos a unos 5 cm por encima del área de las molestias en el sentido contrario de las agujas del reloj y fíjate si sientes que tu mano está extrayendo energía de tu cuerpo. Agita tu mano de vez en cuando como si enviaras el exceso de energía hacia el suelo. Cuando empieces a sentirte un poco mejor, puedes estabilizar esa mejoría moviendo la mano en el sentido de las agujas del reloj.

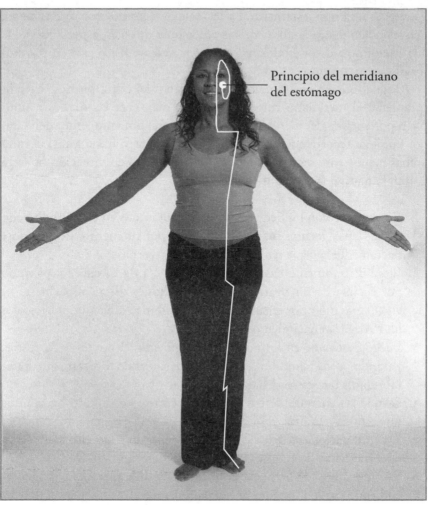

Principio del meridiano del estómago

Figura 4-6.
Limpieza del meridiano del estómago

A. LIMPIEZA DEL MERIDIANO DEL ESTÓMAGO
(TIEMPO: 1 MIN. APROX.)

Otra buena técnica para las molestias del SPM es limpiar el meridiano del estómago. En lugar de extraer energía de la zona específica donde sientes la molestia (como con los movimientos circulares de la mano), recorrer el meridiano del estómago hacia atrás (la primera parte de la limpieza del meridiano) es como limpiar un camino que mantiene el flujo de las energías relacionadas con el SPM. Inmediatamente, relaja la zona del estómago, que es una respuesta natural a los cólicos o los dolores de estómago. Pero también puede ayudar con las emociones difíciles, especialmente la angustia u otro dolor emocional cuyo equivalente físico está en tu estómago o en tu pecho.

Al igual que en la limpieza del meridiano del bazo, puedes rozar ligeramente el meridiano con tus manos o mantener las manos a unos 5 cm por encima del meridiano, usando un movimiento lento, deliberado. Empieza recorriendo el meridiano del estómago hacia atrás, usando ambas manos para seguir el sendero del meridiano en dirección opuesta a su flujo natural (*véase* figura 4-6):

1. Empezando con los dedos de la mano colocados en el segundo dedo de cada pie, recorre tus tobillos y sube por tu cuerpo, dirigiéndote ligeramente hacia la parte exterior de tus piernas.
2. Llega directamente hasta la parte delantera de tu cuerpo, pasando por encima de tus ovarios y de tus pechos, y dirigiéndote hasta tu cuello, pasando por encima de tu mandíbula, subiendo por los ojos hasta llegar al nacimiento del pelo.
3. Luego desciende en forma circular siguiendo el borde de tu rostro, pasando por la mandíbula y finalmente subiendo directamente hasta los puntos que están debajo de tus ojos.
4. Sacude las energías de tus manos. Recorre este camino hacia atrás una o dos veces más, si lo deseas.
5. A continuación, recorre el meridiano del estómago en la dirección opuesta (hacia delante). (Una vez más, *véase* figura 4-6).
6. Recorre el meridiano hacia delante un total de tres veces. Acaba sacudiendo tus manos para liberar las energías.

B. Procedimientos adicionales para tratar tipos específicos de molestias del SPM

Hinchazón. Los mejores ejercicios que conozco para la hinchazón son el estiramiento abdominal y el estiramiento hacia los lados. Te sugiero que añadas ambos a tu rutina diaria. Cualquier estiramiento en el que participa el estómago abre espacio para que la energía se mueva. También puedes masajear un punto de acupresión llamado bazo 9 en el otro lado de la pierna, debajo de la rodilla, en la depresión que está detrás de la tibia (*véase* figura 4-7) durante aproximadamente diez segundos en la dirección contraria a las agujas del reloj (como si tu rodilla fuera el reloj), y luego dale golpecitos durante cinco segundos. Éste es un tratamiento tradicional para el edema, aunque no lo recomiendo para las mujeres que estén embarazadas.[1]

Pechos hinchados y sensibles. El dolor y la hinchazón del SPM son señales de cambios hormonales que bloquean el movimiento de energía, haciendo que la energía sobrante se acumule y se vuelva densa y lenta. Tu meridiano del estómago pasa por

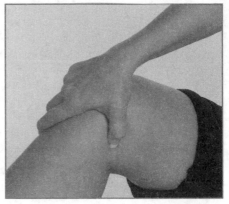

Figura 4-7.
Masajear el bazo

encima de tus pechos, desciende por tu abdomen y llega a tus ovarios. Con el SPM, el meridiano del estómago suele sobrecargarse al intentar manejar los complejos cambios que tienen lugar en estas áreas. A menudo, acumula el excedente de energía. Cuando tus pechos se hinchan o están muy sensibles, el hecho de liberar un poco de esa energía puede proporcionarte alivio. Empieza recorriendo el meridiano del estómago hacia atrás, tal como se describe en la explicación de la limpieza del meridiano del estómago. Sedar el meridiano del estómago puede reducir todavía más la presión en estas áreas, aliviando los cólicos, así como la sensibilidad en los pechos y el dolor en los ovarios. Sedar el meridiano es como abrir un grifo que deja que esa energía salga y te permite recuperar una circulación saludable. Después de la siguiente disertación sobre los cólicos, el dolor de espalda, el dolor en la ingle, los períodos tardíos y la sedación de los meridianos, ofrezco unas instrucciones para sedar el meridiano del estómago y otros meridianos que participan en el SPM.

Cólicos. Sedar el meridiano del estómago también ayuda con los cólicos. Un procedimiento que se centra específicamente en los cólicos es masajear el cuarto punto de acupresión en el meridiano del bazo. Relájate, colócate en una posición en la que puedas llegar cómodamente a tocar ambos pies y masajea simultáneamente los puntos que están en la parte interna de cada pie, a medio camino entre el dedo gordo y el talón (bazo 4, *véase* figura 4-8). Presiona contra el hueso y masajea en el sentido contrario a las agujas del reloj durante, como mínimo, diez segundos y, como máximo, un minuto. Luego golpetea los puntos mientras respiras hondo dos veces.

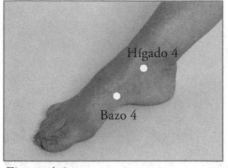

Figura 4-8.
Alivio de cólicos

Entre tanto, masajear el punto hígado 4 (que también aparece en las figura 4-8) alivia la presión del útero y también los cólicos. Masajea otra vez en el sentido contrario a las agujas del reloj y luego golpetea los puntos durante dos respiraciones profundas.

Dolor de espalda. En la medicina energética, el alivio del dolor se basa en tratar el problema subyacente en lugar de enmascarar el dolor, como ocurre con los analgésicos. En vez de limitarse a bloquear los síntomas, las técnicas de la medicina energética para aliviar el dolor corrigen, en el nivel de las energías del cuerpo, los motivos de ese dolor. El SPM puede provocar dolor en una espalda robusta porque los riñones tienen que filtrar más sangre y hormonas durante este período y pueden llenarse y estresarse, provocando dolor en la zona circundante. Sedar el meridiano de riñón remueve la energía tensa de los riñones, los relaja, y proporciona alivio. Si tienes dolor en la parte superior de la espalda junto con cólicos, entonces sedar el meridiano del intestino delgado, que gobierna toda la cavidad abdominal, te puede ayudar. Esto puede aliviar los cólicos, así como la tensión en la espalda. Cuando el dolor de espalda está ubicado en la columna vertebral, a la altura de la cintura, y alrededor de ella, el meridiano del intestino grueso suele estar involucrado, y sedar este meridiano puede proporcionar alivio.

Dolor en la ingle. Con el SPM, puesto que el revestimiento interior del útero se torna más grueso, el peso del útero aumenta. Esto hace que exista una tensión en los ligamentos de la ingle, que pueden tensarse para dar al útero un mejor soporte, pero pueden provocar dolor en la ingle. La técnica más sencilla es acostarte y colocar las yemas de tus dedos directamente sobre las líneas de la ingle, donde las piernas se unen al cuerpo. Relaja tus manos para que estén planas. Tus manos están llevando una energía beneficiosa a tus ovarios, a los lados del útero, y a dos válvulas (la válvula ileocecal y la válvula de Houston), que suelen perder el ritmo durante el SPM, provocando estreñimiento. Mantén esta posición durante aproximadamente dos minutos.

Otro método para aliviar el dolor de ingle es trabajar con el meridiano del hígado. Este meridiano controla la tensión en los ligamentos del cuerpo, y el propio hígado tiene la tarea de dispersar las hormonas que han sido liberadas en el organismo y deben ser eliminadas. De manera que el meridiano del hígado también está trabajando en exceso con el SPM. Sedar el meridiano del hígado (descrito en la página 174) puede relajar la tensión innecesaria en los ligamentos, ayudar al organismo a estabilizarse y permitir que el hígado procese las hormonas que ya han cumplido su función.

Si la regla se retrasa. Con frecuencia, puedes hacer que se inicie la menstruación relajando los músculos de los glúteos y toda la zona pélvica. Sedar un meridiano que controla el sistema de circulación, el pericardio y los músculos de los glúteos (llamado el *meridiano de circulación-sexo*) puede hacer que se inicie un período retrasado sin el riesgo de abortar. Otro motivo por el cual es tan importante hacer que este meridiano continúe fluyendo bien es que funciona de manera sinérgica con los meridianos del bazo, el estómago y el triple calentador.

Sedar los meridianos que participan en el SPM

Muchos de los molestos síntomas asociados al SPM se basan en un exceso de energía en lugar de en una escasez de la misma. Esto puede parecer contrario al sentido común, porque es posible que estés sintiendo que te falta energía, lo cual también es verdad. Esto funciona de la siguiente manera: cuando se acumula demasiada energía en ciertas áreas del cuerpo, el flujo normal de la energía se bloquea, provocando fatiga y dolor. Cuando hay demasiada energía en un lugar, el flujo se detiene, de manera que muy poca energía llega a otras áreas. El motivo por el cual se puede acumular demasiada energía en una zona es porque cuando un meridiano está trabajando en exceso (como ocurre con el SPM), puede compensar en exceso, u otros meridianos pueden proporcionarle energía adicional en un esfuerzo por ayudarlo.

Una manera eficaz de hacer que la energía bloqueada vuelva a fluir es «sedando» el sendero del meridiano en el que se ha acumulado la energía atascada. Esto posibilita que ésta empiece a desplazarse una vez más y puede proporcionar un gran alivio, al tiempo que permite que todo tu organismo recupere el equilibrio. El procedimiento es similar en cada uno de los meridianos, aunque participan diferentes puntos de acupresión. En el capítulo 3, te enseñamos cómo sedar el triple calentador. Una vez más, cuando sedas un meridiano, colocas tus dedos sobre los puntos de acupresión correspondientes, mantienes la presión durante un par de minutos (es como un contacto firme, pero sin una presión intensa o un masaje) y luego presionas suavemente otro grupo de puntos durante un minuto aproximadamente. El tiempo total es de entre tres y seis minutos, dependiendo de si es físicamente posible tocar ambos lados simultáneamente. Cuando presiones los puntos, asegúrate de encontrar una postura cómoda para no exigir demasiado a tu cuerpo. Los meridianos que más participan en los síntomas *físicos* del SPM incluyen los meridianos del estómago, el intestino delgado, el riñón, el intestino grueso, el hígado y los meridianos de circulación-sexo. La disertación anterior sobre los síntomas específicos del SPM te indica cuándo sería aconsejable sedar cada uno de ellos.

SEDAR EL MERIDIANO DEL ESTÓMAGO (SENSIBILIDAD EN LOS PECHOS Y CÓLICOS; TIEMPO: 5 MIN. APROX.)

Puedes trabajar a partir de las imágenes, tocando el primer grupo de puntos (*véase* figura 4-9a) durante dos minutos en un lado y luego el otro lado; y el segundo grupo de puntos (*véase* figura 4-9b) simultáneamente durante un minuto, aproximadamente. He aquí las instrucciones en mayor detalle:

1. Con los dedos pulgar y corazón de tu mano derecha, sostén el final del segundo dedo de tu pie derecho (esto cubre el punto de acupresión estómago 45).
2. Al mismo tiempo, presiona suavemente los lados del final del dedo índice de tu mano derecha con el pulgar y el índice de tu mano izquierda: esto cubre el intestino grueso 1 (*véase* figura 4-9a).
3. Continúa presionando suavemente durante dos minutos, aproximadamente. Asegúrate de estar cómoda físicamente.
4. Repite en el otro lado.
5. Coloca tus pies en una posición en la que puedas tocarlos cómodamente con las manos.
6. Mueve los pulgares a lo largo de la depresión que hay entre los ligamentos del segundo y tercer dedo de cada pie, hasta que estés aproximadamente a 2,5 cm del punto en el que empiezan tus dedos (estómago 43).

7. Coloca los dedos índices de cada mano sobre el ligamento que va hacia el cuarto dedo de cada pie, aproximadamente a unos 2,5 cm (hacia el tobillo) de la posición de tu pulgar (vesícula biliar 41, *véase* figura 4-9b).

8. Mantén una presión suave durante aproximadamente 60 segundos.

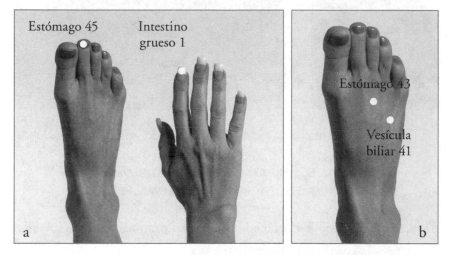

Figura 4-9.
Puntos sedantes del meridiano del estómago

SEDAR EL MERIDIANO DEL INTESTINO DELGADO (DOLOR EN LA PARTE SUPERIOR DE LA ESPALDA JUNTO CON CÓLICOS; TIEMPO: 6 MIN.)

Simultáneamente, coloca el dedo corazón de una mano sobre estómago 36 (la anchura de una mano por debajo de tu rodilla, en alineación con el segundo dedo del pie) y el dedo de la otra mano sobre intestino delgado 8 (aproximadamente la anchura de tres dedos por debajo de tu codo, en alineación con el dedo meñique de la mano), en cualquiera de los dos lados de tu cuerpo, y mantén una presión suave durante aproximadamente dos minutos (*véase* figura 4-10a). Repite en el otro lado. Luego, coloca el dedo corazón de una mano sobre intestino delgado 2 (por debajo del dedo meñique, entre la base del dedo y la muñeca) y el dedo corazón de la otra mano sobre el punto vejiga 66 (en la hendidura que hay en la parte externa de la base del dedo pequeño del pie) y mantén una presión ligera durante aproximadamente un minuto (*véase* figura 4-10b). Repite en el otro lado.

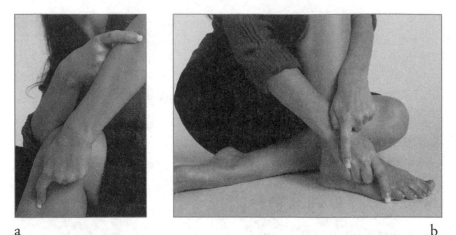

a   b

Figura 4-10. Puntos sedantes del meridiano del intestino delgado

En este ejercicio es posible tocar ambos grupos de puntos simultáneamente.

1. Para hacer ambos lados al mismo tiempo, siéntate en una silla y coloca los pies en ella. Coloca el dedo corazón de cada mano entre el segundo y tercer dedo de cada pie y llévalos hasta la almohadilla de la planta del pie, dejándolos descansar en el borde de la almohadilla que está más alejado de los dedos (riñón 1). Puedes sostener cualquiera de los pies con la mano derecha o la izquierda: lo que te resulte más fácil.

2. Coloca los dedos pulgares de las manos en la base del dedo gordo del otro pie, en el rincón más cercano al segundo dedo del pie (hígado 1) (*véase* figura 4-11a).

3. Asegúrate de que estás cómoda. Mantén una presión ligera durante dos minutos, aproximadamente. Sin embargo, si estás embarazada, debes hacerlo durante sólo 30 segundos, aproximadamente.[1]

4. Coloca el dedo corazón de tu mano derecha en la parte externa del dedo gordo de tu pie derecho y deslízalo por encima del «hueso del juanete» hasta llegar a la hendidura (bazo 3). Encuentra el mismo punto en el pie izquierdo.

5. Coloca los dedos pulgares de tus manos en la depresión que está justo detrás de la parte interna del hueso de los tobillos (riñón 3, *véase* figura 4-11b).

6. Mantén una presión ligera durante 60 segundos, aproximadamente.

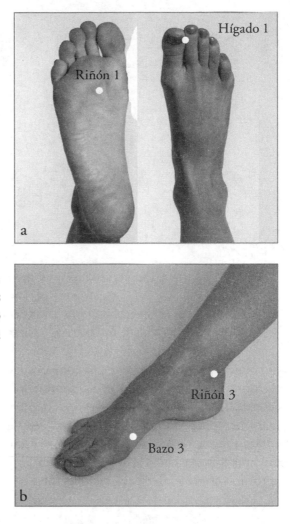

Figura 4-11.
Puntos sedantes
del meridiano
del riñón

SEDAR EL MERIDIANO DEL INTESTINO GRUESO (DOLOR EN LA
PARTE BAJA DE LA ESPALDA; TIEMPO: 6 MIN. APROX.)

La figura 4-12a muestra los primeros dos puntos, intestino grueso 2 (en la base del dedo índice) y vejiga 66 (fuera de la base del dedo pequeño del pie, en la hendidura). Mantén una ligera presión durante dos minutos, aproximadamente, en cada lado. La figura 4-12b muestra los otros dos puntos, intestino grueso 5 (en la parte superior de la muñeca, en línea con el dedo índice) e intestino delgado 5 (en la parte superior de la muñeca, en línea con el dedo meñique). Mantén una presión suave durante un minuto aproximadamente en cada lado.

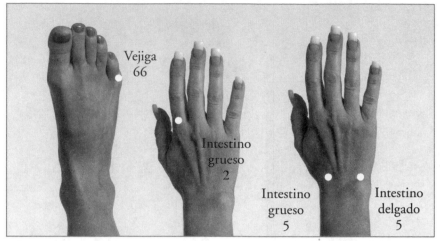

Figura 4-12.
Puntos sedantes del meridiano del intestino grueso

SEDAR EL MERIDIANO DEL HÍGADO (DOLOR EN LA INGLE; TIEMPO: 6 MINUTOS APROXIMADAMENTE)

Simultáneamente, coloca el dedo corazón de una mano sobre hígado 2 y el mismo dedo de la otra mano sobre corazón 8 (*véase* figura 4-13a), en cada uno de los lados del cuerpo, y mantén la presión durante aproximadamente dos minutos. Repite en el otro lado. Luego coloca el dedo corazón de una mano sobre hígado 4 y el mismo dedo de la otra sobre pulmón 8 (*véase* figura 4-13b) y mantén la presión durante un minuto aproximadamente. Repite en el otro lado.

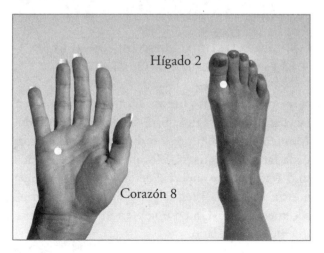

Figura 4-13.
Puntos sedantes del meridiano del hígado

174

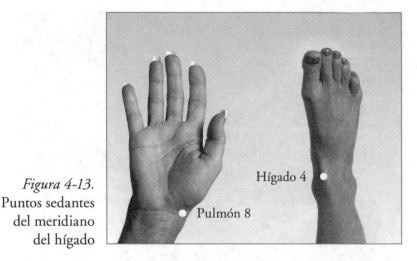

Figura 4-13. Puntos sedantes del meridiano del hígado

Hígado 4

Pulmón 8

SEDAR EL MERIDIANO DE CIRCULACIÓN-SEXO
(RETRASO EN LA MENSTRUACIÓN; TIEMPO: 6 MIN. APROX.)

Simultáneamente, coloca el dedo corazón de una mano sobre bazo 3 (parte interna del pie, justo antes del bulto que lleva al dedo gordo) y el dedo medio de la otra mano sobre circulación-sexo 7 (en el centro de la muñeca, en línea con el dedo medio), en cada uno de los lados de tu cuerpo, y mantén la presión durante dos minutos aproximadamente (*véase* figura 4-14a). Repite en el otro lado. Luego, coloca el dedo corazón o el pulgar de una mano sobre el punto riñón 10 (en la parte interna de la pierna, donde se flexiona la rodilla) y el dedo medio de la otra mano

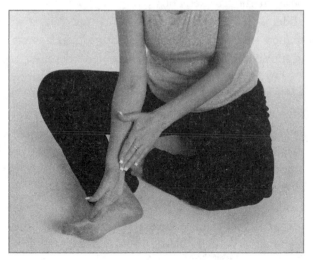

Figura 4-14. Puntos sedantes de circulación-sexo

175

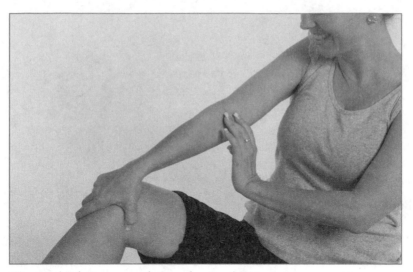

Figura 4-14. Puntos sedantes de circulación-sexo

circulación-sexo 3 (en la parte interna del codo, en el medio) y mantén la presión durante un minuto aproximadamente (*véase* figura 4-14b). Repite en el otro lado.

5. Primeros auxilios para las locuras emocionales

La medicina energética ofrece una serie de técnicas que vale la pena tener a mano durante cualquier alteración emocional, y el SPM puede ser una de las más importantes. Te puedo asegurar varias cosas sobre los métodos de la medicina energética para la agitación emocional. Son rápidos. Son poderosos. Puedes aprenderlos con antelación para aprovecharte de ellos de manera instantánea. Sentirás un cambio en la energía. Y no te acordarás de usarlos cuando los necesites. Muy bien, ¡demuéstrame que me equivoco!

Los tres principios que hay que recordar son: estirar, golpetear y cruzar y sostener. Si no te acuerdas de nada más, respira profundamente mientras: (1) estiras el torso, (2) golpeteas cualquier parte de tu rostro, cabeza, cuerpo, y (3) cruzas los brazos y sostienes los hombros. Además, ya has aprendido varias técnicas estupendas de primeros auxilios emocionales: la conexión (*véase* pág. 84), la cremallera (*véase* pág. 83), el suavizador del triple calentador (*véase* pág. 132) y la Postura Wayne Cook (*véase* página 78). Puedes experimentar con otras cuatro, que son cargar tus baterías, expulsar el veneno, el asimiento neurovascular y la respiración de Darth Vader.

A. Cargar Tus Baterías (tiempo: un poco más de 1 min.)

Cuando te sientas agotada, con los nervios de punta o a punto de estallar en llanto, esta técnica puede aportar relajación, apoyo y fuerza a los meridianos del hígado, el bazo, la vejiga y el riñón, cada uno de los cuales puede estar sumamente tensionado cuando tienes el SPM. Si la haces con regularidad, ayudará a que tus hormonas estén equilibradas y aportará una mayor comodidad a tu ciclo.

1. Sentada, con el pie derecho sobre tu regazo, presiona los lados de dicho pie (*véase* figura 4-15a).
2. Empieza a arrastrar los dedos de la mano izquierda, con presión, subiendo por la parte interior de tu pierna.
3. Sube las manos por tu torso, con presión; la mano izquierda ascendiendo por el costado izquierdo de tu cuerpo y la derecha ascendiendo por el lado izquierdo de la línea media en la parte delantera de tu cuerpo.
4. Cuando tu mano derecha llegue justo debajo de tu clavícula (K-27) y tu mano izquierda alcance el costado de tu pecho en la caja torácica (bazo 21), da pequeños golpecitos en ambas áreas entre 10 y 12 veces mientras respiras profundamente (*véase* figura 4-15b).
5. Repite en el otro lado.

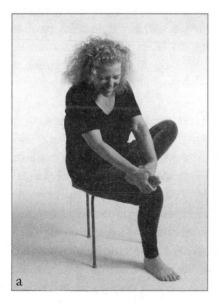 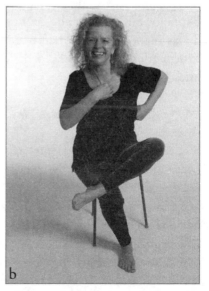

Figura 4-15. Cargar tus baterías

Expulsar el Veneno (tiempo: menos de 1 min.)

Las primeras dos partes de la técnica de soplo/cremallera/conexión del capítulo 2 (*véase* pág. 97) son tan poderosas en tándem que yo las llamo expulsar el veneno. Hacen que el estrés y la rabia salgan de tu cuerpo, desbloquean las energías congestionadas y liberan el espíritu:

Ponte de pie, erguida. Extiende los brazos delante de ti, flexiona los codos ligeramente, cierra los puños con la parte interior de tus muñecas mirando hacia arriba y respira muy hondo una vez (*véase* figura 2-16, pág. 98).

Balancea los brazos hacia atrás y hacia arriba, por encima de tu cabeza. Mantenlos así un momento.

Extiende los brazos hacia muy arriba, gira los puños de manera que los dedos de ambas manos se miren y deja caer los brazos por delante de tu cuerpo mientras abres los puños enfáticamente. Deja salir tu aliento y tus emociones con un sonido de «wuuuuush» o cualquier otro que te salga de forma natural.

Repite esta operación varias veces. Esto hará que te sientas bien. La última vez, baja los brazos de una forma lenta y controlada, dejando salir la respiración por la boca con un soplo.

Acaba con una cremallera. Con una respiración profunda, coloca las manos sobre tu hueso púbico (*véase* figura 2-10, pág. 83) y súbelas rectas por la línea media de tu cuerpo hasta colocarlas delante de tu rostro. Estira los brazos muy alto, por encima de la cabeza, y coloca las palmas de las manos mirando hacia fuera. Soltando la respiración lentamente, extiende los brazos hacia los lados, tan lejos como puedas, y regresa al hueso púbico.

C. El asimiento neurovascular (tiempo: entre 1 y 3 min.)

Si estás estresada o te sientes triste, esta técnica libera la tensión de tu cuerpo y de tu mente. Tu cuerpo todavía reacciona a las amenazas y al estrés como lo hacían los organismos de tus ancestros hace millones de años. Huir o luchar requería que la sangre saliera rápidamente del cerebro hacia el cuerpo para respaldar una acción rápida. Estás diseñada para *actuar* en una emergencia, no para pensar. El asimiento neurovascular, que ya mencionamos en el capítulo anterior, interrumpe la respuesta de lucha o huida, haciendo que la sangre regrese a tu cerebro anterior para que puedas pensar con mayor claridad.

Sentada o acostada, sintoniza con alguna tensión que sientas o concéntrate en un pensamiento, recuerdo o situación estresante.

Coloca tus dedos pulgares en tus sienes y la almohadilla de los dedos de las manos sobre tu frente, en la zona huesuda que está sobre cejas (*véase* figura 3-1, pág. 131).

Mantén una presión suave durante tres minutos como máximo, respirando profundamente, inspirando por la nariz y espirando por la boca.

Alternativa: coloca la palma de una de tus manos sobre tu frente y la palma de la otra mano sobre la parte posterior de tu cabeza. Una vez más, mantén una presión suave durante no más de tres minutos, sin dejar de respirar profundamente.

D. LA RESPIRACIÓN DE DARTH VADER
(TIEMPO: MENOS DE 1 MIN.)

Esta técnica calma el triple calentador, equilibra las hormonas, libera las tensiones y aporta estabilidad al cuerpo y a la mente. La respiración para esta técnica es muy lenta y controlada.

Ponte de pie y expulsa completamente tu aliento.

Inspira por la boca, llevando la respiración muy lentamente por la parte posterior de tu garganta, haciendo un ruido carrasposo tipo «Darth Vader».

Espira haciendo el mismo sonido, también muy lentamente.

Aunque algunos de estos métodos funcionarán mejor que otros, en tu caso, cada uno de ellos puede ser eficaz. Experimenta.

6. Test de energía para los suplementos hormonales y de otro tipo

Aunque nuestro énfasis se ha centrado en las técnicas para modificar las energías de tu cuerpo, una definición del capítulo 3 nos proporciona el contexto: la medicina energética es el arte y la ciencia de trabajar con las relaciones entre energía *y química* para promover la salud, la vitalidad y el bienestar. Nos concentramos en la energía porque, además de ser mi especialidad, es el área que ha recibido menos atención concreta en los enfoques convencionales y alternativos para ayudar a las mujeres con sus preocupaciones por su salud. Pero en la práctica, la medicina energética está muy armonizada con los equilibrios y desequilibrios químicos, así como con los energéticos. De hecho, todas las hierbas y las medicinas tienen propiedades energéticas. Y el test de energía (*véanse* págs. 85-87 y el apéndice) es una herramienta para determinar los tipos de suplementos hormonales, nutricionales o de otro tipo que podrían complementar mejor las intervenciones energéticas de participación activa.

Si sabes que siempre te sientes mejor después de tomar una hierba en particular para aliviar tus cólicos, no es necesario que hagas el test de energía. Pero este test puede ayudarte a decidir cuál de las ocho hierbas de la tienda de productos naturales es más probable que funcione en para tu cuerpo, tus quejas y tu sistema energético, que son únicos. Cada alimento, pastilla o cápsula tiene un campo energético. El test de energía te permite determinar, antes de ingerir la sustancia, si su vibración única resuena y es compatible con las energías y las necesidades de tu propio organismo. Dado que la química sigue a la energía, eso también te dará una pista de cómo responderá tu cuerpo a dicha sustancia.

En mi caso y en mi enfoque con los clientes, primero intento manejar las fluctuaciones mensuales usando únicamente técnicas energéticas, porque son menos invasivas. Si te apoyas en fuentes externas para producir una sustancia química que tu cuerpo genera de forma natural, la capacidad de tu cuerpo de producir dicha sustancia suele disminuir (una excepción importante es la progesterona).

Las técnicas energéticas, ciertamente, funcionan independientemente de cualquier otra intervención. Pero hay ocasiones en las que las hierbas y otros suplementos utilizados para el SPM pueden complementar el trabajo energético, y yo apoyo totalmente esta combinación cuando es necesaria.

Incluso si no te interesa aprender a hacer el test de energía, puedes experimentar con las sustancias descritas aquí mediante prueba y error. En mi caso, mediante ese tipo de experimentación, he aprendido muchísimo sobre mi propio cuerpo y lo que necesita, especialmente antes de conocer los tests de energía a finales de la década de 1970. Por favor, consulta en Internet para conocer las contraindicaciones y habla con un facultativo competente antes de ingerir cualquier sustancia de la que no tengas el suficiente conocimiento.

Si has cultivado una habilidad para los tests de energía, o si tienes acceso a un profesional que pueda realizar correctamente los tests a las sustancias que estás considerando tomar, no sólo dependerás de la prueba y error, sino que también podrás averiguar con antelación la cantidad que necesitas y cuándo la precisas. Mi cuerpo puede necesitar un poco de progesterona, pero tres dosis pueden acabar con el equilibrio de progesterona-estrógenos. Es posible que al día siguiente no necesite tomar nada, y el día después quizás precise tres dosis por la mañana y una por la tarde. No conozco ninguna herramienta mejor que hacer un test de energía para establecer una armonía entre la química fluctuante de tu organismo y lo que le ofreces para mantener un funcionamiento óptimo.

Los cambios en los equilibrios de estrógenos y progesterona son el núcleo de los síntomas más severos de SPM. Los niveles de estrógenos están en su punto más alto hasta la ovulación, cuando la hormona te dice que encuentres a un pretendiente y sigas adelante. Con la ovulación, los niveles de progesterona empiezan a subir. Si hiciste la primera parte bien, de acuerdo con la llamada de la naturaleza, entonces tu cuerpo tiene que empezar a prepararse para concebir un bebé. La progesterona remodela el útero para que éste albergue al bebé. Mientras que los estrógenos te excitan y hace que seas más activa sexualmente y que estés más interesada en el sexo, la progesterona te calma. Hace que estés más tranquila. De hecho, una de sus funciones principales, aparte de fortalecer el útero, es relajar el sistema nervioso central. Pero si estás en la posovulación de tu ciclo y no estás produciendo suficiente progesterona, existe una profunda ansiedad corporal de que tu útero no es capaz de construir el revestimiento interior que necesita para el esperado bebé: ¡algo no va bien! Más allá de esto, todo tu sistema nervioso se desequilibra porque la progesterona esperada no se está produciendo.

Unos niveles inadecuados de progesterona pueden deberse a muchas causas. La lotería del diseño de la naturaleza simplemente empujó ligeramente a algunas mujeres más hacia los estrógenos y a otras más hacia la progesterona. Muchas mujeres empiezan a tener un declive en sus niveles naturales de progesterona en la mitad o el final de la treintena. Si para ti el SPM es una etapa de ansiedad, histeria o reactividad crecientes, es posible que no estés produciendo la cantidad de progesterona que tu cuerpo necesita. Mientras que algunos de los ejercicios energéticos de este capítulo pueden producir un mayor equilibrio, también podrías considerar la posibilidad de suplementar lo que tu cuerpo está produciendo. Otras señales de baja progesterona en las mujeres menstruantes, aparte de la irritabilidad y los cambios de humor extremos, incluyen ciclos menstruales irregulares, sangrado menstrual abundante, hinchazón, dolor de espalda, retención de líquidos, fatiga, antojos excesivos de comida, endometriosis, fibromas uterinos y mamas muy sensibles.

Aunque las partes más terribles de mi propio SPM eran emocionales, mi hija menor, Dondi, tenía debilidad física cada mes, con una sudoración y unos estremecimientos intensos, con unos cólicos terribles y dolor. Y ella nunca sabía cuándo iba a empezar su menstruación, de manera que no podía planificarla, lo que resultó negativo en su carrera como actriz. Mientras que la progesterona era mi droga maravilla, a ella no la ayudaba nada. La solución vino de la mano de los anticoceptivos orales, que aumentaron su nivel de estrógenos. Súbita y decididamente, su período se hizo regular y sus síntomas desaparecieron.

Para tomar un suplemento de progesterona, la manera más sencilla de introducirla en tu cuerpo es tomar cápsulas de **raíz de ñame** mexicano o siberiano. Algunas personas también usan cremas de raíz de ñame o de otra progesterona. Todo esto se consigue en las tiendas. Las formas más fuertes de progesterona sólo se pueden adquirir con receta médica (asegúrate de conseguir progesterona natural, en lugar de progestina, que es sintética y tiene más probabilidades de causar daño). La progesterona natural puede tomarse en forma de supositorio o por vía oral, en cápsulas, o puedes hacer un agujero en la cápsula y esparcir pequeñas cantidades en la parte interior de tu muñeca o en tu abdomen, lo que permite que controles por completo la dosis. Tu piel la absorberá e irá directamente a tu torrente sanguíneo, mientras que si la tomas por vía oral tu hígado tendrá que procesarla. Desde la raíz de ñame hasta la progesterona recetada, puedes experimentar y ver qué ocurre, o puedes hacer el test de energía para averiguar qué forma y cuánto necesita tu cuerpo día a día. A veces esa necesidad fluctúa hora a hora. Y, en cualquier caso, por favor, ten cuidado de no cometer el error que yo cometí al ver la progesterona como la panacea y usarla tanto que me causó un problema (*véase* pág. 152). Los posibles síntomas de un exceso de progesterona incluyen irritabilidad, embotamiento, depresión, disminución de la libido, cólicos uterinos, dolores de cabeza e insomnio.

Antes de descubrir la raíz de ñame, la **vitamina B6** era la única sustancia que realmente me ayudaba a regular mis cambios de humor extremos del SPM. La vitamina B6 calma el sistema nervioso. Yo tomaba dosis más altas de las que se suelen recomendar, pero, una vez más, puedes hacer un test de energía. Yo utilizo el **complejo B**, ya que ayuda a procesar el desequilibrio hormonal de las tensiones de la vida cotidiana, junto con una dosis adicional de vitamina B6. El **potasio**, o a veces una cápsula de un complejo de minerales, ayuda a regular la presión sanguínea y a mantener el equilibrio de electrolitos, que también son importantes para el sistema nervioso. El **magnesio** es un mineral que suele ser escaso en las mujeres que tienen SPM. El magnesio relaja los músculos, así que puede ayudar con numerosos síntomas, desde los cólicos abdominales y los calambres en las piernas, hasta los dolores de cabeza y el estreñimiento. Otro de mis favoritos es el **cromo**, que ayuda al equilibrio de los niveles de azúcar en sangre. Muchas mujeres tienen antojos de azúcar y chocolate cuando tienen el SPM. Los antojos de chocolate suelen reflejar la necesidad de magnesio en el cuerpo; los antojos de dulces, su necesidad de cromo.

Muchas mujeres experimentan una debilidad en las piernas durante el período premenstrual. Una hierba llamada **escoba de carnicero** era un regalo del cielo cuando mis piernas se debilitaban. Podía tomarla antes de bailar o ascender por nuestras montañas de Oregón. Me permitía usar mis piernas de maneras que jamás hubiera imaginado cuando las sentía débiles y doloridas. El nombre «escoba de carnicero» es muy interesante. Durante la peste en Europa, los carniceros no padecían esta enfermedad. Resultó que los carniceros hacían unas escobas especiales con una planta frondosa de hoja perenne, que se absorbía en sus manos (especialmente cuando tenían cortes), y esta planta tenía propiedades medicinales. La hierba escoba de carnicero funciona adhiriéndose al colágeno y fortaleciendo los vasos sanguíneos, lo cual ayuda a que la sangre circule por todo el cuerpo.

Otras hierbas que se recomiendan con frecuencia para el SPM incluyen la agripalma, la raíz de dandelión, el dong quai y el ginkgo biloba. Puedes experimentar con ellas o hacer el test de energía, y puedes aprender mucho más sobre cada una de ellas en Internet. Se dice que la **agripalma** calma las emociones y aporta una seguridad interior. La **raíz de dandelión** se usa para fortalecer los meridianos del bazo y el hígado, así como para paliar la retención de líquidos. El **dong quai** equilibra los niveles de estrógenos y progesterona en algunas mujeres, aunque a mí siempre me ha hecho empeorar, otro motivo para hacer un test de energía. El **ginkgo biloba** se utiliza para la memoria, el agotamiento mental y la circulación de la sangre (no me acuerdo si funcionaba en mi caso). Aumentar la ingesta de **fibra** puede ayudar a mantener tu sistema digestivo en movimiento durante los períodos en que se relentice. Las luces de amplio espectro dan un impulso energético a algunas mujeres y eso mejora su estado de ánimo.

Por muy difícil que sea tu ciclo menstrual, es verdaderamente un proceso milagroso. Mi esperanza es que las sencillas técnicas energéticas que se describen en este capítulo te proporcionen las herramientas para hacer frente a esos desafíos de una forma más eficaz y que te ayuden a acceder más fácilmente a las fuentes de sabiduría profunda a las que puedes acceder con cada ciclo de la Luna.

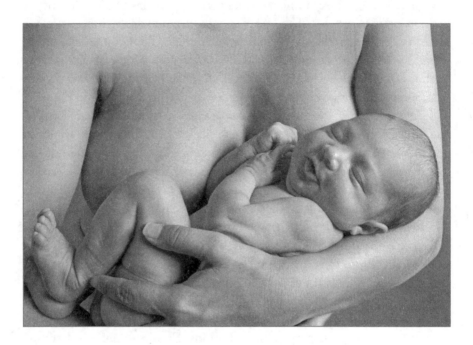

CAPÍTULO 5

SEXUALIDAD, FERTILIDAD, EMBARAZO Y PARTO

Durante siglos, las mujeres estuvieron en sus cuevas removiendo la sopa con una mano, meciendo a su bebé sobre la cadera y echando fuera al lanudo mamut con el pie. A lo largo de los siglos, las mujeres han desarrollado una estructura cerebral y una forma de pensar que son característicamente distintas de las de los hombres.

— JEAN HOUSTON

Según un cálculo un tanto reduccionista, el ser humano es «la manera que tiene un gen de hacer otro gen». Nosotras experimentamos el proceso de una forma más profusa. Nuestra sexualidad es jugosa, extática y apremiante; nuestra fertilidad, el pináculo del potencial; el embarazo, el viaje de un punto diminuto a un milagro; el nacimiento, el ejemplo de manifestación.

Nuestros cuerpos conocen el plan. Nuestra programación biológica más profunda nos impulsa a través de cada etapa de la reproducción. Sin embargo, incluso aquí, el mundo moderno ha puesto de cabeza al campo de juego. La dulzura y la pasión de la sexualidad –que solía ser un asunto privado en el que había respuestas inocentes del alma, el corazón y las hormonas– han sido destiladas e inyectadas en las siempre presentes imágenes de los medios de comunicación que dan forma a nuestro concepto de nosotras mismas y a nuestras imágenes del amor y el sexo. Nuestra fertilidad es desafiada por la preponderancia de hormonas artificiales en nuestros alimentos y contaminación electromagnética en el aire. Los efectos de cualquier cosa que no sea saludable en nuestros complejos estilos de vida se magnifican durante el embarazo. Incluso nuestra forma de dar a luz ha sido separada de nuestros ritmos e instintos naturales.

La medicina energética tiene mucho que ofrecer en cada uno de estos ámbitos. Al hacer que tengas una mejor comunicación con tus energías, tu cuerpo (el mayor experto del mundo en tu sexualidad, fertilidad, embarazo y parto) es capaz de hablarte en su propio idioma. Aparte de ayudarte a volver a incorporar tus instintos naturales, la medicina energética te da herramientas para descubrir lo que puede haber salido mal en cualquiera estas áreas y te proporciona remedios eficaces. Estas herramientas también pueden usarse para crear una atmósfera –un ambiente energético dentro de tu cuerpo– que te ayudará a florecer en todos los aspectos de la reproducción. Este capítulo ofrece conceptos básicos y métodos en cada área.

Sexualidad

Yo soy en parte cherokee. Las abuelas cherokee enseñan a sus nietas a darse placer sin un hombre. Ésta no es una práctica autocomplaciente, sino una habilidad fundamental para mantener su independencia y su autosuficiencia hasta que están preparadas para tener pareja. De hecho, el significado original de la palabra *virgen* era «una mujer que es dueña de sí misma». Una sexualidad sana para la mujer comienza por el conocimiento temprano de su propio cuerpo, reverenciándolo, volviéndose experta en el arte de darle placer, valorándolo como un recipiente sagrado que un día albergará a un bebé y desarrollando una fuerte intención de no violarlo. Ser dueña de tu cuerpo cuando eres joven también significa que no entregas tu virginidad, o tu sagrada relación sexual, de forma fortuita a cambio de gustar, de ser aceptada o popular; como una manera de alimentar un ansia de amor o de afirmación; o como una caída para servir a los deseos de otra persona a expensas de tu propia integridad. Todo esto es tan relevante hoy como lo ha sido siempre; no estoy sugiriendo un retorno a la época puritana. No obstante, estoy diciendo que una mujer joven puede pagar un precio muy alto por tener múltiples parejas. Aparte de las enfermedades de transmisión sexual y de la menor autoestima que suele darse en las chicas que tienen múltiples parejas sexuales, el cuerpo también reacciona. El riesgo de padecer cáncer de cérvix en las mujeres que tienen múltiples parejas aumenta enormemente. Algunas mujeres que tuvieron múltiples parejas cuando eran jóvenes pierden la capacidad de obtener un placer intenso en el sexo cuando encuentran a un compañero al que aman profundamente. Esta triste consecuencia de la exuberancia de la era del amor libre me ha sido reportada con tanta frecuencia por mis clientas que me sorprende que no se hable más abiertamente del tema en estos tiempos en los que todavía estamos aceptando las libertades que el control de la natalidad ha abierto para nosotras.

EL SECRETO DE LA ABUELA CHEROKEE
PARA EL PODER PERSONAL

Aunque no me crié según la tradición cherokee, una anciana cherokee me enseñó el secreto del poder personal de las abuelas cuando yo tenía treinta y tantos años. Me quedé asombrada porque lo había «descubierto» espontáneamente cuando tenía 11 años, como si me hubiese sido transmitido como un eco de mis ancestros. En aquella época nunca pensé que era algo sexual, y tampoco está especialmente centrado en los genitales. En lugar de eso, fue una sensación de inmenso placer y de maravillosa tonificación. No me sentiría libre para hablar de esto si no lo hubiese descubierto por mí misma, pero, puesto que fue así, prestad atención.

El secreto de la abuela cherokee para el poder personal puede enfocarse de dos maneras: una que se practica en una quietud absoluta y otra en la que hay movimiento. La primera es la forma que yo descubrí a los 11 años. Estaba tumbada en el sol, sobre un gran peñasco, detrás de nuestra casa en Ramona, California. Era mi lugar favorito. Una profunda quietud sosegaba mi cuerpo y mi mente. A partir de esa quietud, empecé a sentir que unas fuertes pulsaciones entraban en mi cuerpo, provenientes de la tierra. Fue como si mi respiración ya no estuviera impulsada por mis pulmones, sino que la tierra estaba haciéndome respirar. Después de un rato, las pulsaciones adquirieron la forma de una energía de figura de ocho que se movía en oleadas por el tronco de mi cuerpo. Arriba y por encima, alrededor y por debajo, avanzaban una y otra vez con un ritmo perfecto. Yo sentía como si fuera un instrumento que estaba siendo tocado por una fuerza exquisita, que no podía explicar. Las sensaciones que recorrían mi cuerpo me daban un placer que me satisfacía al nivel más profundo: físico, emocional y espiritual. Sentir esas energías profundas que activan el placer sensual, la paz y la renovación fue pura dicha, algo indescriptiblemente maravilloso.

Hasta el día de hoy, cuando quiero nutrirme y renovarme, entro en esa profunda quietud, y el «ocho energético» empieza a moverse. No es necesario estar sobre una roca o sobre el césped o sobre la tierra para practicar esto. Una cama o el suelo funcionan perfectamente. Creo que esas energías vitales de la figura del ocho siempre están esperando ser utilizadas. Simplemente me quedo, establezco mi intención y mi cuerpo parece hacer el resto. Pero requiere un grado de rendición. La versión que implica movimiento es una buena manera de aprender el método. Mis clientas me dicen que, a pesar de que es difícil sintonizar con esas energías con figura de ocho, o rendirse a ellas, los movimientos físicos les ayudan a experimentar sus energías latentes. Con el tiempo, la forma en la que no hay movimiento suelen resultarles accesible.

La anciana me enseñó el movimiento físico, pero luego me comentó que, con el tiempo, las chicas ya ni siquiera tienen que mover sus cuerpos. Descubren que la onda de energía empieza por sí sola, tal como yo lo experimenté inicialmente. Así es como me lo enseñó ella:

El secreto de la abuela para el poder personal

1. Empieza acostándote en el suelo, boca arriba, y respira hondo dos veces, inspirando por la nariz y espirando por la boca. Si lo prefieres, puedes cerrar los ojos. Luego, deja que tu respiración sea natural y fácil. La fuerza y el esfuerzo no funcionan con este método. La clave es la rendición.
2. Centra tu atención en tu chakra raíz, en la parte inferior de tu pelvis. Siente las energías que están siempre ahí. Imagina que la energía y el oxígeno entran y salen de todas las células.
3. Rodea tus caderas con movimientos de la figura del ocho, hacia arriba y hacia abajo.

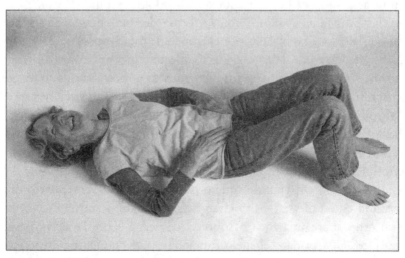

Figura 5-1. El secreto de la abuela para el poder personal

4. Flexiona las piernas a la altura de las rodillas y coloca tus manos sobre la parte interior de tus muslos, con los lados de tus pulgares sobre los pliegues donde tus piernas y tu tronco se unen (*véase* figura 5-1). Mueve todo tu cuerpo en un movimiento ondulante, formando la figura de un ocho. Los meridianos del hígado, el bazo y el riñón (todos energías yin o femeninas) suben por la parte interior de las piernas y cruzan los muslos. Los puntos que tus manos tocan cuando adoptas esta posición pueden abrir la energía sexual.

5. Deja que las energías que se creen de forma natural fluyan con estos movimientos.

6. Después de un rato, estira las piernas, coloca las manos en los lados de tu cuerpo, ralentiza la respiración y libérate. La sensación del movimiento de la figura del ocho puede continuar por sí sola, e incluso fortalecerse.

Obviamente, esto no se limita a la tradición cherokee. Está alineado con la arquitectura natural del cuerpo de la mujer. Cuando comenté este método en un curso de medicina energética para mujeres, una bailarina de danza del vientre que estaba en clase dijo: «Eso proviene de Oriente Medio. Las bailarinas del vientre tradicionales conocen este método». Otra mujer dijo: «Se originó en China. Es una técnica del triple calentador/pericardio para conseguir que el calor y el placer se bombeen por tu cuerpo. Incluso es anterior al yoga tántrico».

Broma de la evolución, dilema de la sociedad

En nuestra cultura, muchas de nosotras crecimos creyendo que no deberíamos disfrutar de nuestra sexualidad fuera de una relación amorosa. Y que las mujeres tengan sexo casual con múltiples parejas tiene consecuencias fisiológicas y emocionales. Por muy injusto que pueda parecer en algunos sentidos, nuestras hormonas tienden a apoyar el modelo tradicional que confina las relaciones sexuales a una relación amorosa comprometida. Sólo para dejar las cosas claras, no estoy diciendo: «Espera al hombre adecuado antes de hacerlo» (ésta ni siquiera es necesariamente mi opinión sobre lo que es mejor para todas las mujeres en todo momento), pero vamos a examinar el ámbito hormonal que subyace a este tipo de elecciones.

Tus decisiones sexuales y amorosas se basan menos en el pensamiento claro y en la libre elección que en tus hormonas. No es que el pensamiento racional y las decisiones bien ponderadas no puedan contrarrestar los impulsos de nuestras hormonas. Pueden hacerlo, y deben hacerlo. Pero tampoco deberíamos subestimar el fuerte tirón magnético que pueden ejercer las hormonas por debajo de nuestro radar.

La libre elección es, en términos de evolución, un desarrollo reciente. Otras especies no disfrutan de nada parecido a nuestra consciencia de elección y libertad para elegir. Sin embargo, mucho antes de que la naturaleza iniciara su peligroso experimento de concedernos la libre elección, las hormonas y las sustancias químicas del cerebro estaban realizando la tarea de asegurarse de que tuviéramos los comportamientos necesarios para la supervivencia y la procreación. Esos programas todavía complementan, y en ocasiones dominan, nuestras elecciones. La respuesta de lucha o huida a una amenaza es un ejemplo clásico, como lo son las urgencias de buscar comida, agua y refugio. Estos comportamientos están programados biológicamente, y la biología nos habla a través del lenguaje del placer y el dolor. Lo más primario aquí son los comportamientos que nos ayudan a sobrevivir. Luego están los comportamientos que garantizan que creemos la siguiente generación.

En ese terreno, los hombres y las mujeres están programados de una forma tan distinta que seguramente debemos de estar viendo el sentido del humor de la naturaleza, que se inclina por el drama trágico, o la indiferencia (aunque quién sabe cuál). Las relaciones sexuales frecuentes con múltiples parejas aumentan la autoestima de los hombres jóvenes, mientras que, en las mujeres jóvenes, refrenar las relaciones se relaciona con una mayor autoestima.[1] Las fantasías de los hombres son más acerca del sexo, y las de las mujeres más sobre la relación amorosa.[2] Los hombres y las mujeres tienen intereses sexuales impulsados biológicamente que son bastante distintos. Recuerda la presunta reina, el único óvulo fértil del mes, listo para llevar adelante los genes de la mujer mediante la fecundación, la gestación y años de cuidados y protección. La oportunidad puede aparecer solamente unas 300 veces durante la vida de la mujer, y la fecundación transforma el drama de un festival mensual en un compromiso a largo plazo. Para que el hombre cumpla con los requisitos mínimos para garantizar su contribución al fondo común de genes, la fecundación es el único acto que realmente importa en la obra, y él tiene billones de espermatozoides que están preparados para cualquier momento en el que pueda surgir la oportunidad. Y sus hormonas le están diciendo que debe buscar esa oportunidad con frecuencia.

Energéticamente, la excitación sexual en el hombre enciende rápidamente los genitales y la energía asciende hacia el corazón y lo calienta. En el caso de la mujer, la excitación empieza en la mente o en el corazón y luego se traslada a los genitales.[3] La testosterona, las hormonas vasopresoras y la dopamina también se conocen como las hormonas que impulsan la búsqueda sexual masculina; sin embargo, el papel de la oxitocina es especialmente entretenido. La oxitocina, la hormona de «atiende y haz amistad», está asociada al hecho de que las mujeres creen lazos entre ellas y cuiden de sus familias. Y, ciertamente, suele estar diez veces más concentrada en los cuerpos de las mujeres que en los de los hombres.[4] Excepto en un momento en concreto: durante el orgasmo. Es entonces cuando los hombres tienen un momento de profundo vínculo afectivo. Su oxitocina da un salto hasta llegar a cinco veces los niveles normales. Durante un breve instante, la naturaleza logra algo cercano a la paridad emocional entre los sexos. Más allá de la descarga, más allá de la conquista, alcanzar ese estado es parte de la obsesión de los hombres con la copulación. La sabiduría común que dice que los hombres dan amor para conseguir sexo es sólo parte de la historia: los hombres también quieren sexo para sentir amor. Sin embargo, rápidamente, mientras la mujer está deleitándose en la intimidad compartida, la oxitocina del hombre recupera sus niveles normales, bajos, y ella se siente un tanto infravalorada cuando sus murmuraciones románticas son reemplazadas por el fútbol del domingo por la noche. Aunque la naturaleza espera que si logras seducirlo hacia 20 o 30 de esos momentos de vínculo afectivo, otras partes de su cerebro empezarán a participar y eso se volverá un hábito, de modo que él empezará a sentir un amor que trasciende la euforia de la conquista y se quedará para proteger a vuestros bebés, las diferencias en el comportamiento sexual del hombre y la mujer, impulsadas por las hormonas, no deberían ser subestimadas. Específicamente, no des por sentado que las reglas generadas por su cerebro son las que tu cuerpo debería seguir.

Esto es mucho más que algo meramente personal, y se extiende mucho más allá de la sexualidad. Vivimos en una cultura cuya autoridad se regula mucho más por la influencia de la testosterona que la de la oxitocina. Cuando una mujer se enfrenta al estrés, su cuerpo produce oxitocina, que neutraliza la respuesta de lucha o huida y hace que busque maneras de conectar con los demás. Después de cualquier amenaza física inmediata, ella se concentra en dialogar con otras mujeres y en cuidar del bienestar de sus hijos. Cuanto más lo hace, más oxitocina produce. Este comportamiento se refuerza por sí mismo. Aparte de eso, los estrógenos aumentan los efectos creadores de lazos emocionales de la oxitocina. Por otro lado, la testosterona que los hombres producen en altos niveles cuando están estresados, tiende a inhibir los efectos creadores de lazos emocionales de la oxitocina. Cuando las relaciones se tensan, la mayoría de las mujeres quiere hablar; la mayoría de los hombres se vuelve hacia su interior y busca soluciones en el aislamiento. La facilidad de comunicación no fue la primera prioridad de la naturaleza al diseñar nuestras diferencias. Culturalmente, se nos desafía a proponer estrategias basadas en la oxitocina para nuestros problemas, interviniendo en la respuesta de luchar o huir y elevando el «atiende y haz amistad», para que se convierta en una posibilidad mucho más fuerte tanto para los hombres como para las mujeres.

La continua supresión de los valores femeninos llega al centro del asunto de si la humanidad va a modificar su actual rumbo veloz hacia la extinción y tiene un impacto en nuestra salud física y mental. Mientras que la supresión de los mismos valores que podrían salvarnos a todos adopta muchas formas, sutiles y evidentes, su base primaria se origina en la dominación física. La tolerancia del mundo de la violencia hacia las mujeres y la resultante supresión del principio femenino no es simplemente otro problema molesto que afecta a los países subdesarrollados. Describiendo su propio despertar al papel de fundamental importancia de este problema, la hermana Mary Eve explica: «Lentamente, me fui dando cuenta de que no había nada más importante que detener la violencia hacia las mujeres –que la profanación de las mujeres indicaba que los seres humanos no habían sido capaces de honrar y proteger la vida y que ese fallo, si no cambiábamos, sería el fin de todos nosotros. No creo ser extrema. Cuando violas, golpeas, disminuyes, mutilas, quemas, entierras y aterrorizas a las mujeres, destruyes la energía vital esencial que hay en el planeta. Fuerzas lo que se supone que debe ser abierto, confiado, cariñoso, creativo y vivo a inclinarse, a ser estéril y a estar roto».[5]

¿Por qué es relevante para un libro sobre la salud este desvío hacia un comentario social? Porque si estás bailando al son de un tamborilero que no sigue en absoluto el ritmo de las mejores estrategias de la evolución, tal como está codificado en tus hormonas, tu cuerpo paga un precio. Más concretamente, tus energías entran en un conflicto interior, y tu salud, tu felicidad y tu sexualidad pueden verse comprometidas. Cuando mis clientes se tumban en mi camilla, sus energías no sólo reflejan sus predisposiciones genéticas y sus circunstancias físicas, sino también sus elecciones en la vida. Esto es tan cierto para los hombres como para las mujeres, y el truco de la naturaleza de proporcionarnos esas estrategias basadas en las hormonas para crear vínculos, resolver problemas y reproducirnos es el enigma fundamental de cuya solución depende nuestra supervivencia colectiva.

ABRIRSE SEXUALMENTE ES MÁS
QUE PRESIONAR UNOS PUNTOS

La medicina energética te muestra qué puntos debes presionar, masajear o golpetear para despertar tus energías sexuales y de otros tipos. Sin embargo, más que mantener los puntos presionados, lo más importante es prestarte atención a ti misma como ser energético. Mi primer paciente fue una persona muy conocida que tenía ochenta y muchos años. En realidad, yo todavía no había creado mi consulta, pero acababa de dar mi primera clase de medicina energética y uno de los participantes le habló de mí a esta persona. Aunque tenía una serie de problemas de salud, sólo quería verme por un motivo: había perdido la capacidad de tener una erección. Quería tener una compañera, pero consideraba que no era justo intentar seducir a una mujer si él no era capaz de funcionar a nivel sexual. Definitivamente, ésa no era mi especialidad, pero yo estaba convencida de que, si conseguía que las energías de su cuerpo fluyeran, eso le ayudaría. De modo que eso fue lo que hice. Ahí donde sus energías estaban bloqueadas, yo abría los canales.

Aunque todos los problemas de salud de su cuerpo evidenciaron una mejoría en sólo unas pocas sesiones, sólo había un problema en el que él quería concentrarse. Como era un hombre de éxito, era franco y directo respecto a cuáles eran sus prioridades. Una mañana, recibí una llamada telefónica triunfante de él en la que me anunciaba que había tenido una erección. Me dijo que yo valía mi peso en oro y que iba a buscarse una novia. Y lo hizo. Ésa fue una experiencia sumamente instructiva para mí. Yo no sabía qué puntos se usaban para mejorar la capacidad sexual. No conocía ninguna cura. Solamente sabía cómo equilibrar las energías en el cuerpo.

De manera que todos los métodos que se presentan en este libro para equilibrar tus energías contribuyen a que llegues a ser un ser sexual más vigoroso. No obstante, algunas técnicas pueden abrir la energía sexual que ha estado crónicamente bloqueada o inhibida.

ABRIR TUS ENERGÍAS SEXUALES

Además del parto, el sexo es el acto físico íntimo fundamental, normalmente más para la mujer que para el hombre, porque ella lleva a su compañero *al interior* de su cuerpo. Aquí no alcanzaríamos, ni remotamente, a hablar de todas las dimensiones emocionales, interpersonales y espirituales de tu sexualidad, pero puedo comentar algunas técnicas para encender las energías que la afectan.

CONSEGUIR QUE FLUYAN TUS SENTIMIENTOS SEXUALES

En la medicina energética, los meridianos que más participan en una sexualidad sana son los del riñón, el bazo y el hígado.

- En algunas tradiciones, el meridiano del riñón se considera el área de almacenamiento de la energía sexual, y aunque yo no acabo de verlo de ese modo, tiene una fuerza poderosa para que fluya nuestra energía sexual.
- El meridiano del bazo refuerza el meridiano del riñón en esta función y también apoya a todos los órganos que participan en la sexualidad femenina.
- El meridiano del hígado es capaz de abrir las energías bloqueadas y apoya a los músculos y los ligamentos que forman parte de la sexualidad.

Para mantener una sexualidad saludable, o para abrir la energía sexual bloqueada, mantén tus meridianos del riñón, el bazo y el hígado en buen funcionamiento. Usa cualquier combinación de los siguientes métodos:

1. En el secreto de la abuela cherokee para el poder personal, colocar tus manos en la parte interior de tus muslos mientras tu cuerpo hace movimientos ondulantes estimula estos tres meridianos. En el caso de algunas mujeres, el simple hecho de mantener las manos en ese punto hace que la energía fluya. Aunque esto puede dar inicio a una sensación cálida, como líquida, y es posible que tú no quieras ser más intrusiva, masajear suavemente los puntos que están en la parte interior de tus muslos con un movimiento circular también estimula esas energías.
2. Puedes usar tus manos para mantener abiertos y fluyendo los meridianos del riñón, el bazo y el hígado. Tus manos son electromagnéticas, y moverlas por segmentos de las líneas de los meridianos puede vigorizarlos. Coloca tus manos abiertas en la parte interior de tus pies. Mientras tus manos se abren, hazlas subir muy lenta y deliberadamente por la cara interior de tus piernas hasta la parte superior de tus muslos.

3. Los puntos de acupresión de los meridianos del riñón, el bazo y el hígado también están situados en los pliegues que hay en el punto en que las piernas se unen al cuerpo. Presiona suavemente o masajea a lo largo de estos pliegues para estimular las energías de estos meridianos.
4. Masajear cualquier punto sensible en tu hueso pélvico también mantiene despejados los senderos, de manera que la energía sexual podrá fluir.
5. Impulsar deliberadamente las energías del riñón, el bazo y el hígado a través de tus muslos una o dos veces al día cambia los hábitos energéticos de toda la zona pélvica, de manera que la sensualidad y la excitación sexual serán más rápidamente accesibles. Presionar con regularidad los puntos en la parte interior de tus muslos, los pliegues entre tus piernas y tu tronco y el hueso púbico también tiene el efecto de mantener a tu consciencia sintonizada contigo como ser sexual.

LA PARTE TRASERA DE LA SEXUALIDAD

Las energías contenidas en tus nalgas están regidas por el meridiano de circulación-sexo. Si estas energías se estancan o se bloquean (descripciones de caracterizaciones de la personalidad como «trasero apretado» suelen tener un equivalente fisiológico), tu capacidad de disfrute sexual se inhibe. Debes liberar esas energías para que puedan fluir hacia delante y participar plenamente durante el sexo. Una manera de saber si tus energías de circulación-sexo están bloqueadas es presionar tus nalgas y ver si hay zonas que están doloridas. Sedar el meridiano de circulación-sexo libera a las energías congestionadas y ayuda a mantener las energías en movimiento por todo tu chakra raíz, un centro de energía que participa intensamente en tu sexualidad. Sedar el meridiano de circulación-sexo (*véase* pág. 175) no sólo abre una puerta hacia la sexualidad, sino que también puede ayudar a estabilizar un ciclo menstrual irregular.

ABRIR EL CANAL SEXUAL CENTRAL

Otro grupo de puntos, que afectan a los meridianos central y gobernador y a un circuito radiante llamado el flujo penetrante, abre las energías que participan en las experiencias sexuales profundas de todo el cuerpo.

1. Tumbada, ahueca las manos y junta los tres dedos del centro de cada mano, parte posterior con parte posterior, con las uñas tocándose.

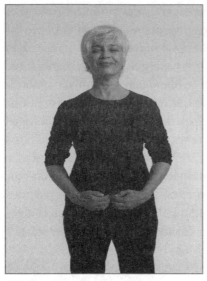

Figura 5-2. Canal sexual central (posición de manos)

2. Colócalos aproximadamente 2,5 cm por encima de tu hueso pélvico (*véase* figura 5-2).
3. Empuja los dedos hacia dentro. Permaneces así, en silencio, durante aproximadamente tres minutos. Nota el movimiento de la energía.

Reavivamiento del vórtice

Hay un paralelismo energético en la forma en que los genitales de la mujer difieren de los del hombre. En el chakra raíz o el chakra sexual, las energías tiran hacia adentro, como un vórtice magnético, mientras que en el hombre hay una fuerza en forma de espiral que tira hacia fuera. Una recibe, el otro proyecta. Esto se debe a que nosotras, las mujeres, sentimos muy profundamente las energías que entran en espiral en nuestros cuerpos. Los hombres, que expresan el orgullo de ser más objetivos que nosotras, están procesando sus emociones en las energías en espiral del chakra *fuera* de sus cuerpos. Haciendo un juego de palabras con la letra de una canción de Janice Joplin: «Objetivo es sólo otra palabra para decir que nada llega a tu interior». Ciertamente, todos los hombres y todas las mujeres tienen energías yin y yang en diversas proporciones, de manera que las generalizaciones no siempre encajan y no siempre son realmente justas, pero en gran medida, en el caso de las mujeres más que en el de los hombres, nuestras relaciones penetran en nosotras, no sólo física, sino también energéticamente. Llevamos a nuestros compañeros al interior de nuestros cuerpos, física, emocional y espiritualmente, y si nos hacen demasiado daño, o con demasiada frecuencia, esa fuerza que entra en espiral, que lleva las energías de nuestro compañero hacia el interior de las nuestras, empieza a disminuir y a perder su tirón magnético. Si te han herido, o si tan sólo quieres dar un impulso a ese tirón magnético, el siguiente ejercicio energiza y reaviva las energías naturales del vórtice de tu chakra raíz.

Preparativos para el reavivamiento del vórtice
(tiempo: 90 min. aprox.)

1. Sentada en una silla, coloca tus manos sobre la parte superior de los huesos de tus caderas y, lenta pero firmemente, muévelas hacia abajo, descendiendo la parte delantera y los lados de tus piernas, y masajea las energías haciendo que salgan por tus pies, presionándolos como si fueran tubos de dentífrico. Luego, lenta y firmemente, sube las manos otra vez por la parte interior de las piernas y haz que salgan hacia las caderas. Haz esto dos o tres veces.

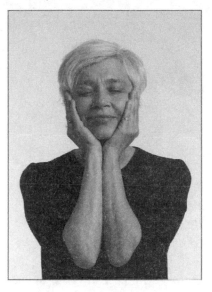

Figura 5-3. Preparativos para el reavivamiento del vórtice (posición de manos)

2. Mientras inspiras profundamente, lleva tus manos, ascendiendo por el centro de tu cuerpo (a lo largo del meridiano central y sobre el flujo penetrante), desde tu hueso púbico hasta tu mentón. Espira.

3. Con otra inspiración profunda, empuja tus dedos por encima de tu mentón y subiendo por tus pómulos con poco de presión, hasta que estés acunando tu rostro entre tus manos, con los dedos corazón en tus sienes (*véase* figura 5-3). Deja salir tu aliento.

4. Empujar los dedos de las manos desde el mentón hacia tu rostro abre el flujo de los meridianos del estómago, el intestino delgado, el intestino grueso, la vesícula biliar y el triple calentador.

5. Haz un suavizador del triple calentador (*véase* pág. 132) y una conexión (*véase* pág. 84).

Reavivamiento del vórtice
(tiempo: entre 5 y 10 min.)

1. Acuéstate sobre una cama o en el suelo con las palmas de las manos hacia arriba y las manos abiertas.

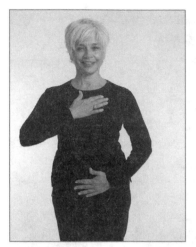

Figura 5-4.
Reavivamiento del vórtice
(posición de manos)

2. Imagina una energía que da vueltas en espiral al final de tus pies.

3. A continuación, imagina que entra en tu cuerpo muy lenta y deliberadamente, a través de tus pies. ¡La energía sigue a la imaginación!

4. Imagina que llega a tu pelvis y asciende por el centro de tu cuerpo, de manera que hay un remolino de energía dentro de tu zona pélvica y por encima de ella.

5. Imagina que ésta es una fuerza que se mueve en espiral y que, literalmente, aspira la energía que hay fuera de ti y la introduce en tu cuerpo. ¡Éste es momento de reavivamiento del vórtice! Pasa un rato jugando con estas energías.

6. Permanece ahí o, si quieres, llévalo más lejos, experimentando en tu imaginación, y expandiendo el tamaño del remolino hasta que, con la espiral centrada en tu pelvis, crezca hasta abarcar tu corazón. Esto conecta el corazón y los genitales en una experiencia de todo el cuerpo.

7. Acaba colocando una mano sobre tu segundo chakra (justo debajo del ombligo) y la otra sobre el chakra del corazón. Cuando haya transcurrido entre uno y tres minutos, es muy probable que sientas una fuerte conexión entre estos chakras (*véase* figura 5-4).

A veces, en mi consulta, alguna mujer gime y solloza sólo por el hecho de sentir que las energías se están moviendo otra vez. Esta energía es muy real, se origina en tu interior y es algo muy distinto a la conexión física con una pareja. No obstante, una variación del reavivamiento del vórtice con una pareja, o incluso con un buen amigo o amiga, puede ser una experiencia maravillosa.

REAVIVAMIENTO DEL VÓRTICE CON UN COMPAÑERO/A
(TIEMPO: ENTRE 5 Y 10 MIN.)

1. Mientras estás tendida boca arriba, tu compañero/a pone sus dos manos sobre tus caderas y suave, lenta y firmemente va bajándolas a lo largo de la parte exterior de tus piernas.

2. Luego, con más presión, haz que tu compañero/a extraiga la energía de cada pie tirando hacia fuera, colocando ambas manos en un pie y luego en el otro.

3. Cuando hagas el reavivamiento del vórtice, usa tu imaginación para relacionarte con las energías que giran en espiral. Cuando tienes un compañero o una compañera, las energías electromagnéticas de sus manos pueden interactuar con tus energías para hacer que el ejercicio sea todavía más eficaz. Tu compañero/a se sienta o se pone de pie a unos 60 cm de distancia de la planta de tus pies y, con la mano abierta y plana, empieza a hacer círculos en el campo energético de tus pies, lentamente, en el sentido contrario a las agujas del reloj (véase figura 5-5).

4. Si él o ella se mueve con la suficiente lentitud, empezarás a sentir una fuerza que se desplaza en espiral en tus pies y que empieza a ascender por tus piernas hacia tu pelvis. Tu compañero/a puede sostener este movimiento acercándose cada vez más a tus pies con el movimiento en espiral.

5. Concéntrate en la forma en que esta energía que se mueve en espiral se relaciona con tu pelvis, o incluso asciende hasta tu corazón.

6. Puedes experimentar usando tu imaginación para expandir la espiral o para intensificarla.

7. Termina colocando una mano sobre tu segundo chakra (justo debajo de tu ombligo) y la otra sobre tu chakra del corazón (véase figura 5-4). Cuando hayan transcurrido entre uno y tres minutos, probablemente sentirás una fuerte conexión entre estos chakras. Como alternativa, tu compañero/a puede colocar sus manos sobre estos chackras.

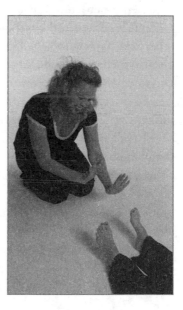

Figura 5-5.
Reavivamiento del vórtice
con un compañero/a

TÉCNICAS ENERGÉTICAS PARA INTENSIFICAR
LAS SEXUALIDAD CON UN/A COMPAÑERO/A

Para pensar de una forma creativa, lúdicamente, no es necesaria ninguna técnica. Tú sigues a la energía y la energía te sigue a ti. Empezad besándoos de una forma creativa. Éstos son los tres besos maravillosos:

Lenta, suave y conscientemente, deja que tus labios permanezcan un rato detrás de una de las rodillas de tu compañero/a. Los puntos neurovasculares que hay allí son algunos de los puntos más sensuales que se pueden estimular, y justo antes de la zona de cosquillas hay un espacio estimulante.

Uno de los lugares más románticos para dar un beso es encima del párpado superior. Suave y completamente armonizada con la conexión que estás haciendo, suaviza tus labios y sé consciente de que estás estimulando el meridiano que ayuda a que dos personas entren en calor.

Un beso largo en el lado de la mejilla estimula varios puntos energéticos que ayudan a despertar la corriente de amor.

El motivo más mencionado por el cual las parejas que han estado juntas durante mucho tiempo buscan una terapia sexual es porque uno de sus miembros, o los dos, han perdido interés en la relación sexual o, como lo etiquetan los profesionales cuando cobran a las compañías de seguros, el paciente tiene un «trastorno de deseo sexual inhibido». Aunque, ciertamente, es importante trabajar con la comunicación, los resentimientos y las expectativas incumplidas, un enfoque conductual suele ser lo más eficaz para ayudar con éxito a una pareja que quiere volver a encender la chispa del deseo sexual mutuo. Incluso una técnica tan sencilla como los tres besos maravillosos puede hacer que la energía adquiera el hábito de fluir entre los dos miembros de la pareja.

El clásico de Margot Anand, *The Art of Sexual Ecstasy*[6] es una guía maravillosa para intensificar la experiencia de hacer el amor, basada en conocimientos antiguos como el tantra[7] y el kundalini yoga, así como en revelaciones de la terapia sexual contemporánea. El acto de hacer el amor puede ser elevado a una verdadera forma de arte, pero en su núcleo está la energía. Hacer el amor puede convertirse en una experiencia compartida de descubrir la magia de las energías del cuerpo y cómo las energías de dos cuerpos pueden interactuar, mezclarse, bailar y fusionarse. Es una aventura épica. Al trabajar con las energías y las corrientes de tu cuerpo, ya estarás intensificando tu sexualidad, pero también es posible concentrarse en técnicas energéticas específicas para la intensificación sexual. Esto, sin embargo, como muchos de nuestros temas, podría ser la base para otro libro. Afortunadamente, el libro de Anand está muy en armonía con la dimensión de la energía dentro de la sexualidad, de modo que me tomaré la tarde libre.

SANAR HERIDAS/SENTIRTE SEGURA

Cuando somos jóvenes, la pasión del momento puede dar alas a unas relaciones sexuales maravillosas. Si somos inocentes y no nos han hecho daño, unas relaciones sexuales maravillosas hacen que nuestra alma se abra a nuestro compañero sexual. Pero seamos realistas: en la mayor parte de los marcos hipotéticos que probablemente se desarrollarán a continuación, nos acabarán haciendo daño. No es justo para nosotras. No es justo para nuestro compañero, que simplemente estaba buscando una forma de pasar la noche y está sorprendido cuando le empezamos a perseguir. Está bien, es una exageración flagrante, pero las consecuencias hormonales de unas relaciones sexuales estupendas pueden ser muy distintas para los hombres que para las mujeres. Para nosotras, unas relaciones sexuales maravillosas *son* algo arriesgado. En la naturaleza, si te quedas embarazada y él te deja, la supervivencia literal se ve amenazada. Pero incluso en un mundo en el que podemos controlar los embarazos y tener muchos puntos de apoyo social a los que recurrir, el abandono después de unas relaciones sexuales estupendas sigue siendo una pérdida fundamental y nuestra herida puede llegar hasta el alma. Tanto la sexualidad como la supervivencia dependen de las energías del chakra raíz, y ahí está el problema. Tu chakra raíz no registra las sutilezas. Si un abandono de ese tipo tiene lugar varias veces, o incluso si sufres un gran engaño, la energía del chakra raíz puede cerrar el paso a tus jugos sexuales. La pasión del momento puede convertirse en algo en lo que es muy difícil entrar.

Cuando maduramos, unas relaciones sexuales maravillosas son el resultado de tener confianza en quienes somos y en la verdad de nuestra experiencia. Si lo que te guía es principalmente estar centrada en las necesidades y los deseos de tu compañero y sus juicios sobre ti, el sentido de ti misma, y muy pronto tu capacidad de disfrutar, se perderán en tu dulzura. Unas relaciones sexuales estupendas sostenidas también son el resultado de tener confianza en que tu compañero te ama y le importas. Sentirte víctima de las expectativas de tu pareja no es especialmente sexy;

sucumbir a la presión hace que tus circuitos de placer se cierren. Establecer unos cimientos profundos de confianza crea seguridad emocional y la intimidad que te permite reír o llorar desde las profundidades de tu alma. Es un contenedor romántico que se ha moldeado dentro del dormitorio y más allá de él.

Si nos han herido profundamente, a veces la herida no se revela del todo hasta que experimentamos un amor profundo. Es posible que las mujeres que han sufrido abusos sexuales o físicos no sean capaces de abrirse por completo a su propio placer sexual si no recuerdan el pasado traumático y sanan las heridas emocionales que podrían originarse en su niñez. En ocasiones, es posible que para esto se necesite unas sesiones de psicoterapia considerables, pero la terapia energética está demostrando que es capaz de acelerar marcadamente el proceso de sanación. A veces, si una es capaz de sanar la herida emocional a nivel energético, la sanación psicológica se produce a continuación, con rapidez. Aunque no es competencia de este libro entrar en ese territorio tan complejo, hay una historia personal que es típica de lo que puede conseguirse rápidamente. La he extraído del libro sobre energía psicológica que David y yo escribimos con Gary Craig.[8]

Sandy y su compañero acudieron a uno de nuestros colegas[9] en busca de asesoría prematrimonial. Entre los problemas que les preocupaban estaba su relación sexual. Aunque Sandy había estado casada anteriormente, se daba cuenta de que reaccionaba con unos sentimientos negativos incontrolables cuando su novio iniciaba el juego sexual. Él estaba dispuesto a ser paciente, amable y comprensivo, y parecía verdaderamente interesado en que las relaciones sexuales fueran una experiencia compartida. Aunque ella reconocía con soltura que no tenía ningún problema con la actitud de su novio, sus propuestas solían hacer que se molestara y perdiera el interés en el sexo. Ellos le pidieron al terapeuta que los ayudara con este problema, y se organizó una sesión privada con Sandy.

Cuando ella llegó, el terapeuta le preguntó amablemente: «¿Hay algo en los años anteriores de tu vida sobre lo que podrías hablar?». Sandy rompió en un llanto inmediatamente. Aparecieron unas manchas rojas en su piel y sus palabras fueron acompañadas de un llanto y un jadeo intensos mientras ella empezaba a relatar su historia: «Cuando yo tenía 7 años, vivía en un pequeño pueblo rural. Un día, mi padrastro me llevó de paseo por un camino vecinal. Era verano. Subimos caminando por la ladera de una colina. Luego nos detuvimos. Entonces él me quitó toda la ropa. Luego él se quitó la suya».

Llegado este punto, Sandy a duras penas podía respirar. El terapeuta la detuvo y le dijo que no era necesario que continuara. Le indicó que puntuara, en una escala del 0 al 10, su nivel de ansiedad respecto a ese recuerdo. No le sorprendió que fuera un 10. A continuación, la guió a través de una secuencia de golpeteo similar al golpeteo energético de los meridianos (véase pág. 135). La intensidad bajó de 10 a 6. Después de otra ronda de golpeteo y del uso de afirmaciones como: «Aunque todavía tengo un poco de esa ansiedad, me amo profundamente y me acepto», la intensidad cayó hasta un 2. Luego, se realizó otra ronda junto con otra afirmación sencilla.

A estas alturas, Sandy ya estaba respirando sosegadamente. Su piel no tenía manchas, sus ojos estaban despejados y estaba mirándose las manos, que estaban sobre su regazo. El terapeuta le dijo: «Sandy, mientras estás sentada aquí ahora, recuerda ese día de verano caluroso cuando tu padrastro te llevó a dar un paseo por ese camino vecinal. Piensa en cómo subisteis por esa colina hasta que os detuvisteis. Piensa en cómo te quitó toda la ropa. Ahora, ¿qué sientes?».

Ella estuvo un rato sin moverse, quizás cinco segundos, luego levantó la mirada y dijo serenamente, sin una emoción fuerte: «Bueno, todavía lo odio». El terapeuta, después de señalar que estaba de acuerdo con ella en que odiarlo era una respuesta perfectamente humana, le preguntó: «Pero, ¿y la ansiedad que estabas sintiendo?».

Una vez más, Sandy hizo una pausa antes de responder. En esta ocasión, rio mientras le decía: «No lo sé. Simplemente no puedo llegar ahí. Bueno, eso ocurrió hace 20 años y yo era sólo una niña pequeña. Entonces no podía protegerme como puedo hacerlo ahora. ¿Qué sentido tiene alterarse por algo así?... Nunca dejé que ese hombre me volviera a tocar, y jamás he permitido que mis hijos se acerquen a él. No lo sé, simplemente parece que ya no me afecta tanto como solía afectarme».

Después de esa única sesión, Sandy dejó de experimentar sentimientos negativos como respuesta a las insinuaciones sexuales de su pareja. En una sesión de seguimiento que se realizó dos años más tarde, ella contó que el problema «estaba bien y había desaparecido», y su pareja, que ahora era su marido, confirmó que no había ninguna señal de las antiguas dificultades. Esos cambios en relación a un recuerdo traumático que se ha despejado emocionalmente usando una intervención energética son bastante habituales. Mientras que una terapia que gire en torno a un abuso del pasado puede requerir una asistencia experta, el golpeteo energético de los meridianos (*véase* pág. 104) puede ser adaptado y puede resultar útil en muchos contextos, y es bastante inofensivo. Si combinas el golpeteo con un recuerdo o una preocupación que te mortifica, realizando la secuencia del golpeteo una y otra vez, a menudo el recuerdo o la preocupación dejarán de afectarte.

Fertilidad

Estás diseñada para tener un óvulo listo para ser fertilizado cada mes. Estás diseñada para tener unas hormonas corriendo por tu torrente sanguíneo, las cuales harán que la química de tu cerebro te impulse a encontrar una pareja. Estás diseñada para quedarte embarazada, llevar un bebé en tu interior y dar a luz, y embarazarte rápidamente una y otra y otra vez, desde tu adolescencia hasta los cuarenta y tantos años, o hasta que tu cuerpo diga «suficiente» y mueras durante el parto. Entre tanto, prácticamente todas las culturas humanas han estado intentando encontrar maneras de poner freno al prolífico plan que la naturaleza tiene para ti. Sin embargo, a veces los frenos se aplican permanentemente, a través de la cultura o la biología, en una mujer que desea desesperadamente concebir un bebé.

En los últimos 30 años, al menos 100 mujeres o parejas han venido a verme pidiendo ayuda porque tienen dificultades para concebir. Todas, excepto tres, se quedaron embarazadas. Normalmente, si existía un daño físico serio y evidente que estaba interfiriendo con la capacidad de una mujer para quedarse embarazada, no venía a consultarme a mí, de modo que reconozco que eso hizo que aumentaran mis porcentajes. Pero, a menos que haya un obstáculo físico decisivo, normalmente es posible la concepción. Hay muchos factores que intervienen en la infertilidad, y las circunstancias de las tres mujeres que no concibieron son instructivas. Una de ellas acabó descubriendo que las trompas de Falopio estaban totalmente cerradas, aunque no se lo habían detectado en un examen médico anterior. Otra se enteró, después de un gran trabajo individual conmigo, de que su aparentemente viril y joven marido tenía pocos espermatozoides. Una tercera pareja estaba a punto de divorciarse y, en algún nivel, albergaba la esperanza de que tener un bebé arreglaría sus problemas. La triste verdad era que sus energías no danzaban juntas fácilmente y la tensión entre ellos empeoraba sus incompatibilidades. Aunque las diferencias energéticas crean la chispa del romance, tema de otro programa,[10] el estrés y las incompatibilidades de personalidad exageran las diferencias energéticas en todos los niveles. Pero para todos los demás, las fotografías del bebé no estaban muy lejos.

El embarazo tiene lugar cuando una mujer libera un óvulo de sus ovarios, éste entra en la trompa de Falopio, es fertilizado por un espermatozoide y continúa descendiendo por la trompa hasta llegar al útero, donde se implanta y empieza a desarrollarse. La infertilidad significa que esta secuencia no puede ser completada. A menudo, las pruebas médicas y los análisis pueden determinar las causas físicas de la infertilidad. Entre las más comunes están los bloqueos en las trompas de Falopio o el daño en los ovarios. La enfermedad inflamatoria pélvica, que suele estar causada por una infección de transmisión sexual, puede dañar a las trompas de Falopio. La endometriosis, en la cual el tejido del revestimiento interior uterino crece fuera del útero, también puede dañar a las trompas de Falopio, así como a los ovarios. Los fibromas pueden llenar el útero, de tal manera que el óvulo no consigue implantarse o el bebé no logra crecer. El espermatozoide o el óvulo pueden estar dañados, a veces por causas medioambientales como la radiación o la contaminación, o por el consumo de tabaco u otras drogas, o simplemente por la edad. Los intentos de intervenir han llevado al desarrollo de una industria de la fertilidad de dos mil millones de dólares. Pero, como señala una artículo de la revista *Time*, «cuantos más médicos tengan que intervenir con fármacos, agujas y cirugía para conseguir que un espermatozoide se encuentre con un óvulo, mayores son las probabilidades de que algo vaya mal».[11] Además, según Randine Lewis, en su excelente libro *The Infertility Cure*, los desequilibrios hormonales «contribuyen en un 40 % a la infertilidad, pero son considerados no tratables por la medicina occidental».[12] Sin embargo, según mi experiencia, el cuerpo de la mujer puede recuperar el equilibrio hormonal que da soporte al embarazo mediante el uso de la medicina energética, pues mayores cantidades de las hormonas necesarias para la concepción se producen de forma natural.

El trabajo con la energía puede cambiar la química, abrir caminos, hacer que el cuerpo expulse las toxinas, mejorar la salud de la sangre y ayudar al organismo a tener sus ciclos con regularidad. Puede mantener al útero limpio y sano, e incluso repararlo. Y, ciertamente, puede cambiar los hábitos de la energía (por ejemplo, un hábito energético puede favorecer el crecimiento de fibromas o mantener tu ciclo en 23 días, en lugar de 28). Realmente es sorprendente ver las numerosas formas en que la medicina energética puede ayudar a una mujer a llegar a ser fértil.

Incluso las obstrucciones físicas suelen ser primero obstrucciones energéticas. Al corregir los desequilibrios en el campo energético, los bloqueos físicos pueden disolverse, literalmente. Los cambios en la dieta son una manera natural de modificar las energías del cuerpo, y pueden usarse para aumentar las probabilidades de concebir. La noción, de sentido común, de que probablemente no es una buena idea meterse demasiado con la forma en que la Madre Naturaleza produce nuestros alimentos es respaldada por un estudio sobre el impacto que tiene la dieta en la fertilidad. Los hallazgos basados en las experiencias de 18.000 mujeres que querían concebir fueron impactantes y sorprendentes. La leche entera y los helados ricos favorecían el embarazo, mientras que la leche desnatada y otros productos lácteos «light», como el yogurt bajo en grasas, actuaban en contra de la fertilidad. Las grasas naturales, no saturadas, aumentaban las probabilidades de un embarazo, poniendo en marcha los genes que incrementaban la fertilidad, mientras que las grasas «trans» tenían un efecto adverso. *The Fertility Diet*, un libro escrito por investigadores de la Facultad de Medicina de Harvard, presenta unas prácticas basadas en este estudio.[13]

Un «hábito energético» que suele afectar a la fertilidad es lo que yo llamaría «fatiga crónica de los órganos reproductores». Todo parece más lento, desde el movimiento del óvulo hasta el sistema de liberación del espermatozoide. Sospecho que éste es un factor en aquellos casos de infertilidad en los que todas las pruebas estándar aparecen como normales. El anquilosamiento en el meridiano del hígado o unos niveles bajos en las energías que afectan a la tiroides pueden interferir también en la capacidad del cuerpo de concebir, al igual que puede hacerlo un predominio de las energías yang en una mujer (calientes, brillantes, rápidas, agresivas) sobre sus energías yin (frescas, oscuras, lentas, receptivas). Lewis llama a la concepción «un frágil milagro que puede verse afectado por cualquiera de mil factores».[14] Al contrarrestar los hábitos energéticos que interfieren en la concepción y devolver a las energías del cuerpo su equilibrio natural, la integridad recordada del cuerpo y el guión para hacer un bebé pueden ser recuperados.

Las emociones (miedos o ambivalencia o dificultades interpersonales con tu pareja) también pueden provocar pautas energéticas que interfieran en el embarazo. Hay un dicho en la medicina tradicional china que dice que «el miedo dispersa el *chi*» y, según mi experiencia, ciertamente es más difícil retener al embrión en el útero cuando la ansiedad y la preocupación son demasiado intensas. Enfrentarse a las preocupaciones emocionales energéticamente, usando técnicas de la psicología energética, puede eliminar parte de su carga, haciendo que sea más fácil tratar sus causas de una forma directa y consciente.

Un enfoque energético de la fertilidad

El cuerpo de la mujer puede ser nutrido suavemente con métodos energéticos, como quien cuida de un árbol en un huerto, y puede ser animado a dar fruto. Sin embargo, muchas mujeres se derrumban bajo la tristeza y el miedo al creer que son incapaces de concebir un hijo. Ha sido un gran privilegio, primero demostrar, mediante tests de energía, que la puerta no está cerrada, y luego ayudar a esas mujeres a cambiar de manera sistemática las energías que están interfiriendo en el embarazo, y finamente oír el triunfante anuncio de que han concebido.

Cuando la infertilidad es un problema, a menos que existan unas trompas de Falopio colapsadas u otro daño físico sustancial, los primeros pasos son realizar con regularidad la rutina energética diaria de cinco minutos (*véase* pág. 71) y asegurarte de que tus energías no están moviéndose en un patrón homolateral (*véase* pág. 89). Cuando hay infertilidad, casi siempre está involucrado el meridiano del bazo. Este meridiano es considerado la «madre» de todas las energías del cuerpo. Intenta cuidarte cuando quiera y dondequiera que haya una amenaza. Creará una inflamación si tienes una astilla en un intento por expulsar a la invasora e iniciar un proceso de curación de los tejidos. No obstante, su estrategia principal de protegerte es movilizar todo tu cuerpo para que se mantenga fuerte. En el sentido en el que un león ataca al animal más débil de la manada, y las personas más débiles son, constitucionalmente, las más vulnerables a la invasión por parte de microorganismos dañinos, un sistema energético fuerte es una de las mejores maneras de protegerte de los invasores externos o de una avería interna. El meridiano del bazo trabaja para mantener fuerte a todo tu organismo. Es un creador de comunidad, que orquesta tus órganos, tu sangre y tu sistema cardiovascular y otros sistemas.

Por otro lado, el triple calentador, que también te protege de las amenazas, tiende a usar el ataque como su estrategia principal. Si el bazo moviliza a tu «madre interior», el meridiano del triple calentador hace lo mismo con tu «milicia interior». En nuestra cultura, de la misma manera en que en el mundo exterior dominan los valores patriarcales y las estrategias militaristas, el triple calentador tiende a dominar nuestro mundo interior. En el equilibrio entre el triple calentador y el bazo, el primero puede reclutar energía del bazo para librar sus batallas. Esto hace que tu fuerza, tu vitalidad y tu alegría generales disminuyan. El triple calentador percibe amenazas constantes en el mundo moderno, con sus contaminantes, sus tensiones y las sustancias químicas que no existían cuando estaba evolucionando. De manera que, para muchas personas, el triple calentador está en perpetua reacción y sobrecarga, mientras que el meridiano del bazo está en perpetua merma. Entre los diversos problemas que esto provoca, si el meridiano del bazo está agotado, hay menos apoyo disponible (de acuerdo con su naturaleza como la energía «madre») para quedarte embarazada o llevar un bebé en tu interior.

De hecho, el meridiano del bazo gobierna la hemorragia y el ciclo de la menstruación. Gobierna el hecho de si la sangre es expulsada por completo o coagula y se mantiene en el cuerpo, donde puede crecer como endometriosis o fibromas. Gobierna el metabolismo, así como la rapidez con la que el cuerpo puede restituir y reemplazar las hormonas naturales. Gobierna la capacidad del cuerpo de renovarse. Y gobierna la vitalidad de los órganos sexuales y el útero, manteniéndolos en un estado que es ideal para el bebé. Fortalecer el meridiano del bazo suele ser lo primero que hay que hacer cuando uno está trabajando con la infertilidad. También es una manera de mantener fuerte todo tu organismo.

Para cuidar de tu meridiano del bazo puedes fortalecerlo directamente, pero suele ser más efectivo calmar el triple calentador para que no esté extrayendo siempre energía del meridiano del bazo. De hecho, un triple calentador hiperactivo puede deshacer tus esfuerzos de fortalecer el bazo. Personalmente, yo tuve un desequilibrio extremo entre el meridiano del triple calentador y el meridiano del bazo que era la causa energética subyacente de una serie de problemas de salud, aunque parecían no estar relacionados. El hecho de fortalecer el meridiano del bazo y calmar el triple calentador empezó a devolverme la salud. El desequilibrio epidémico entre el triple calentador y el bazo crea unos patrones energéticos que son disfuncionales, y a veces uno tiene que ser diligente para modificar esos hábitos. Ya te he presentado cada una de las técnicas que aparecen en la siguiente secuencia. Usarla dos o tres veces todos los días te ayudará muchísimo a mantener fuerte tu meridiano del bazo:

Secuencia equilibradora del bazo/triple calentador
(tiempo: 3 min. aprox.)

1. El suavizador del triple calentador (tiempo: 20 segundos; *véase* pág. 132).
2. El golpeteo del triple calentador (tiempo: 1 minuto aprox.; *véase* pág. 133).
3. Limpieza y golpeteo del meridiano del bazo (tiempo: menos de un minuto; *véase* pág. 162).
4. Asimiento neurovascular (tiempo: de 1 a 3 minutos; *véase* pág. 178).
5. Abrazo del triple calentador/bazo (*véase* pág. 136).

Cada uno de ellos respalda una fuerte asociación de trabajo entre tus meridianos del bazo y el triple calentador. El «abrazo» es especialmente conveniente porque puedes hacerlo mientras estás hablando con alguien o viendo la televisión, y en muchas otras ocasiones a lo largo del día. Es algo en lo que no tienes que pensar.

Puntos de estimulación de la fertilidad
(tiempo: menos de 2 min.)

Además del papel fundamental del meridiano del bazo, la atención a tus meridianos del riñón, el hígado y circulación-sexo también da soporte a la fertilidad. Estimular la siguiente secuencia de puntos ayudará a optimizar los tres meridianos.

1. Usa dos o tres dedos de la mano para golpetear los puntos directamente delante de los huesos interiores de los tobillos durante tres respiraciones profundas. Puedes golpetear ambos lados simultáneamente (hígado 4).
2. Golpetea detrás de los huesos interiores de tus tobillos, otra vez en ambos lados durante tres respiraciones profundas (riñón 3).
3. Golpetea en el punto que está por encima de los huesos interiores de los tobillos, a una distancia de la anchura de dos dedos pulgares, durante tres respiraciones profundas (riñón 7). [*Véase* figura 5-6 para localizar los tres puntos].
4. Empuja tus pechos hacia arriba y encuentra los puntos que están directamente detrás de tus pezones. Masajea con toda la firmeza que puedas soportar durante varios segundos (puntos reflejos neurolinfáticos de circulación-sexo).

5. Haz el asimiento del triple eje que aparece en el capítulo sobre el SPM (*véase* pág. 166) para estimular las glándulas endocrinas relacionadas con la fertilidad.

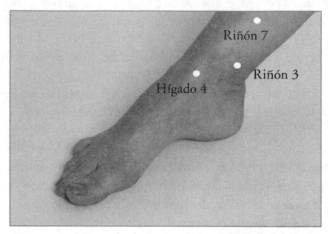

Figura 5-6. Puntos de estimulación de la fertilidad

Una preocupación adicional, incluso después de haber hecho todos los ejercicios que se han mencionado, es que si la energía en el meridiano de circulación-sexo no está fluyendo bien, se queda atrapada en los músculos de los glúteos, interfiriendo en todos los órganos y procesos relacionados con la concepción. Para saber si esto está ocurriendo en tu persona, simplemente presiona con tus dedos o tus pulgares en tus nalgas para ver si hay sensibilidad. Si la hay, puedes «relajar» el meridiano de circulación-sexo sedándolo (*véase* pág. 175). Probablemente encontrarás que hay menos sensibilidad en tus glúteos inmediatamente después de este procedimiento.

ESTADOS FÍSICOS QUE PUEDEN IMPEDIR LA CONCEPCIÓN

Cuatro estados físicos que pueden impedir la concepción son problemas con los ovarios, fibromas, endometriosis y el impacto de la edad en la fertilidad.

Las energías no fluyen por los ovarios. Tus ovarios están situados directamente en la línea del meridiano del estómago. Si las energías no fluyen bien a través de los ovarios, es menos probable que te quedes embarazada. Este flujo puede mejorarse sedando el meridiano del estómago

210

(*véase* pág. 170), seguido de un golpeteo en los puntos que están encima de tus pómulos, directamente debajo de tus ojos (estómago 1 y 2).

Fibromas. Los fibromas son tumores no cancerosos compuestos de sangre y tejidos desorganizados. Si la sangre no sale completamente del útero, puede coagularse, adherirse a éste y crecer. Es de sabios tomar medidas para prevenir esto. Si un fibroma crece en el útero, en un caso trágico de identificación errónea, el cuerpo empieza a proteger ferozmente al fibroma, como si fuera un bebé, e intenta aportar todos los recursos disponibles para que crezca. Una de las maneras más sencillas de impedir que la sangre se quede atrapada en el útero es colocar una almohadilla térmica encima del útero durante entre 10 y 15 minutos los días en que esté comenzando la menstruación y al día siguiente. El calor facilitará la expulsión de la sangre menstrual. Los mismos meridianos que participan en la fertilidad (los meridianos del bazo, el triple calentador, el riñón, el hígado y el de circulación-sexo) pueden contribuir al crecimiento del fibroma si se ven comprometidos. De manera que cada uno de los procedimientos mencionados antes para revertir la infertilidad también se encarga del crecimiento del fibroma. El hígado, que procesa las hormonas, es particularmente importante. Sedar el meridiano del hígado (*véase* pág. 174) devuelve el equilibrio a tus hormonas y ayuda a prevenir y reducir los fibromas.

Los suplementos alimenticios también pueden ser útiles. Los ácidos grasos esenciales como los que se encuentran en la linaza, los aceites de pescado y el aceite de onagra pueden ayudar a prevenir y disolver los fibromas, al igual que la ortiga, el quelpo, la agripalma y una mezcla de hierbas chinas llamadas «movedoras de sangre», incluidas la ramita de canela, la pepa de melocotón y la peonía roja.[15] Más adelante, en este capítulo, hablaremos de los fibromas en una historia personal sobre mi hija: «La medicina energética y la medicina convencional juntas».

Endometriosis. El endometrio (la membrana mucosa que reviste el interior del útero) puede crecer fuera del mismo, y sus células pueden migrar, de alguna manera, instalándose en lugares como el cuello uterino, los ovarios, las trompas de Falopio, la vagina, el colon, el recto o la pared de la vejiga. También se han encontrado células endometriales en los músculos de la pared abdominal, en los pulmones, en la nariz e incluso en el cerebro.[16] Sin embargo, dondequiera que estén, responden a las fluctuaciones de los estrógenos y la progesterona, de la misma manera que el endometrio, así que provocan sangrado durante la menstruación. Con frecuencia, esta sangre se queda atrapada. Como resultado, puede existir una inflamación severa, cicatrices, cólicos terribles, relaciones sexuales dolorosas e infertilidad. A nivel energético, los mismos problemas que entran en juego en la infertilidad y los fibromas también pueden ser la causa de la endometriosis, o contribuir enormemente a ella. Tanto los fibromas como la endometriosis tienen su origen en la sangre que se queda atrapada y se estanca. El desafío es que, puesto que la menstruación no limpia los lugares en los que las células endometriales descarriadas se han alojado, el cuerpo debe ser ayudado a expulsarlas. Los suplementos que pueden ayudar incluyen el aceite de linaza, aceite de onagra de bebé, Pycnogenol y hierbas antiinflamatorias como bromelain. La aproximación de la medicina energética a la prevención y reducción de la endometriosis, aparte de la rutina energética diaria, incluye devolver el equilibrio al triple calentador (*véase* pág. 136), fortalecer el meridiano del bazo (*véase* pág. 158), limpiar el meridiano del estómago (*véase* pág. 165), masajear los puntos meridianos del hígado en las manos y en los pies (*véanse* págs. 66-67) y sedar los meridianos del riñón (*véase* pág. 172) y de circulación-sexo (*véase* pág. 175).

El impacto de la edad en la fertilidad. De todas las mujeres que han tenido el impulso de matarme, las que están a la cabeza de la lista son aquellas que vinieron buscando ayuda en el inicio de la menopausia y acabaron quedándose embarazadas. Yo estaba equilibrando sus hormonas y sus energías para que ellas se sintieran mejor mientras iniciaban la menopausia, pero, al regular esas energías, ellas volvieron a ser fértiles, en ocasiones tras años de actividad sexual sin control de la natalidad. Más que los otros meridianos, los del bazo y del riñón tienden a debilitarse con la edad. Sin embargo, dado que los meridianos son energías y no órganos, es posible mantener jóvenes y vitales estas importantes energías. La rutina energética diaria, así como los procedimientos enumerados antes en este capítulo, no sólo son valiosos para la fertilidad, sino también, como dice el dicho, para morir joven lo más tarde posible.

Dondequiera que estén las manecillas en tu reloj biológico, la fertilidad depende de unos óvulos sanos. Si estás corriendo contra el tiempo, puedes extender tu línea de llegada de la fertilidad conservándote joven y vital manteniendo los meridianos del bazo y del riñón, especialmente, fuertes y equilibrados. Cuerpo sano, óvulos sanos. Mientras que muchos remedios herbales también pueden ser útiles, podrías considerar particularmente tomar antioxidantes como, por ejemplo, la coenzima Q10, que elimina los radicales libres que inhiben la duplicación sana de las células cuando nos hacemos mayores.

A pesar de todas las formas en que es posible aumentar las probabilidades de concebir un bebé, usando tanto la medicina energética como la tecnología moderna, la maternidad simplemente no es el destino de todas las mujeres. Muchas de mis amigas más cercanas no han podido tener hijos o han elegido no tenerlos. Pero ellas aportan una cualidad de amor increíble a mis hijas, a los hijos de otras personas y al mundo. A menudo me siento conmovida por el amor y la sabiduría de las «madres de corazón». Como dice Randine Lewis en la conclusión de su poderoso tratado sobre cómo superar la infertilidad: «Nunca sabes qué lugar vas a ocupar en el plan universal, pero creo con todo mi corazón que el amor que hace que queramos ser madres o padres no debe ser desperdiciado [...] Si hay un plan divino y estamos en esta Tierra para aprender y crecer, entonces quizás las lecciones de nuestras almas son impartidas a través de aquellos que son colocados y que no son colocados en nuestras vidas. Finalmente, sin embargo, debemos reconocer [que], para empezar, los hijos que hemos deseado tanto y que hemos hecho tanto por tener no son nuestros».[17]

LA MEDICINA ENERGÉTICA Y LA MEDICINA CONVENCIONAL JUNTAS: UNA HISTORIA PERSONAL

Mi hija Tanya empezó a sentir dolor en la parte superior de los ovarios cuando tenía treinta y tantos años, y le detectaron las primeras etapas del desarrollo de un fibroma. Sus síntomas incluían largas y abundantes menstruaciones, relaciones sexuales dolorosas, incontinencia urinaria, visión borrosa y dolor en la pelvis, la espalda, las piernas y los brazos. También tenía muchos síntomas que sugerían que había desequilibrios hormonales, incluidos un SPM extremo, terribles cefaleas, depresión, ansiedad, agotamiento, aumento de peso, piel seca y pérdida de cabello. ¡Pobrecita! Ella estaba viviendo en Boulder, y yo viajaba casi constantemente por mi trabajo. Cuando podía visitarla y trabajar con ella, era evidente cuáles eran las energías más problemáticas: el segundo chakra, el meridiano del estómago (que pasa justo por encima de los ovarios) y el meridiano del intestino delgado (que gobierna los abdominales). El equilibrio de bazo/triple calentador también es importante en prácticamente cualquier enfermedad, y ambos también juegan un papel importante en la regulación hormonal. Además, ambos necesitaban atención. Yo me encargaba de que esos meridianos volvieran a tener un flujo sano, el dolor de Tanya se aliviaba casi al instante, su equilibrio hormonal parecía recuperarse, y yo le dejaba tareas para impulsar una mayor curación. Me marchaba otros seis meses, sintiéndome segura de que el fibroma se reduciría y el dolor no regresaría, porque ésa había sido mi experiencia cuando había tratado a clientas que presentaban los mismos síntomas.

Después de cada visita, me quedaba sorprendida al ver que el dolor de Tanya había regresado. Tenía claro que el dolor recurrente y el hecho de que los fibromas no se estuvieran reduciendo estaba relacionado con un desequilibrio hormonal, pero no tenía claro por qué los tratamientos energéticos no estaban revertiendo ese desequilibrio. Una vez más, estaba aprendiendo lo que había aprendido muchas veces antes, que es que cuando soy muy cercana a alguien no puedo ser objetiva. Y no se trata sólo de querer ayudar demasiado o de que me importe demasiado el resultado. Es, literalmente, un cambio en mi forma de percibir las energías. La mejor manera de explicar esto es que no conseguía ver dónde terminaba yo y empezaba ella. Esto era muy confuso porque normalmente sé exactamente las energías que estoy viendo cuando interactúo con un cliente. Estaba viajando por todo el mundo, siendo presentada como una gran sanadora, pero no estaba teniendo ningún éxito ayudando a la persona más cercana y más querida con una dolencia que había sido relativamente fácil de subsanar en muchas otras personas.

Incluso mi hija, Tanya, había estado intentando controlar su dolencia exclusivamente con remedios holísticos. Algunos de los mejores practicantes de terapias complementarias de Boulder habían trabajado en su dolencia, pero ni siquiera ellos habían conseguido descifrar el código. Tanya se sentía mucho mejor después de las sesiones energéticas. Siempre la ayudaban, pero los beneficios no eran duraderos. En retrospectiva, pienso que hubiera sido mejor que se hubiese hecho las pruebas médicas que la hubieran llevado a tomar hormonas bioidénticas.

Incluso con todos los cuidados que estaba recibiendo, los fibromas no se reducían. De hecho, después de que durante años no aumentaran su tamaño, crecieron espectacularmente durante el período de nueve meses posterior a un hecho emocionalmente significativo que puso en relieve el hecho de que Tanya ya tenía cuarenta años y no había tenido hijos, a pesar de desearlo desesperadamente. De hecho, era como si estuviera embarazada. Todos los sanadores que trabajaron con mi hija durante ese período comentaron que era como si ella tuviera un bebé en su interior y su cuerpo estuviera protegiéndolo. La sensación que todos dijeron tener era que el fibroma parecía tener una actitud desafiante. Ninguna intervención lograba ralentizar su crecimiento.

Ahora Tanya tenía el aspecto de una mujer embarazada, y empezaron a aparecer otros síntomas. Dado que tanta sangre estaba alimentando al fibroma, ella se volvió anémica y estaba sumamente débil. Le costaba levantar cualquier cosa y, literalmente, tenía que subir las escaleras de su casa a gatas. Su vista quedó afectada. Sus menstruaciones eran abundantes y con coágulos de sangre. Sus médicos en Kaiser le recomendaron una transfusión sanguínea y una histerectomía, pero cuando sus problemas médicos se hicieron más evidentes, Kaiser dejó de asegurarla basándose en un tecnicismo administrativo (¿una coincidencia?). Esto resultó ser una injusticia afortunada. Tanya todavía quería tener un bebé, de modo que se resistió ferozmente a la recomendación de una histerectomía, y un profundo instinto le dijo que no debía someterse una transfusión de sangre, a pesar de la advertencia médica de que su vida estaría en peligro si no lo hacía. Encontramos una mezcla de hierbas, un poderoso suplemento de hierro llamado Floradix. Llegaba a sus células como si lo hubieran inyectado, y su anemia extrema pasó a convertirse en un estado normal. Su doctora se quedó sorprendida.

Pero incluso cuando el Floradix estaba ayudándola con la anemia, y los trabajadores energéticos estaban haciendo que se sintiera mejor, su fibroma continuaba creciendo. Los extraños le comentaban cosas sobre su bebé y el personal de seguridad de los aeropuertos la alejaba de los aparatos de rayos X. Todos estábamos en un estado de negación, esperando una curación mágica natural que hiciera que el fibroma se encogiera sin que Tanya tuviera que someterse a una histerectomía.

El aviso final tuvo lugar durante un viaje a Hawai que había planeado con mucha antelación. Después de aterrizar, Tanya notó un bulto duro cerca de su tobillo izquierdo. Además, esa pierna le dolía terriblemente. Me llamó y le ofrecí algunas sugerencias a ella y a su pareja, incluidos unos ejercicios para reducir la hinchazón y el dolor. Éstos le produjeron un poco de alivio, pero el dolor continuó en los tres días siguientes, y entonces ellos me volvieron a llamar. No seguía batallando con el dolor, sino que el bulto que había notado en su tobillo ahora estaba subiendo por su pierna por una vena que se podía ver en la parte externa de la pierna. Cuando Tanya me llamó al tercer día ya estaba por encima de su rodilla. Me alarmé. Le dije que me daba la impresión de que se trataba de un coágulo sanguíneo, una trombosis, y que tenía que ir inmediatamente al médico para averiguar qué era. Ya era de noche y ella no estaba segura de dónde podría ir. Decidimos que, entre tanto, yo le haría una sanación a larga distancia. Tanya se acostó para recibirla. Cuando colgué el teléfono, me di cuenta de que no sabía hacia qué pierna debía dirigir la sanación. Pero tan pronto como empecé a sintonizar con ella, el interior de mi pierna izquierda me empezó a doler terriblemente. Se me puso roja y se empezó a hinchar. No había ninguna duda de qué pierna era. Continué enviándole energía sanadora hasta que mi propio dolor disminuyó y la hinchazón y la rojez en mi pierna desaparecieron. Sabía que había logrado algo importante. Tanya me llamó inmediatamente después y me dijo que el bulto se había reducido significativamente y el dolor había desaparecido. Mientras tanto, su pareja había estado al teléfono y había encontrado una clínica en la que atendían sin cita previa. Fueron allí y la doctora inmediatamente identificó el bulto como un coágulo de sangre, lo que confirmó con una radiografía. Se mostró muy interesada cuando Tanya le contó que, aparentemente, el trabajo con la energía y la sanación a distancia habían hecho que el coágulo se redujera y el dolor desapareciera. Cuando vio que mi hija no estaba entusiasmada con la medicación que le había recomendado, la doctora dijo: «Bueno, continúe con lo que está haciendo y fíjese si consigue hacer que desaparezca». Pero le advirtió a Tanya que todavía no estaba fuera de peligro. Le dijo que si el coágulo llegaba a la ingle, su vida estaría en peligro. Además, no podía tomar el avión para regresar a casa, a menos que el coágulo hubiera desaparecido por completo. Cuando llegó el momento del regreso planificado por Tanya, la trombosis profunda se había convertido en una trombosis superficial y la doctora le aseguró que estaba fuera de peligro.

Con esta seria advertencia detrás de nosotros, nos dimos cuenta de que debíamos considerar que eliminaran quirúrgicamente el fibroma, a pesar de que la idea me aterraba. Además, suelo pensar que los médicos rutinariamente exponen a las personas a más riesgos de los necesarios, ya que tanto mi padre como mi madre habían muerto a causa de errores en hospitales. Los fibromas afectan al menos a la mitad de las mujeres. Los principales tratamientos agresivos (aunque no todos necesitan procedimientos invasivos) son la histerectomía, la miomectomía y la embolización. Aunque la miomectomía y la embolización parecen prometedoras en las páginas web de las clínicas que realizan estos procedimientos, implican unos riesgos[18] que no estábamos dispuestas a correr. En cuanto a la histerectomía –bueno, no sólo Tanya seguía deseando tener un bebé, sino que mi deseo de tener nietos acababa con cualquier objetividad por mi parte respecto a esa decisión.

A pesar de todas las medidas que habíamos tomado, el fibroma de Tanya había causado un peligroso coágulo sanguíneo y estaba relacionado con su anemia, su visión borrosa, su debilidad general, sus terribles dolores y otros síntomas. Estaba robando sangre y energía de otras partes de su cuerpo. También estaba presionando su hígado, de modo que éste no estaba procesando las hormonas correctamente, creando estragos emocionales, y Tanya tenía un color amarillento la mayor parte del tiempo. No era una visión agradable para una madre que ha estado participando activamente (sabiamente o no) en el tratamiento de su hija.

Yo estaba empezando a considerar el fibroma como una fuerza independiente con mente propia que quería alimento, energía, sangre y fuerza vital. Estaba fuera de control. Me vino a la mente la planta que aparece en la película *La tienda de los horrores*. Quería ser alimentado. Estaba creciendo cada vez más rápido. Parecía que no había forma de detenerlo. Su poder era asombroso. Decidimos, de mala gana, que era hora de hacer pasar a la caballería.

El destino quiso que Tanya estuviera en una de mis clases cuando estábamos abrazando esta decisión, y una de mis alumnas avanzadas le hizo una sesión. Nos habló de un médico que ella creía que le había salvado la vida. No era un médico cualquiera. Se trataba de una mujer que había conseguido que en tres estados se aprobara una ley relativa a unos requisitos más estrictos para un consentimiento informado antes de las histerectomías. Ésta es una mujer que había defendido intensamente unas prácticas más sensibles en ginecología, había inventado cirugías menos invasivas para una serie de problemas femeninos y había sido un incordio para sus colegas más tradicionales. Además, era una mujer que había perdido su licencia para practicar la medicina, quizás por ser una pionera valiente que estaba dispuesta a utilizar métodos que estaban avanzados a su época. Pero, aun así, una licencia médica revocada no es el primer título que uno suele insistir en ver cuando escoge a un cirujano.

Quedamos en un restaurante: Tanya, la doctora y yo. Ella se ganó rápidamente nuestra confianza. La profundidad de sus conocimientos se hacía patente en todas sus respuestas a cada una de las preguntas que le hicimos. Aunque me enteré de muy pocas cosas de las que no me había enterado ya a través de otros médicos y sanadores que habían estado ayudando a tratar el fibroma de Tanya, aprendí una asombrosa cantidad de datos en un período de tiempo muy breve acerca de los problemas y las controversias que hay en la ginecología mientras ella respondía sabiamente a cada una de nuestras dudas y preocupaciones. Me impresionó su humanidad y su interés por Tanya, por todas sus pacientes, por todas las mujeres. Sintonizó con el fibroma de mi hija energéticamente mientras comía patatas fritas, y ella lo supo como yo lo supe. Con el permiso de Tanya, puso su mano derecha sobre la zona en la que se encontraba el fibroma y, en un momento dado, se giró hacia mí para que mi hija no la oyera y me dijo: «¡Realmente está en riesgo!». Ella conocía todas nuestras opciones, fue capaz de repasar rápidamente todas las alternativas que nuestra investigación había revelado y comentó los motivos para cada una de ellas y sus posibilidades. Por ejemplo, con la embolización, te dicen que es un procedimiento ingenioso en el cual se inyectan gránulos de silicona en la arteria femoral para cortar el suministro de sangre al útero, de manera que el fibroma no puede crecer y acaba encogiéndose debido al nulo suministro. Lo que no te dicen es que cortar el suministro de sangre al útero puede hacer que éste se encoja y se momifique, de manera que, con frecuencia, dos años más tarde las mujeres tienen que someterse de todos modos a una histerectomía. Además, es posible que los gránulos de silicona se desvíen y pongan en peligro permanente el suministro de sangre a otras partes del cuerpo.

Después de repasar todas las alternativas disponibles, cada una de ellas bastante indeseable, la doctora describió una cirugía que ella había desarrollado en la cual el fibroma es separado delicadamente del revestimiento interior del útero, poco a poco, y luego el útero es reparado. Puesto que no podía ejercer, la doctora nos habló de un hospital en Tijuana en el que ella estaba realizando las cirugías. Unos días más tarde, Tanya ingresó en él. Aunque a una parte de mí le preocupaba que una doctora que había sido excluida del ejercicio de la medicina estuviera realizando un procedimiento desconocido en un hospital de Tijuana, me sentía profundamente agradecida de haber conocido a esta doctora poco convencional que parecía haber examinado problemas como el de Tanya desde todos los ángulos imaginables y había desarrollado formas muy potentes y compasivas de abordarlos.

Era un hospital diminuto con una capacidad para sólo siete pacientes. Cada habitación privada tenía dos camas y se esperaba que un miembro de la familia se quedara con la paciente como intermediario y sistema de apoyo. Ese honor recayó en mí. A diferencia de los hospitales estadounidenses, aquí la comida era maravillosa, preparada a pedido, y podía ser cualquier cosa, desde una cena gourmet hasta un zumo de hierba de trigo. Preparé a Tanya para la cirugía equilibrando extensamente sus energías varias veces al día en los días que tuvieron lugar entre su decisión de proceder con la cirugía y el día de la operación. David le había estado dando sesiones de psicología energética para prepararla emocionalmente para el acontecimiento. Además de tratar sus miedos naturales relacionados con un procedimiento sumamente invasivo y reforzar su confianza y sus expectativas positivas sobre la operación, uno de los temas del trabajo que hicieron juntos fue la negativa de Tanya, de toda la vida, de actuar con decisión cuando alguien, especialmente un novio, le estaba haciendo daño. Cortar un brote que, claramente, estaba haciendo un gran daño era la metáfora perfecta para este problema. Ellos se concentraron en la parte de Tanya que no quería interferir, que estaba atormentada por la culpa por la idea de destruir a ese ser autónomo que estaba creciendo en dentro de ella, sin importar el daño que le estuviera causando. Llegado el momento de la cirugía, ella ya había comprendido perfectamente la metáfora y estaba sintiendo la determinación de una guerrera de defenderse de cualquier cosa que estuviera atacándola o atacando a su cuerpo. De hecho, Xena, la hermosa princesa guerrera de la tele, había sido una de las figuras que Tanya había utilizado en sus imágenes mentales. También tuve con David mis propias sesiones de psicología energética, y uno de los temas fue que no me desmayara mientras veía cómo abrían a mi hija.

En la mañana de la operación, además de equilibrar a Tanya, insistí en equilibrar también a la doctora. Cuando comenzó la cirugía, yo estaba ahí, con mi máscara y mi bata, y permanecí ahí durante toda la intervención, que duró cuatro horas y media. La cirujana, un segundo médico que también era propietario del hospital, una enfermera y el anestesista, estaban también en el quirófano. El acto de apertura (bueno, en realidad esto fue antes del acto de *apertura*) fue realizado por el anestesiólogo. Se me dio la oportunidad de hacer un test de energía en Tanya en relación con los sedantes y la anestesia local que iban a ser utilizados. La elección y las dosis salieron bien en la prueba, aunque en otras operaciones en las que he sido invitada a participar, incluso cuando la medicación era la correcta, con frecuencia la cantidad era excesiva. Ése no fue el caso aquí; la dosis era perfecta para el cuerpo de Tanya. Esto me pareció una buena señal respecto a la intuición y la sintonización del equipo médico. Para dar apoyo energético durante la incisión, mantuve mis dedos a aproximadamente 3,5 centímetros y medio de la frente de Tanya, sobre sus principales puntos de estrés neurovascular, para evitar que su cuerpo entrara en algún tipo de choque.

Por un minuto pensé que no sería capaz de ver cómo el bisturí cortaba la carne de mi hija, pero decidí que debía obligarme a observar todo el proceso. Para mi sorpresa, no me mareé. Aunque sabía que la psicología energética me había ayudado a prepararme emocionalmente, una energía sanadora que estaba más allá de cualquier cosa que yo hubiera esperado, y más grande que cualquiera de los que estábamos ahí, entró en la sala. Súbitamente, estábamos en un espacio amoroso, sanador y sagrado. Era como si un aura nos rodeara, quizás producto de los buenos médicos, el humilde hospital, mi amor y el espíritu de Tanya. Era algo palpable. Me sentí fuerte y me alegré de estar ahí.

Hicieron el corte. Había que cortar un gran trozo de carne para liberar al útero. Directamente debajo de la piel de Tanya, entrando unos 10 cm hacia abajo, hubo que cortar una gruesa capa de grasa. Era de color crema amarillento y salmón, con un brillo sano. Nunca había pensado en la grasa como lo hice en ese momento. Pude ver instantáneamente la necesidad de grasa en el cuerpo para proteger a los órganos y los huesos de los impactos, y por qué la mujer está diseñada para tener más grasa en la zona central de su cuerpo que un hombre. Esa grasa protege al bebé, así como a todos los órganos femeninos. Me chocó ver lo hermosa que era la grasa y lo bella que era la energía que emitía. Es un amortiguador que está ahí para dar alivio y proteger. La sociedad le ha dado una mala reputación a este magnífico cojín. Desde entonces, acepto mucho más mis deseos de comer helados.

Las manos de la cirujana desaparecieron en el interior del cuerpo de Tanya y reaparecieron con su útero, que ahora era una esfera dura, reluciente, de color rosa rojizo, más grande que una pelota de baloncesto. Estaba brillante y tan tirante que parecía como si estuviera a punto de explotar. Entendí instantáneamente que no había habido tiempo que perder: la necesidad de esta operación había sido urgente. La doctora levantó el útero de Tanya y lo colocó sobre su abdomen, adherido al cuerpo sólo por unos ligamentos. Su energía estaba llena de luz y era tan hermosa que me quedé sin aliento.

Cuando el bisturí penetró en el útero de Tanya para empezar a extirpar el fibroma, ocurrió algo sorprendente. Con el primer corte en el útero, salió una energía que era exactamente opuesta a lo que yo había estado viendo. En lugar de tener un brillo sano, tenía la apariencia de una energía oscura y malvada. Cuando vi su útero antes del corte, e incluso sus energías, no tuve ninguna pista visual que me indicara que una fuerza de esa naturaleza estaba en su interior. No sólo la energía era fea, sino también el fibroma que iban a extirpar. Era una de las cosas más feas que he visto en mi vida. Inmediatamente, tuve el pensamiento de que contenía años de traumas psicológicos y dolor. Era una energía terrible; tenía un aspecto absolutamente maligno, tanto por ser una masa informe roja y desorganizada como por las energías que emitía. En cambio, la energía de Tanya parecía muy pura. Ella era una persona inocente, ahí tendida, mientras que una negatividad que parecía absolutamente maligna se había alojado en su cuerpo y se había agarrado con fuerza. Me invadió la sensación de que la operación era la cosa más holística que podíamos hacer, extraer esa oscuridad del cuerpo de Tanya, de su vida. La cirujana, al ver por primera vez el fibroma, dijo, en un eufemismo: «Apuesto a que Tanya ha estado de mal humor durante mucho tiempo».

Para retirar el fibroma en un sólo pedazo habría sido necesario un corte del cual el útero no habría sobrevivido, de manera que lo cortaron en dos. La primera parte que retiraron era tan grande como un inmenso melón. Se había adherido al interior del útero, de manera que los cirujanos tuvieron que cortar con mucha delicadeza. El cuidado que había que tener para eso (trocito a trocito) era inmenso. Mientras el útero de Tanya estaba descansando encima de su estómago, los médicos tenían sus instrumentos dentro de él, como si estuvieran trabajando en una cueva diminuta. Sus esmerados pasos estaban asegurando la preservación del útero de Tanya. Todo el proceso fue asombrosamente respetuoso con la integridad de su cuerpo.

Cuando finalmente cortaron el último trozo de fibroma, junto con unas 25 «semillas» de fibroma, todos los que estábamos en la sala dejamos escapar un gran suspiro. Horas de cuidado y precisión habían separado y extirpado con éxito al invasor. A lo largo de la cirugía se habían utilizado pinzas clamp, de modo que prácticamente no hubo hemorragia. Me asombró la pericia y el cuidado que estaba observando. Excepto por unas comunicaciones breves y suaves, el quirófano había estado en un silencio sagrado durante toda esa batalla para extirpar el fibroma sin destruir el útero de Tanya. A continuación pusieron una música clásica alegre y liviana, mientras se iniciaba el proceso de coser el útero. No era sólo cuestión de cerrar la incisión. Había heridas en todos los sitios en los que el fibroma había estado adherido en el revestimiento interior del útero. De modo que los médicos ahora estaban cosiendo el interior del útero, decididos a dejarlo lo suficientemente fuerte como para que pudiera albergar a mis nietos. En diversos puntos a lo largo del camino, la cirujana me explicó por qué estaba eligiendo un determinado procedimiento en lugar de una alternativa con el propósito de preservar la fertilidad de Tanya.

Los dos médicos cosieron y cosieron, recordándome a una costurera y un sastre. Mi aprecio fue inmenso. Yo misma soy costurera. Coser es mi relajación y mi meditación, y aquí estaba yo, observando cómo el útero de mi hija era cosido hábil y pacientemente, como una hermosa colcha con múltiples capas que es cosida a mano. Después de una hora de atención absorta y asombro, dije: «Debéis de haber puesto más de 300 puntos». Ellos rieron. «¡Cerca de 500!».

Cuando el útero estuvo completamente cosido, la cirujana principal dio un paso atrás, miró al otro médico, asintió con la cabeza y sonrió. Con esto le estaba indicando que levantara el útero del estómago de Tanya y lo tomara en sus manos. Sus brazos estaban estirados y él colocó su cabeza en sus antebrazos. Todo estaba en silencio. Habían apagado la música. Nadie hablaba. Él se mantuvo en esa postura durante lo que me pareció que eran al menos tres minutos. Luego se puso de pie, inspiró y colocó el útero en el estómago de Tanya.

Llegado este punto, la cirujana me dijo: «Está ayudando a que las células en su vientre recuerden cómo era antes de que fueran dañadas». Ella me explicó que «¡las células tienen recuerdos!» (como si ésa no fuera una de las premisas centrales sobre las que está construida mi carrera). Luego le hizo una señal al médico asintiendo con la cabeza y, una vez más, él levantó el útero y lo sostuvo en sus manos durante lo que me parecieron otros tres minutos. Cuando hizo esto, todos los que estaban en el quirófano mostraron su respeto en silencio. Tomé fotografías de toda la operación y una de las más bellas es la del médico sosteniendo el útero de Tanya. Tenía un brillo hermoso en su interior y a su alrededor que todos pudieron ver y que ha quedado evidenciado en la instantánea.

Ésta fue una experiencia de lo más sagrada, como estar en un altar sagrado durante una importante ceremonia espiritual. Le dije al médico que parecía como si estuviera rezando. Lo tomé por sorpresa y me dijo: «Bueno... estaba rezando». Luego colocaron el útero de Tanya de vuelta en su cuerpo y terminaron de coser. Cuando concluyó la operación, Tanya abrió los ojos y me sonrió. Tal como lo habíamos planeado, empecé a darle otra sesión energética para ayudar a que su cuerpo se recuperara del trauma de la cirugía. Una de las cosas que se espera después de una cirugía es que las energías del paciente se muevan en un patrón homolateral. En realidad, esto ocurre cada vez que la salud de una persona se pone en peligro, es una manera en que el cuerpo conserva sus energías. Pero es más difícil funcionar y sanar cuando las energías están en ese patrón. De manera que una de las primeras cosas que hay que hacer después de una operación es empezar a redirigir las energías de un patrón homolateral a un patrón cruzado. Nunca he visto a nadie inmediatamente después de una cirugía que no tuviera el patrón homolateral. Para mi asombro, ¡Tanya no lo estaba! ¡Su cuerpo estaba tan preparado para la cirugía que sus energías simplemente siguieron fluyendo! ¡Me sentí eufórica! Durante la recuperación de Tanya, le recetaron una serie de fármacos para el dolor y la inflamación, y cuando algunos salían débiles en el test de energía, los médicos fueron suficientemente buenos como para cambiar las prescripciones hasta encontrar los medicamentos y las hierbas que fueran compatibles con las energías de mi hija.

Si no hubiésemos sido guiadas hasta esta cirujana fuera de serie, es casi seguro que Tanya se habría visto obligada a someterse a una histerectomía y, en cualquier caso, habría perdido la posibilidad de concebir un bebé. Ahora, en el momento en que estoy escribiendo esto, todavía es una opción que ella puede elegir. Pero tanto si finalmente tiene un bebé como si no, estoy agradecida de que conservaran su útero. Las consecuencias completas de una histerectomía no suelen ser reveladas a las mujeres. Por ejemplo, los órganos femeninos están colocados de una forma tan estrecha que el hecho de extirpar el útero, incluso si está prolapsado, puede en sí mismo causar el prolapso de otro órgano, es decir, que se desprenda de su lugar. Una de mis amigas acabó en una silla de ruedas, sin poder caminar, debido a complicaciones causadas por una histerectomía. Aunque el procedimiento nunca debería hacerse de manera despreocupada, las histerectomías se realizan de una forma casi rutinaria en EE.UU. Se llevan a cabo casi dos veces con más frecuencia que en Inglaterra o Europa,[19] lo cual sugiere que las fuerzas sociales y económicas dentro del sistema médico son un factor importante para determinar si hay que realizar una histerectomía.

No obstante, mi deuda y mi gratitud por las herramientas de la medicina moderna eran inmensas en la época de la cirugía de Tanya, y nunca las olvidaré. Aunque mi papel profesional parece haberse convertido en algo que desafía a la profesión médica a expandir su paradigma y suavizar su arrogancia y su rigidez, cuando es necesaria una cirugía o medicamentos, y cuando son administrados hábilmente, sólo puedo observar con respeto reverencial que la humanidad haya inventado esas maravillas de compasión y sanación. Ciertamente, Tanya fue muy afortunada de haber encontrado a una doctora que también tiene una forma de pensar diferente, pero fundamentalmente fueron sus habilidades quirúrgicas las que la salvaron. De hecho, siempre he considerado que la medicina energética y la medicina convencional son complementarias, y no dos enfoques que compiten. Muchas de mis protestas han sido peticiones para que la medicina convencional lo vea también así. Por ejemplo, si preparas tu cuerpo energéticamente antes de la cirugía, y lo cuidas después de la misma, como hice con Tanya, aumentan las probabilidades de que tu cuerpo responda a la operación tal como se esperaba y se incrementan las posibilidades de que tengas una recuperación rápida. Cuando revise *Medicina energética* para la edición de su décimo aniversario (¡el tiempo vuela!) en cuanto termine este libro, pienso añadir una sección sobre cómo aplicar métodos de medicina energética para respaldar los procedimientos médicos, necesarios pero invasivos, como una cirugía. Estoy pensando titularla: «Si la cirugía es necesaria, el corte como último recurso».

Embarazo

El embarazo es el milagro que tiene lugar después de que dos micropuntos de protoplasma, cada uno de ellos producto de un universo independiente, encuentran inverosímilmente el camino el uno hacia el otro y se funden en un nuevo micropunto. Ese nuevo micropunto contiene toda la información necesaria para crear un organismo de un trillón de células que alberga el sistema informático más sofisticado que se conoce, capaz de construir rascacielos, escribir poesía, rezumar amor y trascenderse a sí mismo en un rapto místico. Gran parte de esta información había estado contenida en los campos energéticos del óvulo y el esperma, y ahora está en el *campo energético* del nuevo microser (llamado *zigoto*), en lugar de estar en sus *genes*, pero ésa es otra historia, presentada en el capítulo 1. Aquí se habla del crecimiento del microcer hasta que se convierte en un bebé humano, una obra que se desarrolla en el escenario de tu vientre. El manejo del escenario que tú ofrezcas, tanto física como energéticamente, tendrá un impacto en la producción de una forma que tú ya conoces y, en ciertos aspectos, quizás no. A continuación presento una guía de los aspectos energéticos de ese manejo del escenario.

Mujeres embarazadas venían a mi consulta por diversas razones. Algunas venían con preocupaciones sobre la salud de su bebé. Otras porque le tenían miedo a la cesárea y querían trabajar con alguien que pudiera apoyar un parto natural. Algunas acudían porque estaban hinchadas o sufrían náuseas matinales u otros síntomas. Otras querían que les dijera cuál era el color del aura de su bebé. Pero todas deseaban mantenerse muy sanas durante el embarazo para que el bebé tuviera una auspiciosa entrada en el mundo.

Respaldar la salud del bebé

Cualquier cosa que la madre haga energéticamente para mantenerse equilibrada ayuda al bebé. Haz los ejercicios básicos que se presentan en el capítulo 2, especialmente la rutina energética diaria y todas las técnicas que estiran tu cuerpo y mantienen tus energías cruzando de un lado al otro. Como ocurre con todas las cosas, pero especialmente con el embarazo, mantener fuerte el meridiano del bazo es fundamental para tu salud. Cuando una mujer se queda embarazada, uno de los primeros cambios energéticos que tienen lugar es la intensificación de las energías de su bazo. Cada meridiano tiene un pulso que puede sentirse en la muñeca, y una de las maneras que yo conozco de saber si una mujer está embarazada es tomando el pulso de su bazo para verificar los inexplicables incrementos en la energía de ese meridiano. Estos incrementos no son sorprendentes. El meridiano del bazo asume una multitud de nuevas tareas que se originan para nutrir al bebé. De manera que debes asegurarte de que tiene mucha energía de reserva. La secuencia equilibradora del bazo/triple calentador sugerida para favorecer la fertilidad (*véase* pág. 209) también puede hacer mucho para mantener fuerte y equilibrado al meridiano del bazo. Los otros meridianos que están más íntimamente relacionados con la fertilidad (los meridianos del riñón, el hígado, el estómago y circulación-sexo) también tienen un papel importante para propiciar un embarazo sano. A continuación ofrezco métodos para apoyarlos. Presento una de mis formas favoritas de mantener conectados a la madre y al bebé.

Conexión corazón-vientre materno
(tiempo: 9 meses aprox.)

Una de mis formas favoritas de apoyar el vínculo madre-bebé es reforzando la conexión energética entre el corazón y el vientre materno. De pie o acostada, respira hondo unas cuantas veces, inspirando por la nariz y espirando por la boca. Coloca una mano sobre el centro de tu pecho y la otra sobre tu vientre (*véase* figura 5-7). Después de respirar hondo unas cuantas veces más, inspirando por la nariz y espirando por la boca,

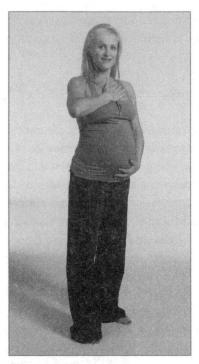

Figura 5-7.
Conexión corazón-vientre
materno

respira con naturalidad. Las instrucciones para la respiración ayudan a garantizar un flujo saludable de la energía, la sangre y el oxígeno entre los pulmones y el vientre materno. Y el poder de tu amor hacia tu bebé es concentrado como un láser.

ALLANAR EL TERRENO PARA UN PARTO NATURAL

Una mujer embarazada cuyos dos primeros hijos nacieron con una cesárea vino a verme con la esperanza de poder dar a luz a su tercer hijo de una forma natural. A su obstetra le parecían divertidas las técnicas que le di. Le dijo que eran buenas para mantenerla relajada, pero que no se engañara creyendo que no iba a tener otra cesárea después de haber tenido dos. De hecho, insistió en que ella no podía seguir siendo su paciente si no abandonaba su plan de dar a luz en casa. A él le parecía que, en este caso, un parto en casa era temerario y peligroso. Yo, sin embargo, me sentía animada por su progreso, por la forma en que las energías habían dejado de estar bloqueadas en las áreas en las que tenía tejido cicatricial de las primeras dos cesáreas y porque toda la zona abdominal se veía saludable y fuerte. Le dije a mi paciente que confiaba en que podía tener un parto natural. Comprensiblemente, ella hizo caso de las recomendaciones de su médico y abandonó sus planes de dar a luz en casa. Sin embargo, cuando llegó el momento, no hubo opción. El bebé llegó tres días antes de lo que el doctor esperaba y, casi sin previo aviso. El parto se inició súbitamente. Ella estaba en la cama. Su marido estaba en casa. Llamaron al médico y empezaron a prepararse para ir al hospital. Ella llegó hasta la sala de estar. Se puso en cuclillas y el bebé salió. Fue un parto extraordinariamente fácil. Sin complicaciones. Debo decir que el médico se esforzó mucho en averiguar qué había ocurrido y acabó aprendiendo muchísimo sobre la medicina energética.

SECUENCIA DE EMBARAZO SALUDABLE
(TIEMPO: MENOS DE 1 MIN.)

Para apoyar un parto natural y reducir las probabilidades de necesitar una cesárea, empieza haciendo todo lo que se recomienda en la sección titulada «Dar soporte a la salud del bebé». Además, para respaldar las energías que más participan en el embarazo, haz la secuencia de embarazo saludable todos los días. Respira profundamente a lo largo de toda la secuencia.

1. Presiona con tus pulgares los puntos que están en la parte superior de tus pómulos, directamente debajo de tus ojos (estómago 1 y 2). Al mismo tiempo, coloca suavemente, sin presionar, los otros dedos de la mano sobre tu frente, en la zona huesuda que está unos 5 cm por encima de tus cejas (*véase* figura 5-8). Mantén esta posición durante al menos un minuto, mientras respiras profundamente. Esta parte de la secuencia puede hacerse independientemente de las otras dos. Realizarla varias veces al día reduce el estrés, relaja el abdomen y el útero, y da energía a las piernas para que sostengan a tu cuerpo, que está creciendo.

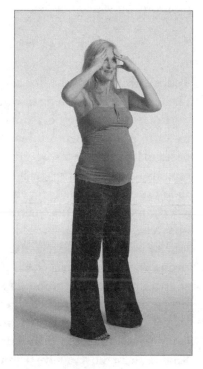

Figura 5-8.
Secuencia de embarazo saludable

2. Coloca las yemas de los dedos sobre el arco de tu hueso púbico y masajea las áreas que están debajo de cada dedo (éstos son los puntos reflejos neurolinfáticos que abren las energías en toda la región pélvica).

3. Empieza con el dedo corazón de tu mano izquierda en el centro del hueso púbico; muévelo hacia la izquierda, unos 5 cm, y hacia abajo unos 2,5 cm, dejándolo en el pliegue de la ingle. Presiona y masajea suavemente el punto que está ahí en tu ingle (hígado 12).

Con la mano derecha, masajea los puntos K-27 (*véase* pág. 74).

4. Repite en el otro lado, masajeando el punto del hígado en el lado derecho con la mano derecha y los K-27 con la mano izquierda.

Calmar el meridiano de circulación-sexo

Durante el primer trimestre del embarazo, calma el meridiano de circulación-sexo haciendo que una amiga o un compañero presione suavemente sus puntos sedantes (*véase* pág. 175). Esto mejora la circulación, ayuda a tu propio corazón y al de tu bebé, y reduce el dolor en la parte baja de la espalda y el agotamiento que puede resultar de llevar al bebé. Si no hay nadie que lo pueda hacer, y si te resulta difícil llegar hasta los puntos sedantes, presiona suavemente los «puntos del cuerno del diablo» (unos 7 cm por encima de las orejas) durante dos o tres minutos. Éstos son los puntos neurovasculares de circulación-sexo.

Equilibrar tus chakras raíz y del útero

Todos estos procedimientos ayudarán a hacer que tus energías fluyan y tus hormonas se mantengan equilibradas para que los ritmos naturales, orgánicos, de tu cuerpo asuman el mando para la preparación al parto. Otro procedimiento sumamente valioso es despejar de tus chakras, particularmente de los de raíz y útero, las energías que se mueven en espiral justo encima de tu hueso púbico y encima de tu vientre. Hay todo un capítulo en *Medicina energética* (capítulo 5) que está dedicado a la comprensión de tus chakras y al trabajo con ellos, pero aquí ofrezco una versión breve del procedimiento. Aunque puedes hacerlo sola, es mucho más agradable relajarte mientras otra persona lo hace por ti. La rutina energética diaria (*véase* pág. 71), o al menos los neurolinfáticos, el estiramiento de la coronilla y la conexión son buenos preliminares. Luego, mueve tu mano en círculos, en el sentido contrario a las agujas del reloj, a entre 5 y 7 cm más arriba de tu hueso púbico. Muévela lentamente durante al menos dos minutos, respirando profundamente. Sacude tu mano y vuelve a moverla en círculos sobre la misma zona, esta vez en el sentido de las agujas del reloj, durante uno o dos minutos. Repite los mismos movimientos circulares en el sentido contrario y en el mismo sentido de las agujas del reloj sobre el área de tu útero, justo debajo de tu ombligo. Acaba haciendo la figura del ocho sobre toda esa zona.

Esta técnica mantiene fuerte y despejada la conexión entre tu bebé y tú, de manera que exista un buen flujo entre el circuito de cinturón. El circuito de cinturón, o la corriente de cinturón, es un circuito radiante que rodea tu cintura y, cuando estás embarazada, también se mueve por debajo de tu abdomen, dando soporte al crecimiento del bebé. Conecta las energías de la parte superior y la parte inferior de tu cuerpo, y permite un potente flujo de sangre, linfa y oxígeno por el vientre materno y ayuda a que el parto y el bebé sean sanos. Esta distribución vertical de las energías es fundamental para la corriente de cinturón cuando estás embarazada. Coloca las manos en los lados de tu cintura, con los pulgares en tu espalda. Lenta y firmemente, desliza tus manos hacia adelante y luego hacia abajo hasta que estén rodeando la parte inferior de tu útero (*véase* figura 5-9). Inspira profundamente y luego, poco a poco, deja salir el aire. Repite al menos una vez más. Este procedimiento es sumamente agradable para la mayoría de la gente, y restablece una armonía «de arriba abajo» en tu cuerpo. Si puedes conseguir que otra persona haga esto por ti, es una delicia. Puedes acostarte en una cama para que la otra persona pueda colocar ambas manos en el centro de tu espalda y levantarte desde detrás de tu cintura. Mientras las manos de la persona se deslizan hacia los costados de tu cuerpo, puedes relajarte y tumbarte otra vez.

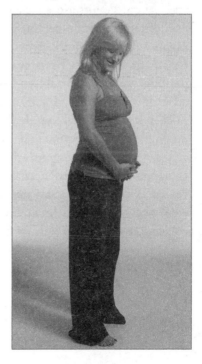

Figura 5-9.
Asimiento de vientre de la diosa

Con frecuencia, las cesáreas se realizan cuando el feto está colocado en una posición de nalgas (con los pies por delante) o transversal (de lado). Pero, en ocasiones, el trabajo energético puede ayudar a que el bebé recupere la posición con la cabeza por delante, como pretendía la naturaleza. Las energías del bebé nonato son diferentes de las de su madre, y cuando una equilibra los chakras de la madre, puede sentir que la madre y el bebé responden de manera independiente. Sentir la respuesta del niño siempre me hace feliz. A veces el bebé no tiene ninguna prisa por salir, y si relajas el área del útero despejando los chakras, el bebé empezará a seguir tu mano. En un caso, una mujer ya había salido de cuentas y su bebé estaba de nalgas. La madre estaba paralizada por el miedo y no quería que le hicieran una cesárea. Me preguntó si podía encontrar algo en su energía que estuviera impidiendo que su tan esperada hija, que ya tenía el nombre de Melissa, se colocara en la posición correcta. La energía de Melissa me pareció sana, pero no tenía ninguna prisa por salir. El único problema que pude encontrar fue que los músculos abdominales de la madre estaban sumamente contraídos por el estrés. Relajé esa área despejando el chakra por encima de su vientre. Después de dos minutos de movimiento en el sentido contrario a las agujas del reloj, sentí que la energía de Melissa estaba entrando en sintonía con la mía y captando el ritmo de mi mano. Quince minutos más tarde, empezó a girarse, como si siguiera la energía de mi mano, hasta que quedó de cabeza, lista para el parto. Otra persona que se encontraba en la habitación empezó a dar saltos y a gritar: «¡Puedo ver cómo se gira!». La madre se fue directamente desde mi consulta hasta el hospital, donde dio a luz a una preciosa niña. Aunque uno no puede contar siempre con que esta técnica vaya a impedir que el bebé venga de nalgas en el parto, he tenido experiencias casi idénticas a ésta en varias ocasiones. Además, desde que describí este método por primera vez en la edición original de *Medicina energética*, varias comadronas y enfermeras me han dicho que con esta técnica lograron recolocar un feto, haciendo que el parto natural fuera posible.

Abortos espontáneos

Una vez más, todo lo mencionado hasta este punto da soporte a un parto sano: la rutina energética diaria; dar relieve a los patrones cruzados, estimular y equilibrar los meridianos del bazo, el triple calentador, el estómago, el riñón, el hígado y de circulación-sexo, equilibrar tus chakras de la raíz y el vientre, y mantener el circuito de cinturón fluyendo. Además, especialmente valiosas para impedir que las cosas salgan mal, son las técnicas que mantienen a las energías conectadas, como la conexión (*véase* pág. 84) y conectar el cielo y la tierra (*véase* pág. 64). También es importante aceptar que a veces un aborto espontáneo es la manera que tiene la naturaleza de liberar a un bebé que está dañado o que, de alguna otra manera, no está bien para vivir en este mundo y nada de lo que puedas hacer va a cambiar eso.

Tres problemas comunes durante el embarazo son las náuseas matinales, el dolor de espalda y la toxemia o preeclampsia. Cada uno de ellos puede ser tratado por la medicina energética, a menudo junto con otros enfoques.

NÁUSEAS MATUTINAS

Los episodios de náuseas y vómitos afectan a entre un 50 y un 95 % de las mujeres durante el primer trimestre del embarazo. Aunque no son dañinos para la madre o para el bebé (a menos que provoquen deshidratación o desnutrición), tampoco son divertidos. Los remedios populares que ayudan a algunas mujeres incluyen hacer seis comidas más pequeñas, en lugar de tres comidas abundantes, descansar mucho y hacer buen ejercicio, beber 30 minutos antes o después de las comidas, pero no durante ellas, oler limones o jengibre, y tomar aproximadamente 200 mg de vitamina B6 cada día. Hay una variedad de técnicas energéticas que también pueden ayudar a calmar estas molestias matutinas.

1. El paso más rápido y más directo que puedes dar para las náuseas matutinas es la conexión (*véase* pág. 84), colocando tus dedos corazón en tu ombligo y tu tercer ojo, presionando y tirando hacia arriba. Mantén esta postura durante al menos tres respiraciones profundas. Esto conecta los meridianos central y gobernador, para que las energías puedan realinearse.
2. Una segunda intervención es presionar los huecos inferiores de la uña del dedo gordo del pie mientras tu otra mano empuja hacia arriba bajo tu pómulo, debajo de tu ojo. Quédate así durante uno o dos minutos, respirando conscientemente. Repite en el otro lado. Estas dos técnicas alivian las náuseas matutinas en muchas mujeres. Si no funcionan en tu caso, lo que indico a continuación ayuda con

los patrones más habituales. Ninguno de ellos te hará daño, así que experimenta y descubre cuál funciona mejor.

3. Frota tus manos, una contra la otra, hasta que sientas calor. Coloca una mano ahí donde sientas una molestia y la otra en tu nuca. Respira hondo y mantén la posición durante un par de minutos.

4. Ponte lo más cómoda que puedas en una silla. Con una mano, agarra con tu pulgar y tu dedo corazón la parte posterior de tu pie, justo detrás del tobillo. Aprieta la zona que está detrás del tobillo en ambos lados del tendón de Aquiles. Al mismo tiempo, con la otra mano, coloca tu dedo corazón debajo de tu pómulo y empuja hacia arriba (*véase* figura 5-10). Mantén durante un par de minutos. Repite en el otro tobillo y el otro pómulo.

5. Presiona el primer grupo de puntos sedantes del meridiano del intestino delgado (*véase* pág. 171) durante dos minutos aproximadamente, y luego coloca la base de tus manos contra tus pómulos, con los pulgares sobre tus sienes y el resto de los dedos sobre tu frente, durante aproximadamente un minuto.

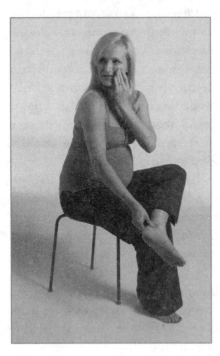

Al menos uno o dos de estos ejercicios deberían funcionar bastante bien, y es todo lo que tienes que hacer. Experimenta para descubrir qué funciona en tu caso. La respuesta será casi instantánea.

Figura 5-10
Posición de buenas mañanas

El peso del bebé que está creciendo ejerce una tremenda presión física sobre la espalda de la madre embarazada.

1. Conseguir que tu pareja o una amiga te haga la limpieza de la columna a diario (*véase* pág. 82) impide que las energías estancadas se acumulen mientras la espalda hace una doble tarea, y esto permite que las energías se muevan por tu espalda y la fortalezcan.

2. Si sientes dolor en la zona lumbar, sedar el meridiano del riñón (*véase* pág. 172, siguiendo la instrucción especial para mujeres embarazadas que aparece ahí) libera la tensión en el propio riñón. Si estás embarazada de varios meses, probablemente no podrás alcanzar los puntos de tus pies y tendrás que pedirle a tu pareja o a una amiga que los presione por ti. Si sedar el meridiano del riñón (*véase* pág. 172) no alivia el dolor, seda también el meridiano del intestino grueso (*véase* pág. 173), que gobierna los músculos que hay en la espalda a la altura de la cintura.

3. Si el dolor está en los músculos de tus glúteos o en el sacro, seda el meridiano de circulación-sexo (*véase* pág. 175). Una vez más, necesitarás que tu pareja o una amiga presione los puntos por ti.

TOXEMIA

La toxemia, también llamada *preeclampsia*, se caracteriza por una presión sanguínea alta, una hinchazón que no baja y grandes cantidades de proteína en la orina. Todas las técnicas sugeridas antes, como mantener el equilibrio entre los meridianos del bazo y el triple calentador y conservar un buen flujo en los meridianos del hígado y el riñón, ayudan a prevenir o reducir la toxemia. La rutina energética diaria de cinco minutos suele ser suficiente para mantener estos equilibrios, aunque sedar los meridianos del triple calentador, el hígado y el riñón y fortalecer el bazo da un impulso adicional. Masajear los puntos linfáticos (*véase* página 71) también puede reducir la toxemia.

El parto

Mi querida amiga Sandy Wand, una de las comadronas legendarias de Ashland, me cuenta que, aproximadamente en el octavo mes de embarazo, se le ocurre a la mujer embarazada que el «micropunto» (acababa de leer un borrador de la sección anterior sobre el embarazo), que ahora se ha convertido en una pelota de playa, va a tener que encontrar la manera de salir a través de una abertura que era adecuada para el micropunto, pero que parece bastante inadecuada para la pelota de playa. Antes, toda la conciencia había estado centrada en el embarazo y en el feto en desarrollo, pero ahora hay un cambio de conciencia de que este embarazo está a punto de desencadenar un parto. Durante las últimas semanas de embarazo, una energía natural llega para preparar para el parto, cambiando la fisiología y la consciencia. El suelo pélvico se está ensanchando. El bebé está dejándose caer en él. La cabeza del bebé se coloca en el suelo pélvico y el bebé en la posición en la que nacerá. No hay escape y la biología pasa por encima de todas las teorías sobre cómo va a ocurrir esto.

Afortunadamente, el cuerpo *sabe* cómo dar a luz. Y puede ser apoyado de muchas maneras. Técnicas simples como la conexión (*véase* pág. 84) o hacer que tu pareja o una amiga presione durante aproximadamente un minuto el punto de poder (la hendidura central donde la cabeza se une a la nuca) ayudan a calmar el sistema nervioso y a reorientar las energías del cuerpo.

Durante el trabajo de parto, las contracciones crean tensión. Se puede extraer energía del cuerpo entre contracciones simplemente pasando las manos planas en dirección descendente hasta los pies y haciendo que la energía salga por ahí. Puesto que el trabajo de parto es una experiencia física y emocional muy intensa, colocar tus manos suavemente sobre los puntos neurovasculares en la frente o detrás de las rodillas (a algunas mujeres no les gusta que les toquen la cabeza durante el trabajo de parto) puede relajar el cuerpo, liberar la ansiedad y calmar la mente, de manera que el cuerpo puede hacer lo que sabe de forma natural. Ésta es una sencilla intervención que puede producir importantes beneficios. Reducir la tensión y el pánico permite que la sabiduría orgánica del cuerpo opere sin impedimentos. Acariciar suavemente la frente con un paño húmedo estimula los mismos puntos neurovasculares.

Colocar tus manos sobre el sacro de una mujer ejerciendo presión durante las contracciones ayuda a mantener una corriente fuerte moviéndose por el circuito radiante, llamada *corriente penetrante*. Esto conecta con las poderosas energías del vientre materno y les da soporte, alinea a la madre con las energías del bebé, reduce el dolor en la parte baja de la espalda y utiliza bajo control todos los circuitos radiantes, las energías naturales para el parto. Sostener los lados de los pies de la mujer al principio del trabajo de parto conecta a todos los sistemas energéticos del cuerpo y los ayuda a coordinarse unos con otros. Un método llamado la técnica brasileña de los dedos del pie puede producir un gran alivio durante el trabajo de parto, aportando gran eficacia a todos los sistemas energéticos del cuerpo. Cuando ayudas a alguien con este ejercicio, la persona está tendida boca arriba. Asegúrate también de encontrar una posición cómoda para ti.

TÉCNICA BRASILEÑA DE LOS DEDOS DEL PIE
(TIEMPO – ENTRE 10 Y 15 MIN.)

1. Colócate a los pies de la futura madre. Pon los pulgares de tus manos debajo de los dedos medios de los pies de ella y los dedos corazón de tus manos sobre los mismos dedos del pie, sobre las uñas (*véase* figura 5-11). Mantén una ligera presión durante dos o tres minutos. Inspira por la nariz y espira por la boca.

2. Desliza tus pulgares hasta debajo del cuarto dedo de sus pies y luego los cuatro dedos de tus manos por encima de esos mismos dedos de sus pies, sobre las uñas (*véase* figura 5-11). Presiona ligeramente durante dos o tres minutos. Continúa con la misma respiración.

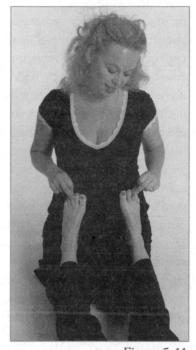

Figura 5-11.
Técnica brasileña de los dedos del pie

3. Desliza tus pulgares por debajo de los dedos pequeños de sus pies, luego los dedos meñiques de tus manos por encima de las uñas de esos mismos dedos de sus pies. Presiona ligeramente durante entre dos y tres minutos.

4. Desliza tus pulgares por debajo del segundo dedo de sus pies, y luego tus dedos índices de la mano por encima de las uñas de esos mismos dedos de sus pies. Presiona ligeramente durante dos o tres minutos.

235

5. Desliza tus pulgares por debajo del dedo gordo de sus pies, y luego coloca los dedos índices y los dedos corazón de tus manos de manera que uno esté en cada lado de la base de las uñas de los dedos gordos de sus pies. Presiona ligeramente durante entre dos y tres minutos.

Cada recurso físico y mental que tiene una mujer es llevado a proporciones olímpicas, e incluso más allá, durante el trabajo de parto. Al darnos un cráneo suficientemente grande como para albergar al cerebro humano y diseñar nuestra pelvis de manera que nos permita caminar con dos piernas, la naturaleza ha presionado para hacer algunos arreglos ingeniosos, así como algunos sacrificios, para hacer evolucionar al ser humano moderno, y el parto fácil fue uno de esos sacrificios. Las prácticas de una cultura para contrarrestar este dilema de «cerebro grande/pelvis pequeña» dice mucho sobre su compasión, su sabiduría y su sintonización con el principio femenino, un tema que no trataré para no entrar en un discurso de angustiada perplejidad. Baste decir que la tradición de las comadronas tiene mucho que enseñarnos y que algunos hospitales occidentales están dando grandes pasos positivos. Y cualquiera que sea el entorno del parto, dondequiera que la naturaleza haya hecho ajustes biológicos significativos, las cosas pueden ir mal.

Está más allá del alcance de este libro entrar en el tema de los procedimientos de emergencia que pueden ser necesarios durante un parto, y la medicina occidental destaca en salvar vidas en situaciones desesperadas. Sin embargo, incluso aquí, hay técnicas energéticas que se pueden utilizar como primera respuesta, y a menudo pueden evitar que sean necesarias medidas más draconianas. Por ejemplo, si hay debilidad o demasiada variabilidad en los latidos del corazón del feto, con frecuencia, el hecho de presionar los puntos de acupresión fortalecedores en los meridianos del corazón y del bazo de la madre, o recorrer su meridiano del corazón, resonará entre la madre y el bebé, fortaleciendo y estabilizando el ritmo cardíaco de este último y reduciendo las probabilidades de que sea necesaria la medicación. Si, después de cierto nivel de actividad de dilatación y contracción, el trabajo de parto se detiene, a menudo, las técnicas para anclar las energías y ponerlas en movimiento (como apretar y masajear los costados y la parte superior de los pies, sostener y balancear a la madre en movimientos de ocho, o simplemente hacer que mueva su cuerpo) recuperarán espontáneamente el progreso.

Cuando inicié el trabajo de parto para dar a luz a mi hija Dondi, mi médico, Paul Brenner, doctor en Medicina (una leyenda en nuestra familia acerca de cómo debe ser un médico), estaba con otra paciente en otra localidad e iba a tardar un par de horas en llegar al hospital. El doctor pudo ponerse en contacto con uno de sus amigos y consiguió que aceptara ir inmediatamente al hospital para estar conmigo. Paul le dio dos indicaciones: que me abrazara cuando yo tuviera contracciones y que mantuviera a todas las enfermeras lejos de mí hasta que él llegara. Este hombre no sólo no era un médico, sino que además se presentó con su uniforme de fútbol americano, con abrazaderas y todo. Cada vez que yo tenía una contracción, él me abrazaba, tal como le habían indicado, y además, instintivamente, me mecía formando una figura de ocho. Era increíblemente reconfortante. Mi cuerpo se relajaba en esos grandes brazos. Me sentía totalmente cuidada. Cuando Paul llegó, se encargó de esas tareas, también meciéndome instintivamente con un movimiento que formaba una figura de ocho. Él me preguntó qué sería lo que podría hacer que ésa fuera la más maravillosa experiencia de parto posible. Le dije que me gustaría poder observar el nacimiento. Un par de horas más tarde, colocaron un espejo gigantesco en la pared de la sala en la que yo iba a dar a luz. Con una sonrisa radiante, Paul me dijo: «¡Mira, Donna! ¡Feliz día de parto!». Después de traer al mundo a una hermosa niña, Paul se puso a llorar abiertamente, abrazándome y abrazando a mi perplejo marido. Unos años más tarde, después de no haber tenido ningún contacto, Paul me llamó a casa para hablarme de un asunto que no tenía ninguna relación con esto y Dondi, que ya tenía tres años, contestó. Él dijo: «Soy Paul Brenner. ¿Está tu madre?». Y Dondi gritó agudamente: «¡Paul Brenner! ¡Yo soy tu bebé!».

La sexualidad femenina, la fertilidad, el embarazo y el parto son el patrimonio distintivo de la mujer. La cultura en la que vive una mujer traza una ruta a través de cada una de estas experiencias profundas. Los mapas que nuestra cultura proporciona están cada vez más alejados de nuestras energías, nuestros ritmos naturales y nuestras bases biológicas más fundamentales. Sin embargo, fuera de nuestros marcos culturales, hay mapas que son más afirmadores de la vida, que son más apropiados para nuestros más elevados potenciales. Cuando comprendemos plenamente la situación, se nos insta a convertirnos en cartógrafas, trazando un mapa de la vieja sabiduría en el nuevo territorio que contiene oportunidades y amenazas que nuestras abuelas no habrían podido imaginar. A través de las vidas que estamos viviendo en estos tiempos difíciles, estamos cambiando los mapas y dando esperanzas a la siguiente generación acerca de lo que es posible para una mujer. Espero que las herramientas presentadas en este capítulo te ayuden en estas magníficas aventuras.

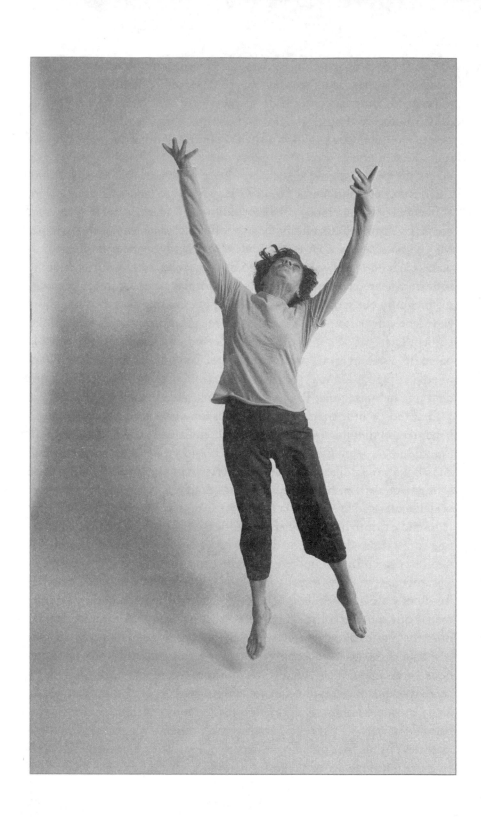

CAPÍTULO 6

LA MENOPAUSIA: UN PORTAL HACIA LA *SEGUNDA* FLOR DE LA VIDA

La menopausia no es sólo el fin de la fertilidad y de los años de fecundidad que, con tanta frecuencia, son vistos como la flor de la vida de una mujer. Es hora de que la mujer se haga cargo de su salud y realice los cambios que la llevarán a través de la segunda flor de la vida.

— BERNARDINE HEALY,
Doctora en Medicina
Ex directora de los National Institutes of Health

La menopausia es una experiencia de proporciones míticas.[1] ¡Es un portal que te conduce a la segunda flor de la vida biológica! Mi intención en este capítulo es ayudarte a navegar por ese portal y entrar en una segunda flor de la vida *más enriquecedora*. Hazme saber si he tenido éxito: www.edem.com/2ndprime-survey.htm

Hasta que llegues a ese punto, es difícil imaginar lo extraño que puede ser este territorio. Puesto que yo conocí lo peor del SPM, pensé que la menopausia sería un camino de rosas. A veces una se quita de encima fácilmente una si la otra es terrible, de la misma manera que yo había tenido unos embarazos fáciles después de haber sufrido la agonía del SPM todos los meses. Las mujeres como yo, que tienen muchos en estrógenos y, por tanto, tienen menstruaciones difíciles, suelen tener unos embarazos y una menopausia más fáciles debido a que la proporción de progesterona, de la cual tenemos niveles bajos, aumenta en relación a los estrógenos. Yo, sin embargo, resulté ser víctima de mis propios conocimientos especializados. La progesterona natural se había convertido tan firmemente en la droga de mi elección, al serme tan útil durante los períodos de SPM,

239

que continué tomándola hasta el principio de la menopausia y acabé con el equilibrio de progesterona/estrógenos. De modo que acabé teniendo la bioquímica de una menopausia más típica, en lugar de aprovechar mi exceso natural de estrógenos. Por primera vez, experimenté unas sábanas empapadas, insomnio y una sensación de falta de vida, cosa que no habría ocurrido si yo no hubiese tomado una sobredosis de progesterona. A veces, simplemente, no se puede ganar. Pero tú puedes aprender de mis errores. Sigue leyendo.

En cualquier librería puedes encontrar decenas de libros sobre la menopausia, pero que yo sepa, éste es el primero cuyo enfoque se basa principalmente en la medicina energética. Sin embargo, varios de ellos son excelentes compendios de remedios médicos, así como de remedios populares, para los síntomas habituales (por ejemplo, *Is It Hot in Here?*,[2] de Wingert y Kantrowitz). También me encantaron cinco obras maestras que tratan el tema desde sus propios ángulos únicos, escritas por la doctora Leslie Kenton,[3] Susun Weed,[4] Christiane Northrup, doctora en Medicina;[5] John Lee, doctor en Medicina;[6] y Susan Lark, doctora en Medicina,[7] respectivamente. Aunque está fuera del alcance de este capítulo intentar abarcar todo el material que hay en esta magnífica bibliografía, a continuación presento algunas de las ideas esenciales que proporcionan un contexto para un enfoque de la menopausia basado en la energía.

Para entrar en la segunda flor de la vida es necesaria una importante reconfiguración de las perspectivas y los valores que te sirvieron antes en la vida. Muchos de los libros sobre la menopausia se centran en los desafíos psicológicos, que son considerables. Nosotros, sin embargo, nos basamos en las herramientas energéticas que pueden ayudarte a enfrentarte a la menopausia con mayor comodidad y mejor salud. Ésta es la mejor preparación concreta que conozco para la experiencia psicológica y espiritual, así como física, de la menopausia. La medicina energética te ayuda en todos los niveles.

PREPARAR EL CUERPO, LA MENTE Y EL ESPÍRITU PARA ESTA EXPERIENCIA

Cada reto emocional es una experiencia fisiológica. Intentar salir de la depresión o la ansiedad con el pensamiento no funciona. Nuestra cultura puede decirnos que la voluntad y la determinación son lo único necesario, pero sería mucho mejor que nos enseñaran a mover nuestras energías cuando están estancadas, en lugar de enseñarnos a culparnos por *estar* estancados. No está «todo en tu mente»; está todo en tus energías. Las emociones de la menopausia residen en la química de nuestros cuerpos, y es poderosa. Al mismo tiempo, los enormes cambios, cataclísmicos, están reorganizando tu cuerpo de una máquina para hacer bebés a una independencia que nunca antes podías haber imaginado. Aunque nada va a evitar que pases por este proceso turbulento, la medicina energética puede apoyarte profundamente durante la transición y ayudarte a salir de ella más sana, más feliz y más independiente. Al aprender a equilibrar tus energías, eres más capaz de navegar hacia los dones de la menopausia: adquisición de poder, seguridad en ti misma y libertad de la compulsión de ocuparte de las necesidades de los demás o de hacer lo que otros esperan de ti.

Mi propio paso por la menopausia fue un gran entrenamiento para sintonizar con las mujeres que me pedían consejos en mi consulta. Cuando has servido como tu propio laboratorio, empiezas a guiar a los demás mucho mejor. Así, la mayoría de mis amigas íntimas empezaron con la menopausia unos cuatro años después que yo. Puesto que yo todavía estaba pasando por la experiencia, pero estaba un poco más adelantada, podía sentir profundamente sus quejas, terrores y confusión.

Un día fui a visitar a una amiga que era conocida por ser sumamente apasionada y testaruda, con una fuerte personalidad. No había sabido nada de ella desde hacía un tiempo y quería saber cómo estaba. Me contó de manera despreocupada, con una voz seca y monótona, que yo ya no le interesaba. No era nada personal, en absoluto, me aseguró. Ya no le interesaba nadie ni nada. La fuente de su pasión humana, junto con su compasión, se había agotado. Se sentía muerta ante toda la vida. Y odiaba su piel seca y escamosa, que siempre le picaba. Cuando ofrecí darle una sesión para ayudarla a hacer frente a sus emociones muertas, puso los ojos en blanco, irritada, y sintió que yo estaba siendo condescendiente. No obstante, estuvo dispuesta a dejarme que la ayudara con la tortura que representaba su piel, que le picaba continuamente.

De manera que le pedí que se acostara en el suelo y empezamos a trabajar. Hice un test de energía a todos los meridianos de su cuerpo que podían tener que ver con las enfermedades cutáneas y corregí cada desequilibrio que encontré. Cuando terminamos, su piel ya no le picaba. Esto llamó su atención. De hecho, el alivio fue tan grande que quiso más. A continuación, empezamos a trabajar con sus hormonas. Aunque varios sistemas energéticos estaban involucrados (como sus chakras y circuitos radiantes) resultó que el meridiano del hígado era clave. Las energías profundas que ella creía haber perdido volvieron a estar disponibles. En un momento dado, para su sorpresa, ella empezó a llorar. Había creído que nunca volvería a sentir lo suficiente como para llorar, y parecía que abrían sus lágrimas parecía que abrían una compuerta que dejó salir todos los líquidos de su cuerpo. Podía llorar otra vez. Podía sentirse sexy otra vez. Su estado de ánimo empezó a mejorar y todo en la vida empezó a parecerle delicioso. A lo largo de varias sesiones, estos cambios se volvieron más estables. Ella dejó de sentirse «seca». Aunque su cuerpo continuó entrando y saliendo de los desequilibrios químicos durante un tiempo, las fluctuaciones se volvieron mucho menos extremas y, puesto que ahora contaba con nuevas herramientas energéticas, la menopausia se convirtió en un desafío fastidioso, en lugar de ser un irremediable descenso al vacío.

Me resulta llamativo el hecho de que, con frecuencia, la década que va de los 48 a los 58 años determine si una mujer encuentra su camino hacia una segunda flor de la vida vibrante (fuerte, sana y con más autoestima que antes) o hacia un período de rápido envejecimiento, como si la vida de la mujer estuviera llegando a su fin. Aunque hay muchos factores psicológicos y fisiológicos involucrados, el denominador común parece ser que las mujeres que encuentran el camino y llegan a una segunda flor de la vida se involucran activamente en las energías de su cuerpo (tanto si están pensando específicamente en esos términos, como si no es así), sin aceptar en absoluto que sea un descenso en espiral. Quienes han venido a verme buscando ayuda presentaban síntomas asociados a la menopausia, pero sus experiencias incluían escuchar lo que sus cuerpos realmente estaban intentando decirles (en su lengua nativa: la energía) y alineándose con lo que su cuerpo les pedía.

LA MENOPAUSIA COMO UN PLAN DE LA NATURALEZA

De muchacha a madre a anciana bruja: las fases arquetípicas de la vida de la mujer. Según Leslie Kenton, el espíritu de la bruja aparece en la mujer posmenopáusica y ella se vuelve «profunda y espontáneamente sexual, asertiva, directa, incorruptible, profética, intuitiva y libre... las cualidades que más aterran a la cultura patriarcal en la que vivimos».[8]

En medio de mi propia menopausia, con sus múltiples desafíos emocionales y físicos, una nueva energía empezó a emerger lentamente, una fuerza que parecía salir de la tierra y penetrar en todas mis células. Era un poder que no había conocido antes. Yo era nueva en ese mundo. Me encontraba en un territorio que me era innegablemente desconocido, con nuevas exigencias y un poder recientemente hallado. Aunque no estaba pensando exactamente en esos términos, estaba entrando en el mundo de la anciana. Me gustaba. A pesar de los desafíos que estaban apareciendo, me sentía más entera y, ciertamente, más asertiva. Estaba libre de una forma que no había conocido antes. Hay un incidente tonto que destaca en mi memoria como un emblema de esta nueva asertividad. Estaba cruzando la calle, sumida en mis pensamientos, y un hombre joven e impaciente, detrás del volante de un nuevo y resplandeciente descapotable, me hizo un gesto grosero con la mano. Supongo que estaba tardando demasiado en cruzar. Aunque en el pasado me hubiera sentido terriblemente mal por haberle causado una molestia, en esta ocasión me resultó de lo más divertido. Qué estúpido me parecía que gastara su energía y se enfadara por algo tan trivial. Me volví hacia él y le dije con serena asertividad: «Eh, tengo cincuenta años. No tengo tiempo para entrar en eso. ¡Y tú tampoco!». Cuando su mirada se encontró con la mía, su expresión hostil se transformó en una mirada interrogativa, y entonces fue como si me viera por primera vez. «No, no lo tenemos, ¿verdad? ¡Gracias!», dijo él. Al aceptar plenamente el camino de su propio corazón, la bruja invoca el poder para cambiar la forma en que otros piensan acerca de sus opciones.

Después de media vida moderando tus cualidades más independientes para servir a tu marido, tus hijos y la sociedad, estás preparada para dejar de doblegarte. Tus objetivos se vuelven más claros, tu mente más concentrada, y tu poder se desata. La sabiduría de innumerables experiencias se congela y descubres que eres una maestra y una líder en tu familia y en tu comunidad. Ése es el plan de la naturaleza. ¿Estás preparada?

Este plan, para una segunda flor de la vida, es apoyado por los cambios hormonales que se corresponden con la menopausia. Está programado en nuestros genes. Nuestra sexualidad es otro destacable logro evolutivo. Ninguna otra criatura sobre la Tierra, hembra o macho, tiene ni de cerca la experiencia que nosotras tenemos como seres sexuales.

Según Leonard Shlain, «un inmenso abismo separa a la vida reproductora [de las mujeres] de la de las hembras de los otros tres millones de especies que se reproducen sexualmente».[9] Somos la única especie cuyas hembras son capaces de tener uniones sexuales durante todo el año, en lugar de tenerlas sólo cuando estamos «en celo». Somos la única especie cuyas hembras tienen unas menstruaciones tan dramáticas o con períodos que están sincronizados con la luna o que liberan tanta sangre que, en la naturaleza, dependemos únicamente de la carne para reponer el hierro que perdemos. Somos la única especie con un cerebro que es capaz de pasar por encima del sistema de circuitos que exige obediencia a nuestras necesidades sexuales, permitiéndonos abstenernos sexualmente con la finalidad de decidir cuándo nos quedamos embarazadas, si es que lo queremos, y que además nos permite ser sumamente selectivas al elegir pareja. En contraste, una chimpancé hembra se aparea, como promedio, 138 veces con trece machos distintos por cada cría a la que da a luz.[10] Somos la única especie cuyas hembras son capaces de tener orgasmos prolongados y múltiples de un placer intenso y sostenido. Somos las únicas hembras cuya arquitectura contribuye al dolor extremo durante el parto. Y somos las únicas hembras que experimentamos la menopausia tempranamente en relación con la potencial duración de nuestras vidas.

La extraordinaria hipótesis de Shlain es que estas cualidades características de la sexualidad de las hembras humanas se combinaron para que la evolución humana avanzara, para que pudiéramos florecer a través del intelecto, en lugar de con los músculos. No podemos correr más rápido que una leona, o tener más garras que ella, ¡pero podemos tener más planes que ella! Finalmente, la previsión («la capacidad de maniobrar conceptualmente en la dimensión del tiempo») nos proporcionó control sobre ni más ni menos que el destino de la Tierra. La sexualidad de las mujeres, según Shlain, «enseñó a nuestra especie cómo distinguir el tiempo».[11] Relacionar los ciclos lunares y menstruales, percibir la relación entre las relaciones sexuales y el cese de la menstruación, y observar que los bebés aparecían nueve meses después de la última regla, todo ello fueron campos de entrenamiento para empezar a entender el funcionamiento del tiempo. Muchas de las rarezas reproductoras eran en realidad adecuamientos. En sí mismas, no ponían de manifiesto nuestra aptitud biológica. Pero se fusionaban para mostrarnos cómo se relacionan los hechos del presente con el pasado y el futuro. El riesgo de muerte en el parto, por ejemplo, aumentó exponencialmente debido a los arreglos biológicos que fueron necesarios cuando el tamaño de nuestro cráneo aumentó para albergar a un cerebro grande y nuestra pelvis fue rediseñada para permitirnos caminar con dos piernas. De hecho, hubo un período en la historia en el que morían tantas mujeres que daban a luz que toda la especie humana estuvo en peligro. ¿Cuál fue la ventaja evolutiva de eso? Pero sobrevivimos, porque las mujeres comprendieron la relación entre el sexo y el posterior embarazo, y empezaron a tomar el control de la reproducción.

Cuando habla de la menopausia, Shlain se remonta hasta Hécate, la bruja prototípica de la mitología griega, reconocida tanto por hombres como por mujeres por su libertad, su valentía, su fuerza, su sabiduría y sus poderes mágicos. Aunque, ciertamente, la bruja se ganó el profundo respeto que recibió destilando hábilmente toda una vida de experiencia, hay otro factor importante que contribuye a su poder. Según Shlain, esto incluye «el dramático realineamiento de las concentraciones de suero de sus estrógenos, su progesterona y su testosterona».[12] Mientras que la menopausia impulsa una pronunciada caída de estas tres hormonas, la proporción de testosterona en relación con las otras dos salta bruscamente. La producción de estrógenos suele decrecer entre un 70 y un 80 % después de la menopausia y la de progesterona decrece más de un 99 %, pero la de testosterona decrece sólo un 50 %, o incluso menos. Esto significa que la cantidad de testosterona en relación con los estrógenos se duplica (en algunos casos, aumenta veinte veces) y, en relación con la progesterona, aumenta al menos cincuenta veces. Con estos cambios radicales en los equilibrios entre las hormonas que controlan la personalidad llegan unos cambios dramáticos en la psique de la mujer. La indecisión y la flexibilidad que suelen marcar la juventud de una mujer «son reemplazadas por una lúcida asertividad».[13] Y cuando las mujeres maduras «rebosantes de testosterona (relativamente hablando)» se liberan de los deberes de la crianza de los hijos y se reincorporan en el mundo en sus propios términos, «empiezan a ejercer una mayor influencia en el bienestar de la sociedad».[14]

Como dijo en una ocasión Margaret Mead: «No hay mayor poder en el mundo que la energía de la mujer posmenopáusica». Durante nuestra primera flor de la vida, estamos preparadas para dar a luz y sacar adelante a una familia. Luego, en nuestra segunda flor de la vida, estamos preparadas para guiar a nuestras comunidades con pasión y energía, usando todas las formas pragmáticas de querer y cuidar que aprendimos durante nuestra primera flor de la vida como entrenamiento para esa tarea. En mi humilde opinión, esta formación es mucho mejor para el liderazgo que un título en ciencias políticas.

La menopausia: nueva química/nueva energía

La transformación de una bioquímica que está orientada a ser la anfitriona del drama menstrual de liberar un óvulo y prepararlo para la concepción, a una bioquímica que apoya la nueva independencia es, ciertamente, discordante. Además, los estrógenos y la progesterona realizan muchas funciones, más allá de promover el deseo sexual y dar soporte al embarazo. El efecto de estas hormonas sobre las características secundarias (desde la textura de la piel, pasando por el brillo del cabello, hasta la fuerza de los huesos) también se altera durante la menopausia. El 75 % de las mujeres menopáusicas se lamenta de los síntomas asociados a estos cambios.

El atractivo de la terapia de sustitución hormonal (TSH) no es sorprendente. Y, en un análisis más a fondo, algunos de los peligros revelados en el estudio del Instituto Nacional de Salud (NIH) de 2002 realizado a 16.608 mujeres que estaban sometiéndose a la terapia de estrógenos (*véase* pág. 116) no son tan definitivos como se supuso originalmente.[15] Cuando fueron examinadas de acuerdo a grupos de edad, por ejemplo, las mujeres que se sometieron una TSH durante la primera década después del inicio de la menopausia no mostraron el creciente riesgo de enfermedad cardíaca hallado en el estudio total. Por otro lado, el estudio ha sido criticado por minimizar los peligros de la TSH. Participantes potenciales fueron excluidas del estudio si tenían algún factor de riesgo de enfermedades coronarias, diabetes, apoplejía, o cáncer de mama, mientras que un porcentaje de la población actual al que se recomienda la TSH en el mundo real tiene esos factores de riesgo. Además, el 40 % de las mujeres en el estudio abandonó el tratamiento, generalmente debido a los efectos secundarios. Por tanto, no se siguió el rastro de las crecientes incidencias de cáncer y enfermedades cardíacas en las mujeres que tuvieron las reacciones iniciales más adversas a la TSH.

El consejo actual del Instituto Nacional de Salud (NIH) y la Dirección de Alimentos y Medicinas (FDA) es que las mujeres deberían hablar con sus médicos de los riesgos y los beneficios del tratamiento de terapia hormonal antes de embarcarse en él (el recurso de reserva habitual cuando la ciencia sabe que no tiene las respuestas). Además, sugieren que la dosis y la duración de la terapia deberían ser las más bajas posibles para alcanzar los objetivos del tratamiento. El tono de advertencia en estas recomendaciones está bien fundado. Al menos el 25 % de las mujeres que inician un TSH lo suspenden debido a los efectos secundarios. No obstante, las recomendaciones oficiales dan por sentado que los médicos toman buenas decisiones basándose en una mala información, siendo el mayor error que en el estudio original en lugar de progesterona se usó progestina, que es sintética y muy inferior.

Basándonos en el estudio del NIH, no sabemos qué impacto podría tener la progesterona natural. Las moléculas en la progesterona natural encajan con las partes receptoras en el cuerpo de la mujer como una llave en una cerradura. Las moléculas en las progestinas sintéticas han sido modificadas para poder ser patentadas, y con frecuencia el cuerpo no responde de la forma deseada, siendo habituales las reacciones adversas.[16]

El ya fallecido John Lee, doctor en Medicina, investigó los efectos de la progesterona natural en miles de mujeres menopáusicas. Sugirió que muchos de los síntomas que eran tratados con estrógenos en realidad estaban causados por una deficiencia de progesterona, no de estrógenos. Demasiados estrógenos, en relación con la progesterona, son tóxicos para el organismo. La verdad es que ninguna de nosotras puede evitar una «terapia de sustitución de estrógenos» inadvertida porque nuestro medio ambiente nos baña en estrógenos. El inicio más temprano de la pubertad, que hace un siglo se situaba en los 14 años y actualmente está más cerca de los 12 años (ahora que una niña tenga su primera menstruación a los 8 o 9 años no es inusual), se ha relacionado con las hormonas que se utilizan indiscriminadamente en la carne y los productos derivados de la leche, y a los poderosos estrógenos que hay en los atomizadores que se usan sobre los cereales con los que se alimenta a los animales. En realidad, nuestros niveles de estrógenos pueden aumentar por los tubos de escape de los vehículos, los líquidos que bebemos de recipientes de plástico y por las sustancias químicas que se encuentran en los esmaltes de uñas, los pegamentos, los jabones, los cosméticos y los disolventes de pintura.

Para apoyar esta tesis, Lee señaló que en las culturas no industrializadas las quejas de las mujeres menopáusicas son pocas o desconocidas. En muchas culturas agrarias ni siquiera existe una palabra para designar los «sofocos» de la menopausia, y síntomas como la sequedad vaginal, la osteoporosis y los cambios de humor no están asociados a la época en que la mujer deja de menstruar. Con la introducción de la industrialización en los países del tercer mundo, cuyo resultado fue menos ejercicio físico, mayor ingesta de calorías y mayor exposición a los estrógenos externos, se ha producido un aumento dramático de la incidencia de síntomas de la menopausia. Lee se lamenta de que «hemos conseguido convertir a la menopausia, una parte perfectamente natural del ciclo de vida de la mujer, en una enfermedad».[17] Aquí están involucrados los contaminantes ambientales, una mala dieta, un estilo de vida poco saludable, las actitudes culturales y el uso incorrecto de hormonas sintéticas.

La tesis de Lee es que pocas mujeres occidentales tienen realmente una deficiencia de estrógenos. En lugar de eso, en la menopausia, la mayoría de ellas tiene carencia de progesterona. Cuando síntomas como sensibilidad en las mamas, aumento de peso, hinchazón y cambios de humor se presentan en chicas adolescentes son atribuidos a un aumento de estrógenos, pero cuando estos mismos síntomas se presentan en mujeres durante la transición hacia la menopausia suele decirse que se deben a una «deficiencia de estrógenos». Según Lee, en lugar de una deficiencia de estrógenos, el problema es un «predominio de ellos». Aunque, ciertamente, los estrógenos son necesarios para que una mujer tenga una buena salud a lo largo de su vida, resultan tóxicos en cantidades demasiado altas o que no están equilibradas con suficiente progesterona. Lee reconoció que algunas mujeres pueden necesitar suplementos de estrógenos en la menopausia (y la deficiencia de estrógenos puede confirmarse con análisis de esputo para ver el nivel hormonal). La mayoría de estrógenos se crean en la grasa corporal después de que los ovarios dejan de producirlos, de manera que estas mujeres tienden a ser delgadas y menudas. Pero, para la mayor parte de las mujeres, Lee sugería que los médicos y los farmacéuticos han puesto las cosas patas arriba cuando se trata de reemplazo de estrógenos.

Lee no estaba solo en esto. En 1991, la feminista Germaine Greer impugnó a los que propusieron la TSH por no haber establecido que la deficiencia de estrógenos es la causa de lo que están intentando tratar,[18] una situación que todavía existe. El libro de Sandra Coney de 1994, *The Menopause Industry*, argumentaba que las mujeres estaban tomando decisiones desastrosas sobre su salud después de haber sido sometidas a «una campaña de propaganda desmoralizadora que tiene como objetivo lavarles el cerebro para que acepten que tienen una "deficiencia de estrógenos"; en otras palabras, que son defectuosas en su estado normal».[19] Jerilyn Prior, doctor en Medicina, profesor de endocrinología en la Universidad de British Columbia, señala que dar por sentado que los síntomas de la menopausia están relacionados con una disminución de los niveles de estrógenos es «ciencia regresiva», porque es como «decir que un dolor de cabeza es una enfermedad por deficiencia de aspirina».[20]

Lee resumió: «La hipótesis de la "deficiencia" de estrógenos no es respaldada por los datos sobre los niveles de estrógenos en sangre, ni por las encuestas ecológicas a nivel mundial, ni por los expertos en endocrinología».[21] Sus remedios incluyen simples opciones de estilo de vida como usar progesterona natural, hacer el ejercicio físico adecuado y tener una buena dieta, incluidos carne ecológica y productos lácteos que no estén llenos de hormonas artificiales. La progesterona natural trata muchos de los problemas causados por la «predominancia de estrógenos» que Lee creía que era casi epidémica. La crema de progesterona suele reducir o eliminar síntomas como los calores, la sudoración nocturna, la disminución de la libido y el consejo

en la «madurez»; también ayuda a proteger contra el cáncer de mama y a detener, e incluso invertir, la osteoporosis.

Women to Women, la primera clínica médica dedicada al cuidado de la salud de las mujeres, por parte de mujeres, ahora es también fuente de información y servicios por Internet (www.womentowomen.com). Ellas recomiendan que cualquier terapia de sustitución hormonal use hormonas bioidénticas, las cuales se fabrican para tener la misma estructura molecular que las hormonas que tu propio cuerpo secreta. Las hormonas sintéticas son intencionadamente distintas, no por motivos de salud, sino porque las empresas farmacéuticas no pueden patentar estructuras bioidénticas, a pesar de que están demostrando ser más eficaces y de existir menos probabilidad de que existan efectos secundarios. No obstante, aunque estoy de acuerdo, en teoría, acerca de las hormonas bioidénticas, también he visto cómo estas últimas causan efectos secundarios. Por ese motivo confío en los tests de energía, no sólo para la elección de suplementos, sino también para saber cuándo y cuánto se necesita de una toma a la siguiente.

Las diferentes mujeres metabolizan a las distintas hormonas de diversas maneras, y su equilibrio hormonal siempre está cambiando. Si el suplemento, tanto si es bioidéntico como si es sintético, te lleva al desequilibrio hormonal, te está haciendo daño. Además, las llamadas hormonas bioidénticas fabricadas por farmacias especializadas en fórmulas magistrales no siempre son verdaderamente bioidénticas y no están reguladas con tanto cuidado por la FDA como las fabricadas por las empresas farmacéuticas. Un lote puede tener una concentración distinta que la siguiente en el nivel hormonal.[22] ¡Cualquier medicamento tiene sus riesgos! La directriz de *Women to Women* es conseguir un alivio de los síntomas con la dosis más baja posible.

Sin embargo, lo más probable es que tu médico haya sido informado por la industria farmacéutica, la cual promueve la combinación de estrógenos sintéticos y progestinas. Esta información contradictoria por parte de las autoridades se refleja no sólo en la TSH, sino también en prácticamente todos los problemas a los que se enfrentan las mujeres en la menopausia, desde mantener la piel suave hasta tener los huesos fuertes. ¿A quién recurrimos en medio de esta información contradictoria?

Un enfoque energético de la química de la menopausia

Excepto que te mudes y te vayas a vivir a una cultura no industrializada, muchas cosas esenciales de la dieta, el ejercicio y el estilo de vida están dentro de tu control y no son temas de controversia. Empieza por ahí. Entre tanto, las energías que son la presencia viva de los cambios hormonales durante la menopausia pueden ser tratadas de forma directa.

En mi consulta, descubrí que para ayudar a una mujer a recuperar su equilibrio hormonal óptimo durante la perimenopausia, la menopausia y después, generalmente hay que seguir tres pasos básicos. Con más frecuencia de lo que una podría creer, el primer paso, en sí mismo, era suficiente. El simple hecho de equilibrar las energías de una mujer y enseñarle a mantenerlas equilibradas producía una gran mejoría en cómo se sentía. Muchas veces, inicialmente la mujer creía que necesitaba estrógenos o progesterona, y equilibrar sus energías hacía que su cuerpo empezara a producir las hormonas que le faltaban. Pero si esto no era suficiente, el segundo paso era usar el test de energía para determinar qué hierbas u hormonas serían beneficiosas. El tercer paso consistía en averiguar las cantidades y el momento para usar estas sustancias en armonía con su cuerpo mientras se minimizaban los efectos secundarios o la dependencia excesiva.

Primer paso: equilibrar la energía

Antes de considerar medidas más invasivas, como tomar hormonas que no han sido producidas por tu organismo, el primer paso es hacer que éste tenga un equilibrio energético óptimo, lo cual, a su vez, equilibra tu química de una forma natural. En el capítulo 2 aprendiste la rutina energética diaria de cinco minutos, y ésa es la base para mantener tus energías fuertes y equilibradas durante la menopausia. En este capítulo te presentaré (1) un módulo especial de la menopausia para que lo añadas a tu rutina energética diaria, diseñado para promover el equilibrio hormonal en las mujeres que están entrando en la menopausia o que ya están en ella, (2) unos ejercicios específicos para incrementar la producción de estrógenos, progesterona y testosterona en tu organismo, junto con métodos para averiguar cuál necesita tu cuerpo y (3) técnicas para tratar síntomas específicos de la menopausia. Los ejercicios energéticos que subsanan un problema específico también pueden ayudar a armonizar todo tu organismo.

SEGUNDO PASO: TESTS DE ENERGÍA PARA LAS VITAMINAS, LAS HIERBAS Y LAS HORMONAS

«El cuerpo sano está equipado para producir todas las hormonas que una mujer necesita a lo largo de su vida», según Christiane Northrup.[23] El uso de un enfoque energético da soporte a esta capacidad natural. No obstante, si te falta un ingrediente fundamental necesario para la salud (y hoy en día no es fácil garantizar una dieta verdaderamente equilibrada en armonía con tus necesidades fisiológicas únicas), tu cuerpo tiene que trabajar mucho para compensar. Si has llevado tus energías a un buen equilibrio y los síntomas persisten, el siguiente paso es evaluar si necesitas tomar hormonas naturales u otras sustancias. Las analíticas pueden darte alguna pista, pero los niveles de hormonas fluctúan marcadamente en un día e incluso en una hora. Puesto que los estrógenos son tan potentes y se producen únicamente en cantidades muy pequeñas en comparación con la progesterona y la testosterona, la «predominancia de estrógenos» (*véase* pág. 247) suele estar en juego incluso con niveles de estrógenos relativamente bajos. Por tanto, se receta estrógenos a muchas mujeres cuyos cuerpos no los necesitan y, de hecho, puede hacerles daño. Mientras, se pueden conseguir muchos otros remedios que no requieren receta médica. Algunos pueden ser adecuados para tu organismo. El desafío, por supuesto, es averiguar qué necesitas. Esto requiere que te instruyas, que encuentres información convencional médica y farmacéutica sobre las opciones que estás considerando y que consultes fuentes que estén a favor de una perspectiva más natural. The People's Pharmacy (www. peoplespharmacy.con/index.asp) es una estupenda fuente de ese tipo de información. Una vez que has identificado unas vitaminas, unos minerales, unas hierbas o unas hormonas prometedores, el test de energía es la mejor manera de determinar, día a día, si lo que estás considerando es lo que necesitas.

TERCER PASO: MINIMIZA LA DEPENDENCIA, MAXIMIZA EL EQUILIBRIO

Las hormonas naturales y las hierbas son fáciles de conseguir. ¿Por qué, simplemente, no tomas ese tipo de suplementos de forma rutinaria? Hay que tener cuidado cuando uno interfiere con el hacer de la naturaleza. Añadir sustancias químicas que se producen de forma natural puede hacer que tu cuerpo produzca menos de esas sustancias.

Se puede perder el equilibrio, como cuando mi excesiva dependencia de la progesterona provocó un engrosamiento permanente del útero. ¿Qué le ocurre, en el caso de las mujeres que se someten a una TSH, al incremento natural y deseable de testosterona, en relación con los estrógenos y la progesterona, que impulsa el poder de la bruja? Éste es un terreno muy complejo y no es de sorprender que un experto u otro defienda prácticamente cualquier solución imaginable. Todas somos tan distintas que casi cualquier camino funcionará en algunas mujeres. A menudo, los llamados expertos desarrollan una carrera defendiendo para todas las mujeres un enfoque que sólo funciona en algunas. La industria de la menopausia (tanto en la vertiente farmacéutica como en la de la curación natural) es un negocio multimillonario que carece de buenas directrices. Una vez más, es aquí donde el test de energía tiene un valor incalculable. Mis necesidades de progesterona y estrógenos varían a diario, y los tests de energía me proporcionan una forma de saber qué necesita y qué no necesita mi cuerpo en ese momento en particular. Cuando usas los tests de energía, también empiezas a percibir patrones, de manera que dependes cada vez menos del test. Si, por ejemplo, me estoy sintiendo un poco histérica, con frecuencia es señal de que mi nivel de progesterona es demasiado bajo, y entonces puedo hacer los ejercicios energéticos para aumentarlo, o puedo poner una o dos gotas de progesterona natural líquida extraída de una cápsula en mi muñeca. En los casos raros en que me siento falta de vida, deprimida, o con un fuerte dolor de cabeza, suele ser porque he usado demasiada progesterona y se ha perdido el equilibrio de estrógenos en relación con la progesterona. Una vez más, el equilibrio es el concepto esencial y los tests de energía pueden ser una estupenda forma de evaluarlo. También advertirás que una vez que estás equilibrando tus energías con regularidad, tu necesidad de suplementos de hormonas disminuye. En lo que queda de este capítulo se detalla la primera de estas tres estrategias básicas, equilibrar la energía. Presenta un módulo accesorio a la rutina energética diaria para las mujeres que están en la menopausia. Te muestra cómo usar las técnicas energéticas para aumentar la producción de estrógenos, progesterona, tiroides o testosterona, según sea necesario. Y habla de los síntomas específicos que suelen estar asociados a la menopausia, como la osteoporosis, los sofocos y la depresión, al mismo tiempo que sugiere maneras de trabajar con tus energías cuando aparezcan esos síntomas.

Añadir un módulo de la menopausia a tu rutina energética diaria

La rutina energética diaria (*véase* pág. 71) es una piedra angular de la forma en que yo enseño la medicina energética. Sin embargo, hay un ejercicio que, si lo necesitas, incluso supera la rutina diaria, y es el cruce homolateral (*véase* pág. 89). Si estás falta de energía, fuerza cerebral, motivación o ánimo, o si estás deprimida, probablemente tus energías están moviéndose en un patrón homolateral. No necesitas hacer un test de energía para saber que algo va mal. No obstante, puedes verificar el patrón homolateral con el test de energía que se describe en la página 90. Si tus energías son homolaterales, empieza con el cruce homolateral, incluso antes de hacer la rutina energética diaria. Si tus energías no cruzan al otro lado, hay pocas cosas que puedas hacer aparte de esto (ejercicios, masajes o técnicas energéticas) que te aporten todos sus beneficios.

Si has iniciado la menopausia, o si simplemente adviertes las primeras señales de ésta, te sugiero que añadas las seis técnicas siguientes a tu rutina energética diaria. Como grupo, requieren menos de cinco minutos adicionales, y tendrán un efecto equilibrador en tus hormonas. Tres de ellas ya se han presentado como parte del módulo premenstrual: conectar el cielo y la tierra (dos minutos aproximadamente, *véase* pág. 64), la limpieza y golpeteo del meridiano del bazo (30 segundos aproximadamente, *véase* pág. 162) y el estiramiento abdominal (30 segundos aproximadamente, *véase* pág. 162). A éstos añádeles la respiración de diafragma, la conexión hormonal y el amanecer/ocaso. Inserta las seis técnicas justo después del masaje linfático (*véase* pág. 71). Luego acaba la rutina como de costumbre, con el ejercicio de soplo/cremallera/conexión.

Respiración de diafragma
(tiempo: 30 seg. aprox.)

El diafragma es un músculo fuerte y delgado que separa el pecho del abdomen. Envía oxígeno a todo el cuerpo. El siguiente ejercicio no sólo ayuda a distribuir oxígeno a cada célula, glándula y órgano, sino que además mejora la coordinación y la eficacia del sistema hormonal.

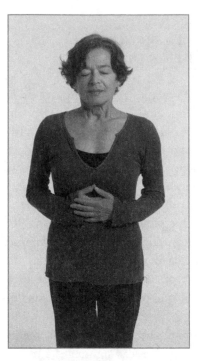

1. Firmemente, coloca tu mano izquierda debajo del centro de tu caja torácica y la mano derecha sobre ella. Manteniendo las manos planas, acerca tus codos a tu cuerpo, de manera que abraces tu tronco (*véase* figura 6-1).
2. Inspira profundamente y empuja tu cuerpo hacia tus manos mientras éstas empujan, a su vez, contra tu cuerpo. Retén la respiración y empuja con fuerza. Aunque no hay un tiempo establecido, cuanto más tiempo puedas aguantar la respiración y empujar (sin marearte), mejor.
3. Espira con naturalidad, al tiempo que sueltas tus manos.
4. Relájate. Hazlo dos veces más.

Figura 6-1.
Respiración de diafragma

LA CONEXIÓN HORMONAL (TIEMPO: 40 SEG.)

La pineal, la pituitaria y el hipotálamo forman un complejo eje. A través de una retroalimentación directa de unos con otros, controlan la descarga de muchas de las hormonas que gobiernan tu organismo. Cuando se toca ligeramente unos puntos en el cráneo y en la piel llamados *puntos reflejos neurovasculares*, éstos aumentan el flujo de sangre en el área general del punto que se está tocando. Al presionar suavemente más de un punto reflejo neurovascular, puedes incrementar el flujo de de sangre entre las áreas que estás presionando. Puesto que el torrente sanguíneo es la forma de transporte principal de las hormonas, tocar los puntos reflejos neurovasculares específicos que se describen coordina las hormonas reguladas por el eje pineal-pituitaria-hipotálamo, tres de las glándulas que influyen con más fuerza en las hormonas del organismo. Hacer la conexión hormonal a diario es como tomar una vitamina de energía que respalda el equilibrio, así como a tus hormonas. Tiene el beneficio añadido de reducir el estrés y ayudar a que el organismo

254

elimine las sustancias químicas del estrés. Es agradable y es bueno hacerlo rutinariamente, así como en cualquier ocasión en la que creas que te podría beneficiar.

1. Junta los dedos pulgar, índice y corazón de tu mano derecha y coloca este «grupo de tres dedos» en la parte superior de tu cabeza.
2. Simultáneamente, junta los mismos tres dedos de tu mano izquierda y colócalos justo sobre la curva que está detrás de la parte superior de tu cabeza. Presiona ambos puntos durante tres respiraciones profundas.
3. Aplana tu mano derecha de manera que la palma quede sobre tu frente y tu dedo corazón esté sobre el punto que se encuentra en la parte superior de tu cabeza (*véase* figura 6-2). Relájate en esta postura durante tres respiraciones profundas.

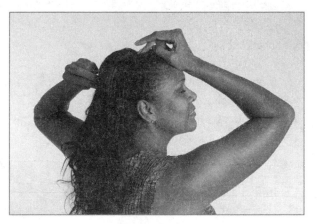

Figura 6-2.
Conexión hormonal

AMANECER/OCASO (TIEMPO: **30** SEG.)

El siguiente ejercicio puede ayudarte a estabilizar la presión sanguínea (hace que la presión alta baje y que la presión baja aumente) y generalmente es muy bueno para el corazón. Además, calma el cuerpo y la mente y tiende a aportar equilibrio a las hormonas que carecen de él.

1. Empieza con las manos en los lados de tu cuerpo, con las palmas mirando hacia fuera. Lentamente, con una inspiración, levanta los brazos por encima de tu cabeza dibujando un círculo, como si le indicaras al Sol que salga (*véase* figura 6-3a).

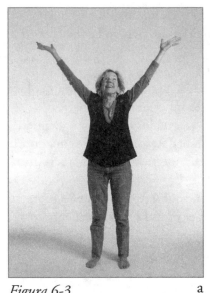
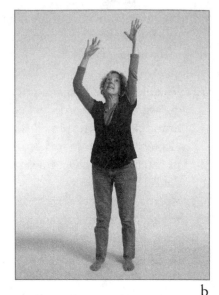

Figura 6-3.   a   b
Amanecer/ocaso

2. Con ambos brazos ahora extendidos hacia arriba y las palmas mirándose, intenta agarrar el sol que ya ha salido. Estira un brazo hacia arriba, hacia el sol. Imagina que estás agarrando una cuerda con esa mano.

3. Cierra el puño alrededor de ella y tira hacia abajo, llevando la luz el Sol hacia ti. Mientras esta mano desciende, alarga la otra mano para agarrar la cuerda y c tira hacia abajo. Sigue atrayendo al Sol, alternando las manos mientras tiras varias veces más (*véase* figura 6-3b).

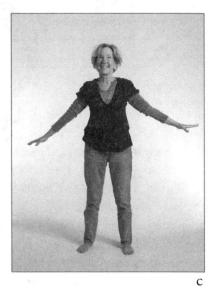

c

4. Gira las palmas hacia afuera. Espira lentamente mientras dibujas un círculo al bajar los brazos extendidos hacia los lados, hasta llegar a los lados de tus piernas, como si le indicaras al sol que se pusiera y a tu cuerpo que se calmara (*véase* figura 6-3c).

256

Toda la rutina ampliada sigue requiriendo menos de diez minutos al día, una vez que has aprendido cada una de las técnicas. Empieza con el cruce homolateral si es necesario. Luego, aunque el orden no es excesivamente importante, la siguiente es una buena secuencia.

1. Tres golpes (30 segundos, *véase* pág. 74)
2. Paso cruzado (30 segundos, *véase* pág. 77)
3. Postura Wayne Cook (90 segundos, *véase* pág. 78)
4. Estiramiento de la coronilla (30 segundos, *véase* pág. 79)
5. Masaje linfático (60 segundos, *véase* pág. 71)
6. Conectar el cielo y la tierra (2 minutos, *véase* pág. 64)
7. Estiramiento abdominal (30 segundos, *véase* pág. 162)
8. Limpieza y golpeteo del meridiano del bazo
   (30 segundos, *véase* pág. 162)
9. Respiración de diafragma (30 segundos, *véase* pág. 253)
10. Conexión hormonal (30 segundos, *véase* pág. 254)
11. Amanecer/ocaso (30 segundos, *véase* pág. 255).
12. Soplo, cremallera/conexión (30 segundos, *véase* pág. 97)

Técnicas energéticas para aumentar la producción de estrógenos, progesterona, tiroides y testosterona

Los métodos que se han mencionado ayudan de manera orgánica a que tus hormonas consigan un mayor equilibrio. Los siguientes métodos pueden utilizarse para incrementar la producción de hormonas específicas. Puedes someterte a una analítica para averiguar si tienes deficiencias o excesos de hormonas, pero la fiabilidad es un problema, debido a las fluctuaciones. Más fiables, una vez que dominas el arte de los tests de energía, es colocar una forma natural de hormona en tu campo energético y luego hacer el test de energía. Pero incluso sin ningún test, hay ciertos síntomas que son señal de un desequilibrio específico. Aunque sólo son indicadores aproximados (cada persona es distinta y el mismo síntoma puede tener diversas causas), y quizás quieras verificarlos con unos análisis, también puedes experimentar con las técnicas energéticas para aumentar la producción de hormonas que parecen ser deficientes y observar sus efectos.

El hecho de que ya no estés constituida para tener un bebé después de la menopausia no significa que esa producción de estrógenos se haya detenido, aunque sólo se halle a una décima parte de su nivel anterior (producido ahora principalmente en las glándulas suprarrenales y en las células de grasa). La producción de progesterona, por otro lado, está prácticamente ausente, aunque diminutas cantidades todavía se fabrican en las células suprarrenales y de grasa, y en realidad son necesarias para la producción continuada de estrógenos.

Sin embargo, la producción de estrógenos puede ser inhibida por las hormonas que se encuentran en las carnes, los productos lácteos y los pesticidas. Además, puesto que todo, desde el jabón hasta el esmalte de uñas, deja que penetren estrógenos no naturales y símiles de estrógenos al interior de nuestros cuerpos (que los ligan a nuestros receptores de estrógenos), es posible que necesitemos equilibrar esta invasión de estrógenos mediante la estimulación de la producción natural de progesterona o añadiéndola como un suplemento a través de geles o cremas. Al mismo tiempo, los estrógenos absorbidos de fuentes como el tubo de escape de un vehículo no son los que previenen la osteoporosis. Es posible que también tengas que producir o introducir estrógenos naturales. Mantener un equilibrio entre los estrógenos y la progesterona es un desafío tan importante en la menopausia como lo era antes en cualquier época.

¿Cómo sabes si necesitas más estrógenos, más progesterona, o ambos, o ninguno de los dos? Ojalá tuviera una respuesta o directriz fácil. La verdad es que lo que necesitas en un momento puede ser totalmente distinto a lo que precisas en otro momento. Estos equilibrios siempre están fluctuando, e incluso los síntomas como una deficiencia o un exceso de progesterona o estrógenos pueden ser distintos en una mujer y en otra. En una ocasión puse la siguiente nota en mi nevera para recordar los patrones de mi propio cuerpo: «Si te arrastras o no estás motivada: ¡estrógenos bajos! Si sientes pánico o furia, ¡progesterona baja!».

Estas generalizaciones probablemente se aplican a la mayoría de las mujeres, al igual que las que aparecen en la tabla 1. No obstante, no son una guía infalible. Para la mayoría de las mujeres, la deficiencia de estrógenos provoca sofocos, y ésa es la creencia predominante. Sin embargo, cuando mi propio equilibrio se inclina, aunque sea ligeramente, hacia *demasiados estrógenos*, yo tengo sofocos. Incluso por comer tofu, o cualquier otra sustancia que tenga estrógenos, no sólo me dan sofocos, sino que además sudo tanto por la noche que despierto empapada. Mi propia experiencia me ha llevado a la teoría de que los sofocos no son fruto de una deficiencia de estrógenos per se. Creo que son causados por rápidos cambios en los equilibrios de estrógenos-progesterona. También ocurre que, en el caso de la mayoría de las mujeres, el desequilibrio que provoca los sofocos se inclina por la deficiencia de estrógenos, pero en el caso de algunas mujeres el desequilibrio puede ir en otra dirección.

DEFICIENCIA DE PROGESTERONA/ EXCESO DE ESTRÓGENO	DEFICIENCIA DE ESTRÓGENO/ EXCESO DE PROGESTERONA
Síntomas físicos Mamas hinchadas/sensibles Hinchazón Retención de líquidos Aumento de peso Fatiga	**Síntomas físicos** Sofocos y/o sudoración nocturna Insomnio Sequedad vaginal Adelgazamiento vaginal Cólicos uterinos Dolor de cabeza Disminución de la respuesta sexual
Síntomas emocionales/mentales Ansiedad Pánico Nerviosismo Irritabilidad Aislamiento Evitación Hipersensibilidad	**Síntomas emocionales/mentales** Sensación de futilidad Depresión Falta de interés Apatía Pesadez Falta de claridad mental

Tabla 1: *Posibles síntomas de desequilibrios de progesterona y estrógenos*

Además de las diferencias individuales, si una mujer toma cantidades excesivas de cualquiera de estas dos hormonas, esto puede tener efectos inesperados. Por ejemplo, si te das cuenta de que tienes unos niveles bajos de progesterona porque te sientes excesivamente emocional, pero luego te aplicas tanta crema de progesterona que creas una deficiencia relativa de estrógenos, puedes provocar sentimientos de depresión. Dado que yo uso periódicamente una crema de progesterona, he hecho exactamente eso sin darme cuenta. Otra manera en que sé que necesito estrógenos es porque tengo cefalea en la parte superior de la cabeza. Pero si intento subsanarlo esto con la cantidad de estrógenos en la pastilla bioidéntica de menor dosis que existe, pronto estaré experimentando los síntomas de deficiencia de progesterona. En lugar de eso, hago un ejercicio energético para recuperar el equilibrio. Y suele funcionar. Si no funciona, corta la tableta con la dosis más baja de estrógenos en una fracción de su tamaño y el dolor de cabeza desaparecerá. Independientemente de lo que haga, normalmente no vuelvo a necesitar estrógenos durante un buen tiempo.

La manera en que te sugiero que enfoques este complejo territorio es empezando a hacer algunos cálculos sobre tus propios equilibrios de progesterona y estrógenos basándote en la disertación anterior y en cualquier test de energía que hayas realizado. Luego, aplica la rutina energética diaria con el módulo de la menopausia (pág. 253). Esto, en sí mismo, está diseñado para conseguir un mayor equilibrio en tus hormonas. Hay una gran probabilidad de que te sientas mejor inmediatamente después de hacer los ejercicios. Si todavía sientes que no estás cómoda después de haber practicado el módulo de la menopausia durante tres días, haz uno de los siguientes ejercicios para producir más progesterona o estrógenos, basándote en lo que necesitas. Si te equivocas, no obtendrás el alivio que estás buscando, pero no sufrirás ningún daño, ya que el cuerpo tiende a autorregularse cuando se realizan intervenciones prácticas.

PARA ESTIMULAR LA PRODUCCIÓN DE PROGESTERONA	PARA ESTIMULAR LA PROSDUCCIÓN DE ESTRÓGENOS
1. Seda el meridiano del riñón (*véase* pág. 146). 2. Golpetea los puntos fortalecedores del meridiano del riñón. 3. Fortalece el meridiano del bazo (*véase* pág. 132). *Haz esta rutina dos o tres veces al día*	1. Masajea los puntos reflejos suprarrenales durante dos respiraciones profundas. 2. Presiona los puntos neurovasculares en las sienes y detrás de la rodilla durante cuatro respiraciones profundas en un lado y luego en el otro. *Haz esta rutina dos o tres veces al día*

Tabla 2: *Estimulación de la producción de progesterona y estrógenos*

PRELIMINARES

Antes de estimular la producción de estrógenos o progesterona usando métodos energéticos:

1. Ayuda a equilibrar el sistema endocrino con el suavizador del triple calentador (*véase* pág. 132).
2. Seda el meridiano del hígado (*véase* pág. 174), lo que preparará al hígado para que procese la mayor cantidad de hormonas.
3. Haz el Triple Eje (*véase* pág. 166) para optimizar el equilibrio en tu sistema hormonal.
4. Luego, usa las técnicas apropiadas de la tabla 2.

DETALLES SOBRE LOS PROCEDIMIENTOS ESPECÍFICOS DE LA TABLA 2

PARA ESTIMULAR LA PRODUCCIÓN DE PROGESTERONA (TIEMPO: 10 MIN. APROX.)

1. Después de los preliminares que ya se han comentado, seda el meridiano del riñón (tiempo: 3 minutos, *véase* pág. 172).
2. Golpetea los puntos fortalecedores del meridiano del riñón (tiempo: 30 segundos aproximadamente): con un golpeteo firme y un ritmo constante de aproximadamente un golpecito por segundo, golpetea aproximadamente 5 cm más arriba del hueso interior del tobillo de cada pie durante tres respiraciones profundas, aproximadamente.
3. Fortalece el meridiano del bazo (tiempo: 6 minutos, *véase* pág. 158).

PARA ESTIMULAR LA PRODUCCIÓN DE ESTRÓGENOS (TIEMPO: POCO MÁS DE UN MINUTO)

1. Para localizar los puntos reflejos suprarrenales, toca la zona que está a unos 2,5 cm por encima del ombligo y luego muévete otros 2,5 cm hacia los lados (*véase* figura 6-4). Masajea estos puntos firmemente durante aproximadamente 15 segundos.
2. Con la mano abierta, coloca ligeramente el segundo, el tercer y el cuarto dedo de tu mano izquierda sobre tu sien izquierda, justo fuera de la cuenca del ojo. Coloca los dedos índice y corazón de tu mano derecha en el pliegue que está detrás de tu rodilla derecha. Relájate

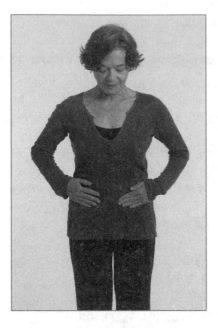

Figura 6-4.
Estimular la producción
de estrógenos

mientras mantienes esta posición durante cuatro respiraciones profundas. Repite en el otro lado. Éstos son los puntos neurovasculares para los meridianos del triple calentador y la vesícula biliar, respectivamente, y esta combinación estimula las suprarrenales para que produzcan estrógenos. Recuerda que los puntos neurovasculares siempre deben presionarse con suavidad.

¿Estos tres métodos han sido demostrados científicamente? No, no lo han sido. Proceden de mi consulta y de mi experimentación con miles de mujeres, así como de mis propias observaciones y de las de ellas sobre los cambios en el estado de ánimo, las pautas energéticas y los síntomas físicos. Aunque se basan en la teoría respaldada empíricamente de que la química sigue a la energía, espero que se realice una investigación clínica que establezca los cambios hormonales después de las diversas técnicas. Esto, sin ninguna duda, mejoraría todavía más los métodos y también proporcionaría una mejor información sobre cuál es la manera más adecuada de adaptar el procedimiento a la persona.

Entre tanto, anota cómo te sientes después de cada técnica del módulo de la menopausia para estimular la progesterona o los estrógenos. ¿Te sientes más serena? ¿Sientes que vuelves a ser la que solías ser? Éstas son señales de que tus hormonas están más en equilibrio y que están alcanzando su nivel con mayor efectividad. No obstante, algunas mujeres pueden advertir que, aunque estos ejercicios hacen que se sientan mejor, no contrarrestan completamente el descenso en picada de las hormonas que puede producirse durante la menopausia. En cualquier caso, aun así puedes usar estos ejercicios porque crean hábitos energéticos que pueden ayudarte a pasar por la menopausia y la posmenopausia con más facilidad. Y también puedes considerar una serie de suplementos que pueden ayudar a tu cuerpo a encontrar una adaptación óptima a los cambios por los que está pasando.

VITAMINAS Y HIERBAS QUE MEJORAN
EL EQUILIBRIO DE ESTRÓGENOS Y PROGESTERONA

Aquí recomiendo suplementos que yo, personalmente, o mis clientas, hemos encontrado especialmente útiles para la menopausia. He visto tantos beneficios en la linaza y el aceite de linaza que, si fueran ilegales, por mis clientas me convertiría en una traficante de linaza en el inframundo. Además de sus consolidadas propiedades anticancerígenas y saludables, la **linaza** hace que tu piel esté hidratada, tus huesos sean más fuertes y tu cuerpo más jugoso durante la menopausia. Resulta interesante que, según Susan Lark, doctora en Medicina, los lignanos que se encuentran en la linaza también ayudan a eliminar la deficiencia de estrógenos al mezclarse con los sitios receptores de estrógenos que no están ocupados e imitar a los propios estrógenos del cuerpo.[24] Los **ácidos grasos esenciales** (omega-3 y omega-6) también son unos suplementos estupendos. Ayudan en la secreción de hormonas sexuales femeninas y también a mantener el cuerpo hidratado y flexible. La **cimicifuga racemosa** es una planta herbácea que contiene fitoestrógenos (sustancias químicas que las plantas producen y que actúan como una forma suave de los estrógenos producido en nuestros propios cuerpos) y, en el caso de algunas mujeres, elimina los sofocos. A mí me encantó la **raíz de ñame mexicano** por la forma suave de progesterona que proporciona. El **ginkgo biloba** ayuda a la memoria y otras capacidades mentales, así como a la circulación. El **ginseng**, una planta medicinal que se utiliza en la China desde hace miles de años, puede eliminar la fatiga, crear fuerza vital y producir estrógenos y progesterona, así como dar soporte a todas las glándulas endocrinas. El **dong quai** se utiliza para una serie de síntomas de la menopausia, desde los sofocos hasta el insomnio.

También recomiendo tomar un suplemento multivitamínico de buena calidad y, aparte, un suplemento mineral de amplio espectro. Los alimentos procesados que solemos consumir normalmente no nos proporcionan todos los nutrientes que necesitamos. No obstante, cuando se trata de nutrición, de hierbas y vitaminas, todos somos muy distintos, así que es necesaria mucha investigación personal. Utiliza un test de energía lo mejor que puedas para determinar con antelación qué te podría resultar útil y qué no. Infórmate lo máximo que puedas mediante el libro y a través de Internet acerca de cualquier suplemento que estés considerando tomar. Comenta esas opciones con profesionales de la salud o con nutricionistas, y recuerda que introducir cualquier sustancia en tu cuerpo es un experimento, de manera que observa con detenimiento. Debes estar alerta por si hay algún efecto no deseado, que podría indicar que estás tomando demasiado, o mezclando demasiados suplementos, o simplemente tomando algo que tu cuerpo no puede asimilar. Y sé optimista de que la atención que estás dedicando a averiguar qué necesita tu cuerpo te reportará grandes beneficios.

SUPLEMENTOS DE ESTRÓGENOS Y PROGESTERONA

Tengo a mi disposición todos los consejos y métodos mencionados antes, los aplico según los necesito, y todavía tomo y adoro la progesterona natural y, en contadas ocasiones, tomo estrógenos naturales. ¿Soy un fraude? Vivimos en una época extraordinaria. Nunca habíamos tenido tantos desafíos. Y nunca hemos tenido tantos recursos para hacer frente a nuestros desafíos.

El medio ambiente tensa nuestros equilibrios químicos naturales. Muchas de las tensiones de la vida moderna crean tensión en nuestros equilibrios químicos naturales. Vivir más tiempo y en menos armonía con la naturaleza tensa nuestros equilibrios químicos. La medicina energética puede hacer mucho por recuperarlos, al igual que pueden hacerlo los diversos suplementos que se pueden conseguir fácilmente. Una vida mejor a través de la energía. Una vida mejor a través de la química.

Mi primer consejo es no aceptar consejos de nadie. Al menos no sin ser críticos. Las recomendaciones y prescripciones cortadas según el mismo patrón son para personas indefinidas. Tú eres única. Pero la industria farmacéutica gasta una cantidad incalculable de millones para decirte que avanzar de una forma natural y de acuerdo con el plan de tu cuerpo es el camino para volverte vieja y decrépita, y que la solución es tomar sus fármacos, que están diseñados para invertir el paso del tiempo y darte las sustancias químicas que tenías a los 25 años de edad. Ésta es una mentira basada en un mito. Por otro lado, si te tomas tiempo para experimentar con las técnicas energéticas y con suplementos naturales, puedes mantener tu cuerpo sano, flexible y vibrante hasta una edad muy avanzada.

Si has decidido, a través de los diversos medios comentados antes, que tu cuerpo tiene unos niveles bajos de progesterona y necesita más de lo que los métodos presentados pueden producir, mi sugerencia es que empieces experimentando con cremas de progesterona que te recomiende el personal de una buena tienda de productos naturales (además, haz una búsqueda crítica en Internet). Independientemente de las dosis recomendadas, haz los tests de energía y experimenta. Estas dosis son promedios basados en muchas mujeres. Tienes que encontrar la dosis que necesita *esta* mujer, y en un determinado momento. Si adviertes que no consigues suficiente alivio, quizás necesites una receta médica. Aunque tu médico puede tener otras sugerencias de última hora, el Prometrium es una excelente forma de progesterona, elaborada a base de ñame y encapsulada con aceite de cacahuete (y, por tanto, contraindicado si eres alérgica a los cacahuetes). Aunque su ingesta es oral, en su lugar puedes perforar la cápsula con un alfiler y frotar el líquido en la parte interior de tu muñeca o de tu estómago. Esto transporta la progesterona directamente a tu torrente sanguíneo, sin tener que pasar por el hígado y todo el sistema digestivo, y además permite que controles fácilmente la cantidad. Otra forma que evita pasar por el sistema digestivo es el supositorio vaginal, que se consigue con receta médica, aunque no todas las farmacias lo tienen. Como comentamos antes, es muy fácil inclinar demasiado la balanza hacia el otro lado, de modo que debes estar muy alerta a los síntomas de un exceso de progesterona que se describen en la parte derecha de la tabla 1 (*véase* pág. 259).

Tu cuerpo necesita un equilibrio de progesterona y estrógenos para dar soporte a tu corazón, mantener tus huesos fuertes y ayudar a tu cerebro a funcionar de manera óptima. Si has decidido que necesitas un suplemento de estrógenos, las opciones incluyen los fitoestrógenos, los compuestos de hierbas, los estrógenos bioidénticos y las terapias de sustitución hormonal farmacéuticas estándar como el Premarin. Los mismos principios se aplican en lo que respecta a informarte, hacer tests de energía tan bien como puedas, empezando con los compuestos más naturales (aunque a veces incluso he advertido que algunos fármacos estándar dan mayores resultados en los tests energéticos que los bioidénticos –una vez más, las diferencias individuales vencen las teorías de todo el mundo), y considerando tomar dosis más bajas que las recomendadas. Por ejemplo, puedes cortar la tableta de Premarin de dosis más baja por la mitad y luego por la mitad otra vez con un cortador de pastillas, incluso puedes hacerlo una tercera vez, y eso satisfará las necesidades de muchas mujeres. Permarin también suele tomarse a diario pero, a diferencia de un antibiótico, no hay ninguna lógica convincente si puedes monitorear cuidadosamente, día a día, tus necesidades usando la autoobservación o los tests de energía. Con los estrógenos, ahora también es un tratamiento estándar suplementarlo con progesterona, ya que los efectos dañinos de una terapia de sustitución de estrógenos «sin oposición» están bien documentados. En cualquier caso, después de tomar un suplemento hormonal, golpetea los puntos reflejos neurolinfáticos en ambos lados del cuerpo (*véase* pág. 162) para ayudarte a metabolizarlo.

TIROIDES

Hasta el año 2002, todas las pruebas de la tiroides eran desarrolladas e interpretadas sobre la base de datos clínica obtenida con hombres, a pesar de que casi el 90 % de las consultas que reciben los médicos que pueden tener que ver con una disfunción tiroidea proviene de mujeres. Debido a este pequeño descuido, muchas mujeres con síntomas de disfunción tiroidea aparecían como normales en las pruebas clínicas y no recibían el tratamiento necesario. El problema fue tan amplio que, de hecho, hubo un «movimiento de la paciente de hipotiroidismo» apoyado por conocidos endocrinólogos, el cual exigía que los análisis fueran más sensibles y que se recetara con mayor facilidad un suplemento de tiroides.

Entre tanto, otras personas han condenado abiertamente este movimiento, no porque se opongan a que se alivien los síntomas, sino porque los suplementos de hormonas tiroideas son, según Diana Schwarzbein, doctora en Medicina: «Tiritas para cubrir los síntomas. No hacen nada por recuperar el equilibrio del cuerpo». Ella aconseja: «Si te sometes a una terapia de sustitución de la hormona de la tiroides por un trastorno endocrino basado en tu estilo de vida en lugar de mejorar tu nutrición y tus hábitos de vida, en realidad estás creando más desequilibrios hormonales y destruyendo todavía más tu metabolismo».[25] Ella insiste en que una nutrición adecuada es la primera meta que debe alcanzarse. Puesto que las hormonas están constituidas principalmente por proteínas, colesterol y grasas esenciales, una dieta equilibrada es fundamental para mantener tu producción de hormonas. Son necesarias cantidades adecuadas de yodo. Las hierbas que pueden ayudar a estimular tu propia producción de hormonas tiroides incluyen la hoja de ortiga, el alga marina, el perejil, la candelaria, el selenio y el musgo de Irlanda. Un suplemento mineral de amplio espectro suele ser valioso y es específicamente útil para la tiroides. La progesterona también ayuda a la tiroides.

Schwarzbein señala que, puesto que el cuerpo fabrica hormonas en cantidades minúsculas y fluctuantes, es muy difícil responder a muchas preguntas hormonales utilizando análisis de sangre o de orina. Aunque no te puedo decir si debes someterte a una terapia de reemplazo de la tiroides o no, usar la medicina energética para ayudar a equilibrar a la tiroides es un método no invasivo, más similar a las intervenciones en la alimentación y el estilo de vida, y puede prevenir la necesidad de tomar medidas más amplias. Cuando envejecemos, la glándula tiroides tiende a producir menos hormonas tiroideas que son esenciales para el metabolismo, la vitalidad y el buen humor. En la tabla 3 se muestran los síntomas y señales de que tu producción de la hormona de la tiroides no funciona bien.

DEFICIENCIA DE TIROIDES (hipotiroidismo)	EXCESO DE TIROIDES (hipertiroidismo)
• Tener frío cuando los demás no lo tienen. • Temperatura corporal baja. • Pulso bajo, nivel de energía bajo. • Piel extremadamete seca o escamosa. • Colesterol alto. • Uñas quebradizas, caída del cabello. • No puede adelgazar, debilidad muscular. • Tristeza inexplicable, agotamiento mental. • Dificultad para tragar o respirar.* • Afonía y tos.* • Ganglios linfáticos grandes.*	• Manos calientes y húmedas. • Corazón acelerado y palpitando. • Gran apetito, sin aumentar de peso. • Agotamiento. • Ojos saltones. • Aparecen hematomas con facilidad. • Insomnio. • Temblores. • Enfermedad de Graves. • Cabello más suave y fino.

* Estos síntomas pueden ser señal de una enfermedad grave y deberían ser evaluados médicamente.

Tabla 3: *Algunos de los síntomas y las señales principales de desequilibrio tiroideo*

El ejercicio físico y dormir las horas necesarias son esenciales para un buen funcionamiento de la tiroides. Estirar la piel que está arriba, debajo y a los lados de la nuez del cuello aporta instantáneamente buena energía a la tiroides. Además, las siguientes técnicas, solas o combinadas, reducen el estrés en la tiroides y estimulan la producción de la hormona tiroidea.

IMPULSOR DE LA TIROIDES (TIEMPO: 1 MIN. APROX.)

1. Haz el suavizador del triple calentador (*véase* pág. 132) y luego golpetea los puntos reflejos neurolinfáticos del bazo (pág. 162).

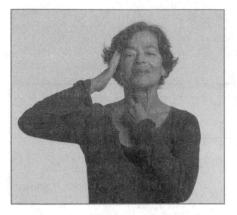

Figura 6-5.
Impulsor de la tiroides

2. Coloca el dedo corazón de una mano justo por encima de la nuez y el dedo de la otra mano justo debajo de tu nuez y separa tus dedos de manera que estires la piel de tu cuello. Haz lo mismo con tus dedos en los lados de la nuez. Estira también diagonalmente.

3. Descansa el pulgar, el dedo índice y el dedo medio de una mano en la hendidura que está debajo de tu nuez y descansa la almohadilla de los dedos de tu otra mano en tu sien (*véase* figura 6-5). Ambos son puntos reflejos neurovasculares del triple calentador. Presiona suavemente durante cuatro o cinco respiraciones profundas y luego repite en el otro lado.

TESTOSTERONA

Las mujeres producen aproximadamente un 10 % menos de testosterona que los hombres, principalmente a través de los ovarios y las glándulas suprarrenales. La producción de testosterona declina sustancialmente justo antes de la menopausia, una etapa en la cual una mujer produce aproximadamente la mitad de la cantidad que secretaba a los veintitantos años. No obstante, después de la menopausia, los ovarios continúan produciendo testosterona en cantidades tales que ésta es proporcionalmente mayor que los estrógenos en comparación con épocas anteriores en la vida, lo cual respalda la creciente asertividad e independencia que vemos en las mujeres posmenopáusicas.

La doctora que me realizaba los controles anuales a principios de la década de 1980 era una feminista que un día me dijo: «¿Sabes Donna? Tu vida te gustaría mucho más si no fueras *tan* amable. Muchas mujeres están experimentando con la testosterona y les encanta. Creo que sería realmente buena para ti. Te pavonearías siendo dueña de tu espacio y tendrías un «no» claro para ofrecer a la gente». Me convenció de que la probara. Tenía algunas muestras en su consulta y me dio la dosis más baja que existía, con la esperanza de que yo la probaría y le contaría lo que había experimentado. Realmente cambió mi vida. Estaba furiosa todo el tiempo. Y no era el tipo de enfado jugoso que te implica con la gente a la que quieres; era más como un soldado a punto de atacar a un escuadrón enemigo que acababa de arrasar un pueblo inocente. Aunque dejé de tomarla casi de inmediato, lo que consiguió fue que yo sintiera un respeto mucho mayor por los hombres que están estimulados de manera natural por la testosterona todo el tiempo y aún así son capaces de comportarse de una forma civilizada.

De manera que no voy a sugerir que tomes testosterona (puedes evaluar los riesgos) y, además, hay otras formas, aparte del tipo de macho sintético que yo tomé. La **muira puama**, por ejemplo, es una planta de Brasil cuya corteza y raíces han demostrado que aumentan la libido en mujeres menopáusicas porque incrementa sus niveles de testosterona. La **maca** es una planta de Perú cuya raíz tiene un efecto similar. La **damiana** es un arbusto, también de Sudamérica, que ha sido utilizado como afrodisíaco desde la época de los mayas. Aunque no tengo una experiencia sustancial con ninguna de ellas, puedo ofrecer algunas intervenciones energéticas si crees que tus niveles de testosterona pueden estar bajos. La tabla 4 describe los síntomas y las señales de desequilibrios en la testosterona.

A principios de la década de 1980, trabajé como voluntaria en un refugio para mujeres. Estas mujeres habían sido maltratadas y habían llegado allí en busca de seguridad y cobijo. Estaban tan profundamente agotadas y desmoralizadas que les aterraba la idea de marcharse, incluso cuando no les gustaba especialmente estar allí. Recuerdo a un niño pequeño que me vio dando una sesión a su madre. Ella empezó a llorar mientras se relajaba en la camilla, y él debió creer que yo le estaba haciendo daño como lo solía hacer su padre. El niño me empezó a pegar en la pierna con toda la furia que su pequeño cuerpo de 3 años le permitía. En realidad era bastante conmovedor. ¡La testosterona en acción! Sin embargo, su madre parecía totalmente deficiente de algo similar a esa fuerza vital, como ocurría con la mayoría de mujeres que llegaban al refugio. No les quedaban fuerzas para luchar. No tenían ninguna reserva de energía. Todos tenemos el yin y el yang, la energía femenina y la energía masculina en nuestro interior, y necesitamos las dos. A estas mujeres se les habían agotado ambas. El triple calentador, que gobierna las respuestas de lucha/huida/parálisis, había estado en alerta continua durante mucho tiempo, y ellas habían utilizado todo lo que tenían para luchar y huir hasta llegar al refugio. Ahora, sus energías estaban en la modalidad de parálisis. Estoy segura de que sus niveles de testosterona y las energías yang correspondientes, eran tan bajos como en cualquier época de sus vidas. Sin embargo, ellas necesitaban esas energías yang para sobrevivir en el mundo y no regresar con sus parejas maltratadoras. De modo que empecé a sedar el meridiano del triple calentador y a fortalecer a su equivalente, el meridiano del bazo. Uno podría pensar que sedar el triple calentador te quita energía, pero tenía el efecto contrario. Lo calmaba muchísimo, y yo podía ver las fuerzas yin en el cuerpo reuniéndose, ganando fuerza. Luego las fuerzas yang. En el proceso, la producción de testosterona se volvía a restablecer.

El otro meridiano que participa en la producción de testosterona, aparte del triple calentador, es el meridiano del estómago. Aunque es una energía yang o «masculina», el meridiano del estómago en una mujer contiene la fuerza de una tigresa madre. Durante los años de crianza de los hijos, esta energía se centra en los niños y en la familia. Después de la menopausia, está disponible para establecer el poder de la bruja. Es una fuerza estabilizadora que ayuda a la mujer a tener su propio espacio. De manera que, para preparar el terreno para una mayor producción de testosterona, tienes que asegurarte de que tu meridiano del estómago esté fuerte, estable y que funcione de manera óptima. Los pasos incluyen hacer la limpieza del meridiano del estómago (*véase* pág. 165) con regularidad. Precédela con el soplo (*véase* pág. 97), la cremallera (*véase* pág. 83, con una afirmación sobre entrar en el poder de la bruja) y los tres golpes (*véase* pág. 74).

DEFICIENCIA DE TESTOSTERONA	EXCESO DE TESTOSTERONA
• Te sientes impotente. • Disminución de la libido. • Disminución de la energía.	• Ira y asertividad crecientes. • Una voz más grave. • Aumento del vello facial.

Tabla 4: Principales síntomas y señales del desequilibrio de testosterona

Luego, conecta las energías entre los meridianos del triple calentador y el estómago, colocando tus pulgares sobre tus sienes y los otros dedos de la mano directamente encima de tus ojos. Estos puntos reciben las energías de ambos meridianos en armonía el uno con el otro. Por último, al crear en tu cuerpo una presteza para utilizar más testosterona, el masaje triple de testosterona está diseñado para activar la producción de esta hormona. Aunque nunca he evaluado esta secuencia con análisis clínicos, las mujeres me han comentado que les proporcionó más poder, límites más fuertes, mayor claridad mental, equilibrio emocional y una libido renovada. Para aumentar la testosterona de una forma natural, haz el masaje triple de testosterona dos o tres veces al día:

MASAJE TRIPLE DE TESTOSTERONA (TIEMPO: MENOS DE 1 MIN.)

1. Coloca tus dedos corazón en tu ombligo, muévelos hacia arriba unos 2,5 cm y luego hacia cada lado, a la misma distancia. Respira hondo y masajea estos puntos profundamente durante unos 15 segundos. Esto estimula los puntos suprarrenales, fortaleciendo las glándulas suprarrenales y aumentando la producción de testosterona.

2. Coloca tus dedos corazón en la protuberancia que hay en el borde superior de la parte interior del hueso de tu cadera. Mueve los dedos 5 cm hacia el centro, inspira profundamente y masajea durante más o menos 15 segundos (véase figura 6-6). Esto estimula y fortalece los ovarios y mejora la producción de testosterona.

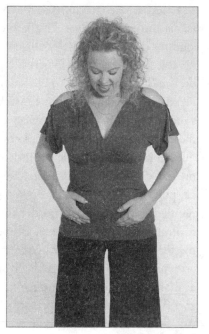

Figura 6-6.
Masaje triple de restosterona

3. Masajea profundamente los puntos que se encuentran en la parte exterior de tus piernas, entre tus rodillas y tus caderas, durante aproximadamente 15 segundos (para encontrar estos puntos, deja que tus brazos cuelguen y flexiona tus dedos medios hacia tus piernas). Éstos son los puntos meridianos de la vesícula biliar que estimulan las fuerzas yang en el cuerpo.

OSTEOPOROSIS

Una mujer que se había roto una costilla simplemente estornudando me vino ver como último recurso. La única medicación indicada en aquella época para revertir la pérdida de masa ósea le estaba causando graves efectos secundarios. Ella sólo tenía 49 años y no quería ver que su cuerpo se deteriorara todavía más. Pero también era médico, con una buena formación en medicina occidental, y no creía que se pudiera revertir su estado, ya que en los primeros minutos que estuvimos juntas citó unos estudios para respaldar ese punto de vista. En lugar de eso, ella creía que si conseguía desarrollar los músculos que sostenían su estructura esquelética mediante ejercicio físico y si podía fortalecer las energías en su cuerpo (sabía muy poco sobre el trabajo con la energía, pero yo había ayudado a algunos de sus pacientes y ella estaba abierta a probarlo), sería menos vulnerable a los efectos de la pérdida de masa ósea que estaba «genéticamente destinada» a padecer. Yo consideraba que eran posibles más cosas, pero decidí comenzar la sesión mostrándole que el trabajo energético podía ayudar a eliminar su sensación de desesperanza y hacer que se sintiera mejor en su cuerpo. Esto me otorgó la suficiente credibilidad como para que yo pudiera hablarle sobre la forma en que la energía alimenta a los huesos y puede, literalmente, revertir la pérdida ósea. Ella era escéptica, pero estaba dispuesta a permitirme intentarlo. La densidad ósea está regulada por el meridiano del riñón. Pero, para ella, un simple enfoque formulista no era suficiente. El meridiano del riñón es alimentado por el meridiano del pulmón, y lo que mantenía débil al meridiano del riñón de esta mujer era una deficiencia en su meridiano del pulmón. De modo que acabamos dando tanta atención a su meridiano del pulmón como a su meridiano del riñón. El primero, gobierna la tristeza y, para su sorpresa, una de las claves para ayudar a que su meridiano del pulmón recuperara un flujo óptimo era realizar un trabajo emocional en torno a una pérdida que ella no había asimilado del todo. Tras unas cuatro o cinco sesiones y una fiel observancia de tareas que debía hacer en casa, ambas nos dimos cuenta de que sus huesos se estaban fortaleciendo. Después de que una prueba de densidad ósea mostrara una impresionante mejoría, ella me habló de realizar una investigación, una de esas oportunidades para las que yo nunca tenía tiempo. Pero es un proyecto que espero que lleve a cabo alguna de las personas que está leyendo este libro.

La osteoporosis afecta a más mujeres que la apoplejía, la diabetes, el cáncer de mama o la artritis. Es un desafío considerable que causa una pérdida progresiva de minerales, masa y densidad óseas. Es posible que en las últimas décadas haya aumentado más de seis veces.[26] Además, está rodeada de información errónea. Los estrógenos, por ejemplo (cuya disminución durante la menopausia se ha considerado culpable de la osteoporosis) tiene un papel mucho menos importante que la progesterona en la protección contra la enfermedad.[27]

Tus huesos están en un constante proceso de descomposición y regeneración, un milagro de renovación que depende de dos tipos de células. Las primeras se llaman *osteoclastos*, los cuales son modulados por los estrógenos, y extraen el hueso viejo, gastado. Las segundas se llaman *osteoblastos*, los cuales son modulados por la progesterona. Van a esos mismos lugares y crean hueso nuevo. Para mantener tus huesos fuertes es fundamental tener unos adecuados niveles de progesterona.

Cuando nos hacemos mayores, la actividad de los osteoclastos se vuelve más destacada y perdemos masa ósea. Pero las mujeres de setenta y tantos y ochenta y tantos años todavía pueden ralentizar la pérdida ósea, fortalecer los huesos e incluso desarrollar hueso nuevo. Sin embargo, mucho antes de eso, alrededor de los cuarenta y los cincuenta, pueden tomar medidas para detener la pérdida de minerales en sus huesos, especialmente calcio y magnesio. No obstante, hacer que esos minerales penetren en tu organismo puede ser difícil.

Las pastillas de calcio, muy solicitadas para prevenir la osteoporosis, pueden interferir en el metabolismo del magnesio y el zinc y, de ese modo, acaban dañando, en lugar de favorecer, la fortaleza de los huesos. El calcio se obtiene mejor de la dieta, e incluso entonces no puede ser absorbido adecuadamente a menos que tu cuerpo tenga las cantidades adecuadas de magnesio, ácido hidroclórico y varias vitaminas. De hecho, el magnesio puede ser tan importante como el calcio para prevenir la osteoporosis. Entre tanto, muchos medicamentos recetados, así como sin receta como los antiácidos, alteran la absorción de calcio. El calcio que se encuentra de forma natural en hierbas como las ortigas es una excelente manera de suplementar tu ingesta de calcio. Si tomas calcio en forma de pastillas, es muy probable que sea absorbido si forma parte de un complejo multimineral que contiene más magnesio que calcio.

Un hecho que contribuye enormemente, y de forma injusta, a la osteoporosis es que nuestros huesos absorben plomo tóxico del medio ambiente, el cual desaloja al calcio y el resultado es la pérdida de masa ósea. Añadiendo más daño, en la menopausia y posteriormente (y también, de manera alarmante, durante el embarazo y la lactancia), el plomo que hay en los huesos es liberado al torrente sanguíneo, donde sus efectos venenosos pueden contribuir a la hipertensión, la enfermedad renal, la demencia, la cardiopatía y el daño en el sistema nervioso. Dado que el plomo puede filtrarse al torrente sanguíneo cada vez que los huesos liberan calcio, una manera de impedir que penetre en tu torrente sanguíneo es asegurarte de que tienes unos niveles de calcio adecuados. Si el cuerpo no está extrayendo calcio de tus huesos, no estará filtrando plomo a tu torrente sanguíneo. Además, está documentado que hay varios suplementos que ayudan a que el cuerpo elimine el plomo. La **NAC (N-acetilcisteina)** mejora la excreción urinaria de metales pesados, incluido el plomo. La **SAM (S-adenosilmetionina)** reduce los efectos tóxicos del plomo y lo liga a la bilis para que sea eliminado. Las **sales epsom (sulfato de magnesio)** también reducen la toxicidad del plomo. Otros nutrientes que ayudan a fortalecer los huesos incluyen la **vitamina K**, la condroitina, el MSM y la vitamina D (particularmente la vitamina D3). La **vitamina D** la proporciona de forma natural el sol, pero los que vivimos la mayor parte de nuestras vidas en interiores solemos tener deficiencia de esta vitamina. También la bloqueamos cada vez que nos ponemos una crema de protección solar. Nunca dejes que el sol te queme, pero deja que tu piel reciba los rayos del sol con moderación.

No obstante, las soluciones simplistas inducen especialmente al error en el caso de la osteoporosis. Una dieta adecuada, ejercicio físico regular *con pesas* y mantener un equilibrio saludable de estrógenos/progesterona forman un triángulo de prevención y regeneración de los huesos. Los ejercicios energéticos pueden fortalecer la base de dicho triángulo. De la misma manera en que se ha visto que los imanes y las terapias electromagnéticas aceleran la curación de los huesos rotos, el trabajo con la energía sutil tal como se enseña en este libro ayuda a mantener la fuerza y la densidad ósea.

Un ejercicio excelente y muy sencillo que utiliza tus energías para ayudar a prevenir la osteoporosis es la elevación de hombros. Lubrica los hombros, libera linfa, ayuda a que la parte superior de tu espalda se mantenga fuerte y recta, e incluso ayuda a prevenir la joroba de Dowager. Es valiosa no sólo por los resultados físicos que produce, sino también porque te ayuda a establecer una relación más consciente y positiva con tus hombros y la parte superior de tu espalda. Levanta los hombros hacia tus orejas y lentamente hazlos rodar hacia atrás, en forma circular, y luego hacia arriba otra vez, varias veces, mientras respiras profundamente. Luego haz el mismo movimiento hacia delante, con ambos hombros simultáneamente o con uno a la vez.

Isométricos para prevenir la osteoporosis

El ejercicio isométrico es un tipo de ejercicio de fuerza que ha demostrado ser sumamente valioso para prevenir y corregir la osteoporosis.

La pérdida de masa ósea se había convertido en un problema para los astronautas, quienes podían pasar meses con poco movimiento físico. Tan sólo diez minutos de ejercicios isométricos cada día pueden revertir la pérdida ósea. El ejercicio isométrico, que incluye la contracción estática de un músculo sin un movimiento visible, también es estupendo para tus energías. Conseguir un libro sobre ejercicios isométricos es una manera maravillosa de hacer frente a la pérdida de masa ósea, o de prevenirla. Éstos son dos de mis ejercicios isométricos favoritos:

ESTIRAMIENTO DEL TORSO (TIEMPO: 20 SEG. APROX.)

1. Siéntate erguida sobre tus manos, con los dedos mirando hacia dentro, y estira los brazos.
2. Respira profundamente mientras mantienes esta posición durante varias respiraciones.

SALVADOR DE HUESOS (TIEMPO: MENOS DE 2 MIN.; ADEMÁS, ES BUENO PARA REDUCIR EL ABDOMEN)

1. Coloca tus brazos delante de ti, inspira profundamente, retén la respiración y empuja la parte inferior de las palmas de las manos, una contra la otra (*véase* figura 6-7a).
2. Al mismo tiempo, aprieta tu estómago hacia dentro, hacia la columna vertebral; haz lo mismo con las nalgas e inclina la pelvis hacia delante y hacia arriba.
3. Cuando quieras espirar, en lugar de eso, inspira rápidamente tres veces más a través de tu nariz mientras mantienes la postura.
4. Luego espira lentamente, como si soplaras a través de una cañita (tu estómago se contraerá de manera natural).
5. Cuando te parezca que tu espiración ha terminado, sopla tres veces más rápidamente por la boca.
6. Repite toda la secuencia, pero esta vez dobla los dedos de cada mano, enganchando una mano con la otra, e intenta tirar separando tus brazos, de manera que exista una tensión isométrica en tus dedos y en tus brazos y hombros (*véase* figura 6-7b).

En mi consulta, cuando los huesos de alguien estaban débiles o frágiles, darles la tarea de sedar y fortalecer el meridiano del riñón dos o tres veces al día empezaba a hacer que recuperara la fuerza ósea de una forma que la persona podía reconocer fácilmente en dos o tres semanas. Cuando mi padre tuvo cáncer en los huesos, le dijeron que su quinta vértebra lumbar (L-5, una vértebra ubicada a la altura de la cintura) estaba «pendiendo de un hilo». Él tenía que usar un aparato sumamente incómodo para mantenerla estable, porque le dijeron que sólo con que estornudara el hueso podía romperse y entonces se quedaría paralítico de por vida. Una de mis frecuentes visitas tuvo lugar aproximadamente la época en que le tomaron las medidas para el aparato. Con la confianza incondicional que un padre tiene en los poderes mágicos de su hija, me dijo: «Donna, ¡tu puedes arreglar esto!». Yo no tenía ni idea de cómo podía actuar, pero apliqué las herramientas de las que disponía. Hice tests a todos sus meridianos varias veces al día en busca de patrones. El meridiano del riñón siempre aparecía débil.

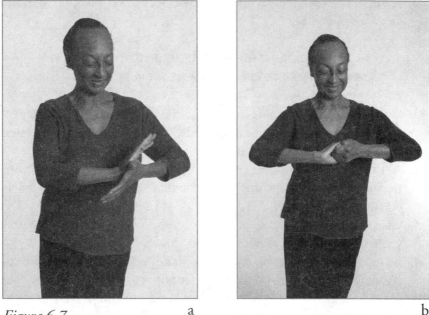

a　　　　　　　　　　　　　b

Figura 6-7.
Salvador de huesos

El diagnóstico original de mi padre había sido cáncer de próstata. La próstata está gobernada por el meridiano del riñón, y éste también gobierna la fortaleza ósea y la creación de huesos. Me voy a desviar un poco en este punto, ya que ésta fue una de las experiencias que ha hecho que insista tanto en recomendar que uno no debe descartar su propio criterio en deferencia a las autoridades médicas. Los niveles de APE de mi padre eran un tanto altos. Su médico no estaba especialmente preocupado, pero mi padre amaba la vida y decidió buscar una segunda opinión de un oncólogo. El oncólogo insistió en que debía operarse y, según se desarrolló la situación, quedó claro que los dos médicos estaban en un fuerte desacuerdo. El miedo ganó, se sometió a la operación, y poco después a mi padre le diagnosticaron cáncer de huesos. Al revisar el curso de la enfermedad, el médico de mi padre se puso furioso. Nos recomendó que le pusiéramos una demanda al oncólogo, explicándonos que durante la intervención, células cancerosas se habían «derramado» hacia su torrente sanguíneo y luego habían llegado a los huesos. Después de la muerte de mi padre, le dijo a la familia que la chapuza de la cirugía había sido una «sentencia de muerte».

Lo fue. Pero en esa época no lo sabíamos, y papá me pidió que le curara la espalda. Puesto que el meridiano del riñón gobierna tanto a la próstata como a la fortaleza ósea, y era el meridiano que estaba consistentemente débil, me centré en él. Cada día, tres veces al día, sedaba y luego fortalecía su meridiano del riñón. Esto reforzaba mucho porque inmediatamente después de cada minisesión mi padre me decía que el dolor había disminuido. Tres semanas más tarde ya no sentía ningún dolor en la zona lumbar. Convenció a su médico para que le hiciera otra radiografía de la zona. Ahora, la L-5 estaba *normal*. Había vuelto a crecer por completo. ¡No se suponía que debía ocurrir! El equipo médico estaba tan desconcertado que lo primero que hizo fue verificar que la radiografía original no fuera de otro paciente. Con el tipo de cáncer que tenía mi padre, esperaban ver solamente más deterioro, pero el incómodo aparato para la espalda acabó guardado permanentemente.

Si tienes osteoporosis o te preocupa esa enfermedad, asegúrate de mantener fuerte el meridiano del riñón. Quizás podrías hacerte una evaluación con un practicante de medicina energética (www.innersource.net/links/links_practitioners.htm) o con un buen acupuntor. El test de energía requerido está más allá de las instrucciones que se proporcionan en el apéndice. Si el meridiano del riñón está débil, puedes sedarlo (*véase* pág. 172), lo cual relaja a los riñones, permitiendo que las toxinas se desplacen fácilmente a través de ellos. A continuación, da pequeños golpecitos en los puntos fortalecedores del meridiano del riñón (*véase* pág. 261) para infundirle más poder para ayudar a crear nuevas células óseas. Si haces esto al menos dos veces al día durante un mes, y luego te sometes a otra prueba de densidad ósea, lo más probable es que veas una mejoría. Sedar y fortalecer el meridiano del riñón no hace ningún daño, incluso si el meridiano ya está fuerte y, de hecho, siempre es valioso porque es como ejercitar un músculo.

Agarrotamiento y dolor articular

La osteoporosis, en sus primeras etapas, es una enfermedad «silenciosa». El dolor articular no lo es. Te grita. Muchas mujeres posmenopáusicas sufren dolor en las articulaciones, agarrotamiento o dolor en la espalda, rodillas, caderas y cuello, tanto de forma temporal como crónica. A pesar de las décadas de desgaste y desgarros en nuestras articulaciones, e incluso lesiones, podemos contrarrestar y ayudar a prevenir esos dolores y ese agarrotamiento manteniendo las articulaciones lubricadas.

La inflamación es la principal culpable de los problemas en las articulaciones. La inflamación es el proceso normal y saludable mediante el cual el cuerpo se protege de la irritación, las lesiones o las sustancias extrañas como bacterias y virus, enviando sustancias químicas y glóbulos blancos a las zonas afectadas. Pero con el estrés incesante, el ejercicio inadecuado o excesivo, o una dieta pobre, puede provocarse una inflamación a partir de una falsa alarma, de manera que se produce cuando no es necesaria y se vuelve perjudicial. Unos niveles altos de colesterol son endémicos para muchas personas que experimentan las tensiones de la vida moderna, y unos niveles altos y continuos de cortisol dañan el tejido muscular y afectan a su regeneración. Aunque la inflamación es el denominador común en numerosas enfermedades complejas, desde la artritis hasta la diabetes o el cáncer, tiene el efecto físico directo de interferir con la exquisita danza en las articulaciones, donde se encuentran los huesos.

Para mantener tus articulaciones bien lubricadas, un paso sencillo y muy básico que puedes dar es asegurarte de que tienes suficientes ácidos grasos esenciales en tu dieta. No permitas que la palabra *grasos* te desaliente. Los necesitas y tu cuerpo no puede producirlos. Puedes obtenerlos de los alimentos. Sin embargo, a menos que vivas en un pueblo pesquero, probablemente no ingieras suficientes ácidos grasos esenciales si no eres consciente de que los necesitas. Afortunadamente, es fácil conseguir alimentos con ambos tipos de ácidos grasos esenciales (omega-3 y omega-6). Las fuentes naturales incluyen el pescado y los mariscos, las semillas de lino y los aceites de linaza, de cáñamo, de soja, de canola y de onagra, así como las semillas de chía, de calabaza, de girasol, los vegetales de hoja, el aguacate y las nueces. Los beneficios para la salud de tomar las cantidades adecuadas de ácidos grasos esenciales son enormes, y van desde prevenir las inflamaciones hasta promover la salud cardiovascular. Las semillas de lino y el aceite de linaza son magníficas fuentes de ácidos grasos esenciales, y sus múltiples beneficios para la salud incluyen prevenir el cáncer, ayudar a aliviar la sequedad ocular y mantener los tejidos del cuerpo húmedos. Puedes comprar aceite de linaza, mezclado con pimienta y ajo, como un delicioso aliño para la ensalada, o prepararlo tú misma. Además, yo le añado limón y hojas de albahaca (lo cual también es bueno para mantener tu cuerpo alcalino cuando te haces mayor). Pero también puedes tomarlo en cápsulas. Puedes hacer un test de energía para determinar la dosis.

Otra manera de mantener tus articulaciones fuertes y sanas incluye conservar las energías moviéndose libremente a través de ellas. Hay una serie de ejercicios de estiramiento y técnicas energéticas que pueden ayudarte a garantizar esto. Conectar el cielo y la tierra (*véase* pág. 64) es excelente. Hay tres más que incluyen:

FROTACIÓN CIRCULAR DE ARTICULACIÓN (TIEMPO: 30 SEG. APROX.)

Simplemente, frota en círculos, en el sentido contrario a las agujas del reloj, la articulación que te duele con la almohadilla de la palma de tu mano, o con los dedos.

COLOCA EL IMÁN SOBRE EL DOLOR (TIEMPO: 10 A 20 MIN.)

Adhiere con cinta adhesiva el lado norte de un imán plano poco potente (los imanes redondos con forma de Donut funcionan bien) contra la piel que está sobre el hueso o la articulación que te duele, y déjalo ahí durante aproximadamente diez minutos. Puedes usar una simple brújula para determinar cuál es el norte. La aguja que apunta hacia el norte también apuntará hacia el lado del imán que debe ir sobre tu piel. Si el imán no ha hecho que sientas ninguna mejoría en los primeros diez minutos, retíralo. Si te ha hecho sentir mejoría, mantenlo ahí todo el tiempo que sientas que sigue funcionando. Retíralo durante la noche. No adhieras el lado sur a una articulación inflamada y tampoco lo coloques sobre una vena.

GIRO DE MUÑECAS (TIEMPO: MENOS DE 1 MIN.)

Los estiramientos crean un espacio que permite que la linfa y los fluidos lubricantes se desplacen por las articulaciones. Cuando la energía atrapada es liberada, puede convertirse en una fuerza sanadora positiva. Aunque el yoga y otros ejercicios de estiramiento son estupendos para practicarlos con regularidad, el giro de muñecas es específicamente para el agarrotamiento en las manos, los hombros y los brazos, y es un método que puedes utilizar en el momento.

1. Deja que tus brazos cuelguen y luego levántalos unos 30 grados hacia los lados.
2. Con las manos abiertas y los dedos por delante, rota las manos hacia dentro hasta que sientas un estiramiento en los antebrazos y en los hombros (*véase* figura 6-8). Mantén este estiramiento durante entre 10 y 15 segundos.
3. Relájate. Repite varias veces.

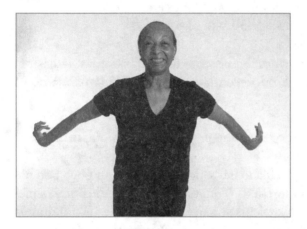

Figura 6-8.
El giro de muñecas

Otros síntomas asociados a la menopausia

En lo que queda de este capítulo, presento intervenciones energéticas que pueden ser útiles al trabajar con los desafíos comunes a los que se suelen enfrentar las mujeres durante y después de la menopausia. Dado que el mismo síntoma puede tener una causa totalmente distinta en una mujer y en otra, ninguna relación de quejas y remedios es totalmente fiable. Pero puedo describir los procedimientos que ayudaron a las mujeres que vinieron a mi consulta con cada una de las siguientes dolencias. Si se presentan varios métodos para una misma dolencia que te preocupa, experimenta para averiguar cuál de ellos es más eficaz, o qué combinación te resulta más útil.

Sofocos

Además de los siguientes métodos energéticos y el módulo de la menopausia, hay varios remedios herbales que son ampliamente conocidos por ayudar con los sofocos. Los que parecen ser más eficaces con mis clientas incluyen las semillas de lino o el aceite de linaza, el aceite de onagra y, en el caso de algunas mujeres, la cimicifuga racemosa. Muchas de mis clientas abandonaron la TSH sin tener ningún efecto secundario usando ejercicios energéticos con aceite de linaza como el único suplemento. Si la linaza y el módulo de la menopausia no son suficientes, los métodos energéticos adicionales que son útiles para los sofocos incluyen:

El acupunto «refrescante»

Mientras sientas sofocos, presiona con los dedos corazón de cada mano el punto que se encuentra aproximadamente a 5 cm por debajo de tu ombligo (éste es el punto de intersección de los meridianos central y del riñón). Inspira profundamente y presiona el punto mientras luego respiras normal. Esto redistribuye rápidamente la energía de una forma que reduce la temperatura corporal durante los sofocos.

El Suavizador del triple calentador

Puesto que el triple calentador distribuye la temperatura corporal, así como el estrés y las respuestas inmunitarias, calmarlo con un método como el suavizador del triple calentador suele proporcionar un alivio instantáneo (*véase* pág. 107).

La respiración de Darth Vader

Otra técnica que puede calmar rápidamente al triple calentador y proporcionar un alivio rápido durante los sofocos es la respiración de Darth Vader (*véase* pág. 179).

Apagar los fuegos

Hay una cuarta técnica que no sólo proporciona alivio, sino que también previene los sofocos. Descubrí que cuando las mujeres seguían el procedimiento a diario, sus sofocos se hacían menos intensos y, en algunos casos, desaparecían por completo. Esta técnica es también buena para mantener la salud de la tiroides.

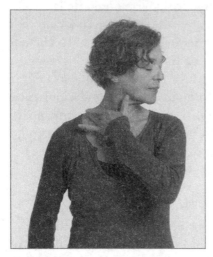

1. Cruza las manos, colocando los dedos medios en los K-27 (*véase* pág. 74) y masajea ambos puntos con la misma presión.
2. Retira tu mano derecha y desliza el dedo corazón de tu mano izquierda por encima del extremo de tu clavícula.
3. Girando la cabeza hacia la izquierda tanto como puedas (*véase* figura 6-7), desliza el dedo corazón de tu mano izquierda hacia el borde exterior de tu clavícula mientras espiras lentamente.
4. Repite con la mano derecha en la clavícula izquierda.

Figura 6-9.
Apagar los fuegos

Depresión

Para las personas que han sufrido una depresión, la falta de vida que se puede experimentar durante la menopausia es, al menos, territorio conocido. No obstante, si eres más propensa a la histeria, como yo, y menos a la depresión, esto puede ser nuevo y aterrador. Yo no sabía qué hacer con esa sensación desconocida de vacío –una extraña falta de sentimiento, motivación o interés–. Aunque siempre sentí compasión, mi comprensión hacia las personas que sufren depresión aumentó profundamente cuando yo misma pasé por eso. La depresión no está sólo en la mente. Cada célula del organismo, cada órgano, cada función corporal se vuelve lenta. Tus reflejos y tu pensamiento se hacen más lentos. Muy pocos estrógenos en relación a la progesterona puede provocar una depresión. La rutina energética diaria con el módulo de la menopausia, junto con los otros pasos de los que ya hablamos para recuperar el equilibrio entre los estrógenos y la progesterona, te ayudarán a evitar la depresión de la menopausia. A continuación, ofrezco más pasos que apuntan a eso. Cuando estás deprimida, es difícil reunir la energía para poder darle la vuelta a la depresión, y pierdes la motivación. De manera que debes estar alerta al hecho de que probablemente no tendrás ganas de hacer estos ejercicios, pero cuando los hayas terminado, seguramente sabrás que algo ha empezado a cambiar.

ESTIRA, ESTIRA, ESTIRA
(TIEMPO: 3 MIN. APROX.)

Si estás deprimida, la energía no se está moviendo. Puedes activar instantáneamente las energías en tu cuerpo tan sólo estirando la piel de tu rostro, tu cuero cabelludo y tu cuello. En el proceso, estarás estimulando los puntos finales de los meridianos del estómago, el intestino delgado, el intestino grueso, la vejiga, la vesícula, el triple calentador, y de los meridianos central y gobernador. Respira profundamente durante todos estos estiramientos.

1. Empieza con el estiramiento de la coronilla (*véase* pág. 79). Luego realiza un masaje en el cuerpo cabelludo.
2. Continúa estirando cada una de las partes de tu rostro.
3. Presiona tus pómulos y mueve los dedos hacia el principio de tus orejas, estirando la piel.
4. Coloca tus dedos corazón por encima del labio superior, presiona y estira la piel hacia el exterior de la boca.
5. Repite, esta vez empezando por debajo del labio inferior.
6. Coloca tus dedos en el hueso de la mandíbula y empuja hacia arriba a lo largo de la línea de tu mandíbula.
7. Tira de las orejas, empezando en el lóbulo inferior y subiendo aproximadamente 2,5 cm cada vez, hasta haber estirado todos los lóbulos externos.
8. Con la cabeza inclinada hacia atrás, estira la piel de tu cuello de todas las maneras posibles.
9. Coloca los dedos de una mano en el hombro opuesto, empuja hacia dentro y tira hacia delante. Repite en el otro lado.
10. Experimenta estirando cualquier otra área de piel que pueda ser agradable, o haciendo estiramientos tipo yoga de tus músculos y tus articulaciones.
11. Un impulso óptimo de la energía: golpetea vigorosamente con varios dedos de la mano sobre todos los huesos de tu rostro y tu cabeza.

El cruce homolateral (tiempo: 3 a 5 min.)

Cuando estás deprimida, tus energías se desplazan en patrones homolaterales. ¡Eso es todo! Haz todo lo que puedas para que crucen al otro lado (*véase* pág. 88), especialmente diseños del número ocho. El cruce homolateral (*véase* pág. 89) es también uno de los métodos más poderosos que puedes usar, aunque quizás tengas que practicarlo dos o tres veces al día durante un tiempo para cambiar el patrón energético y conseguir que el nuevo patrón se instale. Después, es más probable que otros métodos para acabar con la depresión sean eficaces. Hacer que tus energías vuelvan a desplazarse en un patrón cruzado también ayuda a que tus hormonas abandonen el caos que crean las energías homolaterales.

El mudra relajado (tiempo: tres min.)

Si aúnas los principales puntos neurovasculares con una postura de manos llamada *mudra* en yoga, podrás estimular el flujo de sangre a tu cabeza, al tiempo mismo que calmas y alineas las energías del cuerpo que están reaccionando unas contra las otras, lo cual es característico de la depresión. El hecho de mover la sangre también hace que se desplacen las energías, y la energía en movimiento es la antítesis de la depresión. Haz otro estiramiento de la coronilla (*véase* pág. 79) y luego frota tu cabeza por todas partes, dándote un placentero masaje. A continuación, coloca tus pulgares sobre las uñas de los dedos índices de cada mano (*véase* figura 6-10a).

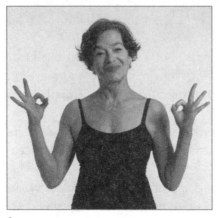

a

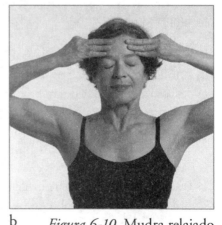

b   *Figura 6-10*. Mudra relajado

Manteniendo esta posición o *mudra*, coloca tus dedos tercero y cuarto suavemente sobre tu frente, justo sobre los ojos y equidistantes entre las cejas y el nacimiento del pelo. Descansa sobre las sienes el círculo formado por el pulgar y el índice de ambas manos y, con un ligero tirón hacia los lados con los dedos tercero y cuarto, empieza a emitir un sonido continuo de «mmmm». Mantén estos puntos ligeramente presionados durante dos o tres minutos mientras continúas con el sonido (*véase* figura 6-10b). Respira hondo.

LA CONEXIÓN CORAZÓN-ÚTERO (TIEMPO: 3 MIN.)

De pie, sentada o acostada, coloca una mano sobre tu chakra del corazón (en el centro de tu pecho) y la otra sobre tu chakra del útero (entre tu ombligo y tu zona púbica [*véase* figura 6-11]). Nota cómo las energías que hay entre estos dos chakras empiezan a conectar mientras tú permaneces en esta posición durante tres minutos, aproximadamente, respirando profundamente. Hay personas que me han dicho que sentir cómo se mueven las energías entre estos dos lugares las hace sintonizar con una vitalidad interior que contrarresta la depresión.

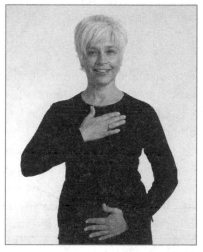

Figura 6-11.
Conexión corazón-útero

Agudeza mental

Las mismas técnicas que ayudan a superar la depresión, también permiten recuperar la agudeza mental perdida que a veces experimentan las mujeres que se encuentran en la menopausia. La rutina energética diaria, el módulo de la menopausia y las técnicas de estiramientos, de cruzado y neurovasculares que se describían antes son particularmente eficaces para ayudarte a mantener la agudeza mental. El **ginkgo biloba** está demostrando tener propiedades que mejoran el funcionamiento del cerebro. Aunque las primeras investigaciones condujeron a hallazgos confusos, estudios más recientes, basados en dosis más altas, han mostrado una mejoría sustancial en una serie de funciones mentales, incluido revertir los síntomas de Alzheimer. Muchas de mis clientas me han dicho que las ayudó con la memoria y la claridad mental. Los efectos biológicos documentados del ginkgo biloba son que mejora el flujo de sangre hacia la mayoría de los tejidos y órganos, protege contra el daño celular producido por los radicales libres y bloquea muchos de los efectos de la coagulación de la sangre asociada a diversas dolencias cardiovasculares, renales, respiratorias y del sistema nervioso central. Está contraindicado para ciertas personas con trastornos en la circulación de la sangre. Resumiendo, los ejercicios mencionados antes, posiblemente combinados con suplementos que mejoran el funcionamiento cerebral, como el ginkgo biloba, pueden ayudar a que tu mente se mantenga vibrante y aguda.

Vientre esponjado y cintura más gruesa

Piensa en el oxígeno. Aunque el capítulo 7 trata sobre el control del peso, puedes empezar aumentando tus niveles de oxígeno. Algunos datos:

- El oxígeno descompone las moléculas de grasa, convirtiéndolas en dióxido de carbono (CO_2) y agua (H_2O).
- Tu cuerpo está continuamente procesando toxinas (tu salud depende de ello) y estás diseñada para expulsar, con tu respiración, más de dos tercios de las toxinas que tu cuerpo procesa.
- Si existe poco suministro de oxígeno, la capacidad de absorber nutrientes en el tracto intestinal y digerir los alimentos de manera eficaz desciende hasta un 72 %.
- Cuando las personas usan únicamente la parte superior de sus pulmones para respirar, su metabolismo se ralentiza y se presentan otros problemas.
- El ritmo metabólico puede aumentar instantáneamente hasta un 30 % cuando aumenta el consumo de oxígeno.
- Los ejercicios de respiración profunda pueden triplicar el oxígeno quemador de grasas del que disponemos y aumentar hasta un 70 % la capacidad del sistema digestivo de convertir las toxinas en gases, los cuales luego son expulsados.

Los estudios han mostrado que introducir tres segmentos de cinco minutos en los ejercicios diarios de respiración puede incrementar sustancialmente el ritmo metabólico. Además, mejora la fuerza y el tono muscular, y la perspectiva emocional. La respiración de diafragma (*véase pág.* 253), parte del módulo de la menopausia, es un ejercicio de respiración de 30 segundos diseñado para recordar a tu cuerpo cómo respirar bien. Puedes complementarlo con el siguiente ejercicio isométrico, al que yo llamo la respiración metabólica, o el reductor de barriga menopáusica. El principio básico es respirar profundamente de la forma descrita al mismo tiempo que se tensan varios músculos.

Respiración metabólica (tiempo: 1 min. aprox., con admiración a Greer Childers)

1. Inclínate hacia adelante a la altura de la cintura y coloca tus manos sobre las rodillas.
2. Inspira rápida y profundamente por la nariz. Mientras lo haces, redondea la espalda y aprieta el estómago hacia dentro, hacia la columna vertebral.
3. Espira con fuerza por la boca (*véase* figura 6-12a).
4. Cuando hayas expulsado todo tu aliento, introduce el estómago con fuerza y mantén la postura sin respirar hasta que quieras recuperar el aliento (*véase* figura 6-12b).
5. Suelta. Tus pulmones se llenarán de aire.

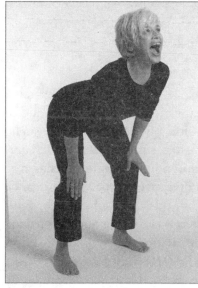
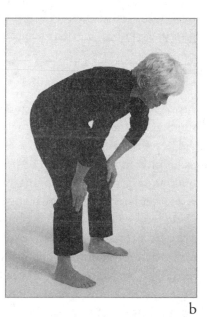

Figura 6-12. a b
Respiración metabólica

Las mujeres con las que he trabajado que se quejaban de sequedad vaginal decían percibir una mejoría sustancial después de haber aumentado su ingesta *diaria* de ácidos grasos esenciales. Una vez más, las fuentes incluyen los aceites de pescado, las semillas de lino y el aceite de linaza, de cáñamo, de soja, de canola, de onagra, así como las semillas de chia, de calabaza, y de girasol, los vegetales de hoja, las nueces y los aguacates. Aunque estos últimos siempre se incluyen en las listas de buenos aceites que hay que tomar, puedo hacerles una publicidad adicional por mi propia experiencia. Cuando me mudé a una zona en la que había abundancia de aguacates, noté en un par de meses que mi piel y mis pies ásperos se volvían marcadamente más suaves, más hidratados y más flexibles, a pesar de que mi nuevo hogar estaba en un clima más seco. Al intentar entender por qué podía estar ocurriendo esto después de años de pies ásperos, me di cuenta de que el único verdadero cambio era un incremento sustancial en mi ingesta de aguacates, normalmente en forma de guacamole (bueno, quizás fueron los margaritas que me tomaba *con* el guacamole). El módulo de la menopausia también ayuda a tener una piel hidratada y a prevenir la sequedad vaginal. Ocasionalmente, es necesario un trabajo energético adicional y éste se centra en mantener equilibrado el meridiano del riñón sedándolo (*véase* pág. 172) y luego dando pequeños golpecitos en sus puntos fortalecedores (*véase* pág. 261).

Cefalea

Los dolores de cabeza característicos de la menopausia pueden tener muchas causas. Es posible que tus energías estén alteradas. O que tu vida esté dominada por el estrés. Es posible que tus patrones de sueño estén alterados o que tus hormonas no estén equilibradas. Yo descubrí que las raíces de ñame podían ayudarme porque, como muchas mujeres, tendía a tener unos bajos niveles de progesterona. En el caso de otras mujeres, los estrógenos bioidénticos podrían devolverles el equilibrio. En ocasiones, los ejercicios que liberan la energía que ha quedado atrapada en el cráneo pueden proporcionar un alivio inmediato. Empieza con un vigoroso estiramiento de la coronilla (*véase* pág. 79). Es posible que con eso sea suficiente. Si no lo es, el balanceo pendular de cabeza es un ejercicio excelente.

Balanceo pendular de cabeza
(tiempo: 2 min. aprox.)

1. Inspira profundamente.
2. Mientras espiras, deja caer la cabeza hacia delante, hacia tu pecho, y relaja los hombros.
3. Inspira mientras dejas que tu oreja derecha tire de tu cabeza por encima de tu hombro derecho y siente el estiramiento en el lado izquierdo de tu cuello (*véase* figura 6-13). Respira hondo dos o tres veces en esta posición.
4. Lentamente, mientras espiras, deja que tu cabeza complete el círculo, con tu oreja izquierda guiándola hacia tu hombro izquierdo. Siente el estiramiento en el lado derecho de tu cuello mientras respiras hondo dos o tres veces.
5. Regresa al centro, dejando caer tu frente hacia tu pecho.
6. Repite al menos dos veces más.

Insomnio

Aunque el insomnio puede tener muchas causas, fisiológicas y psicológicas, calmar las energías excesivamente activas o caóticas que contribuyen al insomnio suele actuar a un nivel más profundo y provoca un sueño sereno. Quizás tengas que experimentar con una serie de métodos y descubrir cuál funciona mejor en tu caso. Más allá de los métodos energéticos, los laboratorios del sueño (www.sleepcenters.org) han estudiando el insomnio y han innovado varias técnicas que quizás te interese conocer. Éstas se describen en una serie de libros populares, así como en varias páginas web. Una de las causas más comunes de insomnio en las mujeres menopáusicas es un nivel bajo de magnesio. Puedes hacer un test de energía con unas cápsulas de magnesio para determinar si necesitas tomar un suplemento, que puedes ingerir justo antes de irte a dormir.

Éste también es un buen momento para presentarte la sección de preguntas y respuestas sobre medicina energética de mi página web (entra desde www.innersource.net y pon «insomnia» en el buscador). Es muy probable que una, o dos, de las técnicas que se describen sean un buen recurso para tu caso en particular. Varias de las técnicas que ayudan con el insomnio son ejercicios de propósito general, y ya te las he presentado: por ejemplo, expulsar el veneno (*véase* pág. 178), el estiramiento de la coronilla (*véase* pág. 79), el suavizador del triple calentador (*véase* pág. 132), conectar el cielo y la tierra (*véase* pág. 64) y la conexión (*véase* pág. 84). Dado que los desequilibrios hormonales pueden estar relacionados con el insomnio que suele presentarse en la menopausia, hacer la rutina energética diaria junto con el módulo de la menopausia poco antes de irte a la cama también puede ayudarte a dormir bien.

En nuestra cultura, la menopausia puede ser una experiencia que agita el alma. Pero también puede ser un viaje mítico hacia una implicación más profunda con la vida, diseñada para conducirte hasta la sabiduría de la bruja y la manera en que es llamada a influir en su familia extendida y en su sociedad. Saber cómo evocar tus energías para que te apoyen en este viaje es como ir a un safari con botas de excursión y con el equipo adecuado en lugar de ir con sandalias y una sombrilla.

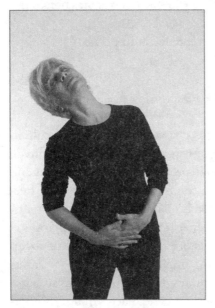

Figura 6-13.
Balanceo pendular de cabeza

CAPÍTULO 7

CONSEJOS PARA CONTROLAR TU PESO

El 50 % [de las mujeres en EE.UU.] está a dieta
dos veces al año o más, con poco o ningún éxito a largo plazo
en su intento de alcanzar o mantener su peso deseado.

— WEIGHT WATCHERS

Cada día, los medios de comunicación nos comparan con unas heroínas vergonzosas de aspecto anoréxico. Ellas se sedimentan en nuestras psiques como un ideal impracticable pero coercitivo que es perjudicial para nuestra salud, para nuestra sensación de bienestar y para nuestro orgullo de ser nosotras mismas. Antes de que yo usara la medicina energética para tratar mis propios problemas de peso, mi vida estaba plagada de autocrítica, negación de mí misma, adelgazar/engordar/adelgazar/engordar, y de una histeria acumulada que está entrelazada con esta locura cultural. Como muchas mujeres, yo estaba tiranizada por el ideal de delgadez.

Pero, aparte de las personas que se sienten gordas teniendo un peso saludable, también es verdad que un gran número de individuos pesa considerablemente más de lo que es óptimo para su salud, y bastantes son obesos. Y estos tristes números se han disparado en las últimas décadas. ¿Cómo hacemos frente a esta epidemia de obesidad sin volver a los ideales anoréxicos que contienen sus propios flagelos?

Además del golpe que supone para nuestra vanidad, el exceso de peso provoca numerosos problemas de salud que podrían evitarse, desde diabetes hasta infartos, apoplejías e insuficiencia renal. La gran mayoría de las personas con sobrepeso ha probado muchas estrategias para perder esos kilos de más. Pero se encuentran con una serie de paradojas. Por ejemplo, a tu cuerpo el exceso de grasa lo tranquiliza. Quiere sobrevivir a la próxima hambruna y tener un poco de grasa adicional es como tener dinero en una cuenta bancaria de emergencia. De hecho, si te permites

291

pasar mucha hambre, la glucosa y tu metabolismo se desequilibran, lo que desencadena la antigua respuesta de almacenar cualquier cosa que comas en forma de grasa. Incluso el sueño entra en escena. Tu cuerpo tiende a almacenar más peso si no duermes lo suficiente. De manera que darte permiso para dormir lo suficiente no es sólo algo que haces para estar más descansada y alerta. ¡Considéralo parte de tu dieta!

¡Cientos de libros sobre dietas van y vienen! Está claro que hacer dieta no es la respuesta completa para muchos de nosotros. De hecho, a menudo, hacer dieta tiene un efecto paradójico, pues pone en marcha mecanismos que hacen que tu cuerpo produzca más células de grasa y preserve la que ya tiene. Estar a dieta le indica a tu cuerpo que la hambruna que era universalmente temida por nuestros antepasados ha comenzado. ¡Convertid cada bocado de alimento en grasa! ¡¡¡Ahora!!!

Las estanterías con diferentes libros de dietas también reflejan el hecho de que cada una de nosotras es única bioquímicamente. Las mismas combinaciones de alimentos que hacen que una mujer pierda peso se almacenan en las caderas de otra. Aunque la teoría de «calorías entrantes menos calorías quemadas» equivale a calorías almacenadas» es cierta para algunas personas, pasa por alto completamente las complejas realidades genéticas y bioquímicas del almacenamiento de peso para muchas otras. Las personas delgadas suelen dar por sentado que la única causa del exceso de peso es comer en exceso. Punto. El resto son mentiras y excusas. Sus compañeros más corpulentos, al notar que su propia ingesta de alimentos es mucho menor a la de sus flacuchos y críticos amigos, no están convencidos de que ésa sea una conclusión científicamente correcta. El hecho es que gran parte de las personas que están gordas come menos y hace más ejercicio que sus amigos más delgados. Sí, ¡es totalmente injusto! Ningún plan de control de peso sirve para más que una minoría de personas. E incluso aquellos programas que intentan tener en cuenta las diferencias individuales ofrecen directrices generales que, con frecuencia, son simplemente inexactas. Eres demasiado única y, por tanto, esas cuestiones generales no son fiables.

De acuerdo con mi experiencia, la medicina energética puede ser sumamente eficaz en el control de peso. Varios sistemas energéticos participan en el metabolismo, en la creación de células musculares y en el hecho de almacenar o quemar células de grasa. Dado que esos sistemas energéticos le dicen a tu química qué es lo que debe hacer, puedes controlar tu peso al controlar a esas energías. En el mismo sentido que es más fácil controlar la temperatura de tu nevera ajustando el termostato que metiendo cubos de hielo, trabajar con las *energías* que controlan el peso es como tener tu mano en el termostato.

En una ocasión dirigí un taller de peso y medicina energética para 16 personas. El grupo incluía a seis mujeres que fueron enviadas por sus médicos porque su peso suponía un serio peligro para su salud. Cada una de ellas pesaba más de 135 kilos. Dado que yo todavía estaba experimentando con el uso de la medicina energética para el control del peso, me ofrecí a tratar al grupo sin cobrar nada, con una condición: que no hicieran dieta (soy conocida por ser una negociadora muy dura). Trabajamos juntas durante dieciséis meses, con dos sesiones por semana. Cada una de las seis mujeres que fueron enviadas por sus médicos perdió más de 45 kilos. Y mantuvo ese peso.

Ojalá fuera fácil trasladar a un libro los métodos que funcionan para el control del peso. En lugar de eso, he descubierto que hay pocas solicitudes que entran por mi puerta que requieran un programa más individualizado o un monitoreo más cuidadoso que controlar el peso. Un tratamiento exitoso combina una comprensión de la bioquímica, las energías, la autoimagen, los conflictos internos y la historia del peso de la mujer, que son únicos. Es fácil subestimar la presión fisiológica para mantener la grasa en el cuerpo. La fuerza de voluntad puede tener poco impacto si tus estrategias no tienen en cuenta la dimensión energética del control del peso. Además, el método necesita ser controlado continuamente, ya que las estrategias que funcionan una semana pueden tener que modificarse la semana siguiente. Las energías de tu cuerpo siempre están cambiando. Quizás un día intente plasmar todo eso en un libro, pero no será un libro sencillo. Lo que puedo ofrecer en este capítulo, sin embargo, son algunas de las técnicas que parecen ser eficaces para un número razonable de personas.

En lugar de presentar un programa sistemático que pretenda tratar sobre la bioquímica única de cada lectora, simplemente presento «Consejos para controlar tu peso» en tres categorías: consejos para hacer elecciones sanas cuando tu cuerpo está gritando «DAME DE COMER», consejos para reprogramar tu mente para dar soporte a unos hábitos alimentarios sanos y consejos para reprogramar tu cuerpo para mantener un peso saludable. Aunque aquí empezaremos con una revelación de que generalmente un control del peso eficaz usando la medicina energética requiere un enfoque individualizado sumamente sofisticado, puedes experimentar con estos consejos y descubrir que algunos verdaderamente te resultan útiles. Por ejemplo, si las energías que se mueven por tu meridiano del bazo son bajas, es muy difícil que metabolices los alimentos adecuadamente y, por consiguiente, quemes las calorías de manera eficaz. De manera que varios de los «consejos» ofrecen maneras de impulsar un flujo saludable de la energía en el meridiano del bazo. Simplemente dar pequeños golpecitos en tus puntos del bazo (*véase* figura 2-5, pág. 75) durante aproximadamente diez segundos antes y después de comer mejora tu metabolismo. ¡A que es fantástico! Considera cada consejo como un experimento y descubre cuáles son los que te ayudan. Espero que los encuentres útiles y que te ayuden.

CUANDO TU CUERPO ESTÁ GRITANDO «DAME DE COMER»

El deseo de introducir comida sabrosa en tu boca es un impulso biológico casi tan primordial como respirar. Tu cuerpo está diseñado, en uno de los asombrosos ejemplos de la conexión cuerpo-mente de la naturaleza, para hacer que desees los alimentos que necesita cuando los precisa. Sin embargo, la industria alimentaria, que no desea ser superada por la naturaleza, intenta manipular las preferencias naturales de tu cuerpo con edulcorantes artificiales y otros milagros de la química moderna, engañando a tus papilas gustativas para que respondan a sustancias que no son buenas para ti. Además, debido a los desequilibrios en el cuerpo o en la psique (a menudo causados por el estrés, el hábito o la bioquímica), las señales enviadas a tu cerebro sobre la necesidad de comer no están de acuerdo con la auténtica necesidad de sustento de tu cuerpo. El resultado puede ser una forma de comer compulsiva o ansiosa que no sólo te obliga a tener que procesar un material que no necesitas, sino que además le pasa factura a tu organismo y daña tu salud.

Cada uno de los consejos para controlar tu peso trata esos dilemas con intervenciones energéticas, desde recuperar el equilibrio fisiológico y psicológico hasta qué hacer en un momento de tentación. Los consejos en este primer grupo presentan pasos directos que puedes dar cuando tu cuerpo está gritando: «DAME DE COMER». Si comer descontroladamente es tu problema, experimenta con ellos y mantén en tu bolsillo los que funcionen mejor para ti en tu bolsillo. Las técnicas presentadas aquí tratan sobre:

1. Si comes con estrés.
2. Si comes buscando consuelo.
3. Si comes con ansiedad.

4. Si comes de forma compulsiva.
5. Esa sensación de hambre y vacío.
6. Antojos específicos en el momento.
7. Cambiar el patrón de los antojos.
8. Superar el hambre.
9. Alergias subclínicas.

Consejo 1: si comes con estrés

¡No comas cuando estés estresada! ¡Primero relájate! Luego, disfruta de tu comida. Cuando tu cuerpo está en la fase de luchar o huir, los recursos para una digestión adecuada no están disponibles, lo que hace que resulte difícil metabolizar los alimentos o asimilar los nutrientes. La rutina diaria de cinco minutos (*véase* pág. 71) es una buena manera de que salgas del estrés, al menos lo suficiente para disfrutar de una comida. Una manera más rápida y más sencilla de sacar a tu cuerpo del estrés es el asimiento neurovascular (*véase* pág. 178). Otro es el siguiente (tiempo: menos de un minuto):

1. Levanta las manos muy arriba, por encima de tu cabeza. Cierra los puños y, con una espiración lenta y controlada, baja los brazos despacio y deliberadamente, con los puños delante de tu cuerpo (*véase* figura 2-16, pág. 98). Abre las manos cuando lleguen abajo.
2. Coloca tus manos con la parte posterior de ambas tocándose y, de una forma lenta y deliberada, levanta ambas manos por el centro de tu cuerpo (*véase* figura 7-1).
3. Levanta las manos delante de tu rostro y por encima de tu cabeza con otra inspiración profunda.
4. Gira tus palmas hacia fuera y forma un círculo al hacerlas bajar hasta los lados de tus piernas con otra espiración.

Bajar tus brazos por el meridiano central libera la tensión acumulada y calma el cuerpo. El movimiento hacia arriba de tus manos «cierra con cremallera» esta serenidad en tu meridiano central. Levantar los brazos por encima de la cabeza y luego hacerlos bajar por los lados calma el sistema nervioso.

Consejo 2: si comes buscando consuelo

A veces comemos simplemente porque queremos consolarnos. El hambre ni siquiera existe. Podemos ingerir comida porque nos sentimos solas, deprimidas, perdidas o abrumadas. Una manera alternativa de consolarte es calmando las energías que participan en estas emociones, las cuales se originan fundamentalmente en el triple calentador. Una manera sencilla pero poderosa de calmar estas emociones es hacer el suavizador del triple calentador (*véase* pág. 132).

CONSEJO 3: SI COMES CON ANSIEDAD

En otras ocasiones, comemos para acabar con los sentimientos de ansiedad. Una vez más, el hambre no es un factor. Y, una vez más, adivina qué meridiano está dirigiendo a las energías: ¡el triple calentador! El suavizador del triple calentador puede ayudar a controlar el impulso de comer con ansiedad, así como el de comer buscando consuelo. Aunque pueden ser necesarios otros métodos para tratar las causas de la ansiedad, la siguiente técnica es otra manera de calmar al triple calentador, apagando la respuesta de alarma de la ansiedad. Este método también envía una señal al meridiano central, lo que calma el sistema nervioso central y proporciona un alivio inmediato sin calorías.

1. Coloca tu dedo corazón sobre un punto a aproximadamente 5 cm por debajo de tu ombligo.
2. Inspira profundamente y, mientras espiras, arrastra tu dedo hacia arriba, hasta el ombligo, lentamente y con presión.
3. Repite dos veces más.
4. Coloca una mano plana sobre tu chakra del útero, debajo de tu ombligo, y la otra sobre tu chakra del corazón, sobre el centro de tu pecho. Déjalas descansar allí durante varias respiraciones profundas.

CONSEJO 4: SI COMES DE FORMA COMPULSIVA

He aquí tres técnicas sencillas que pueden usarse de manera individual o combinadas, para interrumpir la compulsión de comer lo que no necesitas:

1. Coloca cualquiera de tus pulgares dentro de tu boca y chúpalo mientras curvas tu dedo índice por encima del área que está entre el labio y la nariz (como hacen los bebés) y frota esta zona arriba y abajo con el nudillo. *Esto conecta los meridianos central y gobernador para crear un campo de fuerza que reconforta y, además, proporciona un ajuste minicraneal que hace que el oxígeno y el fluido cerebroespinal se mue-*

van por la cabeza, haciendo que dejes de concentrarte en la comida y te concentres en la sensación de consuelo que provoca.

2. Coloca una mano en el centro de tu pecho. Con la otra mano, golpetea el punto que está entre los dedos cuarto y quinto, justo por encima de los nudillos, en dirección a la muñeca (*véase* figura 3-3, pág. 133). Respira hondo mientras golpeteas y piensas en la comida que te obsesiona. *Éste es un punto de poder de acupresión en el meridiano del triple calentador que desconecta la respuesta antigua, primaria, de conseguir cualquier alimento que esté a tu alcance movida por el miedo a la escasez.*

3. Lee las instrucciones para expulsar el veneno (*véase* pág. 178). En lugar de liberar la ira o la frustración con la espiración, suelta el pánico o la urgencia de comer. En la cremallera, al final, usa alguna afirmación, como «Me siento serena en mi interior» o «Estoy satisfecha y complacida conmigo misma».

CONSEJO 5: ESA SENSACIÓN DE HAMBRE Y VACÍO

La técnica de amanecer/ocaso (*véase* pág. 255) no sólo estabiliza la presión sanguínea, sino que además, como un sedante, afecta a tu química de una manera que produce paz interior. Mientras levantas los brazos hacia el cielo, también te abres a fuerzas mayores, permitiendo que las energías beneficiosas que te rodean entren en ti y te llenen. Otra técnica rápida cuando estás tentada de usar comida para llenar ese espacio hambriento y vacío se denomina el achicador de vientre de Maddie (tiempo: 20 segundos aproximadamente):

1. Coloca las manos en tu cintura, con los pulgares en tu espalda y los otros dedos en la parte anterior.

2. Inspira profundamente y luego arrastra tus pulgares hacia delante, con presión (*véase* figura 7-2a, pág. 300).

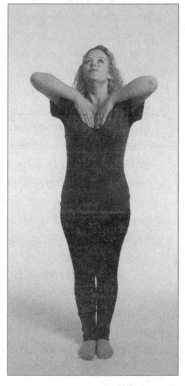

Figura 7-1.
Come en paz

3. Mientras espiras, deja que tus pulgares continúen deslizándose hacia delante, hacia tu ombligo.
4. Cuando estén a aproximadamente 5 cm de tu ombligo, deja que tus manos y tus brazos se muevan con rapidez hacia delante, con fuerza, extrayendo la energía y enviándola hacia fuera (*véase* figura 7-2b, pág. 300). Repite varias veces.

Una tercera técnica para contrarrestar la sensación de hambre y vacío tiene su origen en una práctica taoísta con 6.000 años de antigüedad que lleva tu atención a la parte de ti que se siente vacía.

1. Acuéstate boca arriba y coloca la palma de cualquiera de tus manos sobre tu ombligo. Mueve la mano lentamente en pequeños círculos en el sentido de las agujas del reloj, al principio apenas rozando la piel. Lentamente, ve haciendo círculos cada vez más grandes. Siente el calor. Mientras continúas, permite que tu mente experimente todas las sensaciones que se producen en tu cuerpo. Una vez que los círculos estén rodeando toda el área de tu estómago, empieza a moverte hacia dentro, para regresar hacia el centro y continuar en el sentido de las agujas del reloj.
2. Repite la secuencia anterior, esta vez usando más presión, y haz que el ojo de tu mente vea las energías mientras éstas se mueven.
3. Haz la secuencia una última vez. En esta ocasión, empuja hacia dentro con bastante presión, masajeando literalmente tus intestinos. Mientras sigues las sensaciones, imagina que el exceso de grasa se disuelve con cada movimiento circular. *El movimiento circular calma el hambre, elimina la sensación de «vacío» y estimula la actividad peristáltica. Otros beneficios incluyen eliminar la flaccidez en las zonas que son masajeadas, fortalecer los vasos sanguíneos y ayudar al sistema digestivo a trabajar de manera más eficaz.*

CONSEJO 6: ANTOJOS ESPECÍFICOS EN EL MOMENTO

Una rápida diversión cuando tienes el antojo de comer algo que tu cuerpo no necesita es colocar el dedo corazón dentro de tu ombligo, presionar y arrastrarlo hacia arriba varios centímetros ejerciendo presión. Luego, arrástralo hacia abajo, para volver al ombligo. Repite el ejercicio, esta vez arrastrándolo hacia la izquierda para regresar al ombligo. Continúa dando la vuelta hasta formar una estrella de cinco puntas. *La técnica libera energías bloqueadas en tu abdomen, proporcionando su propia satisfacción y rompiendo la concentración que estaba se centraba en el manjar deseado.*

Otra manera de suprimir un antojo es haciendo la variación de expulsar el veneno que se describe en el consejo 4 (paso 3, *véase* pág. 297), pero para la afirmación, di algo como: «Me siento *muy* contenta y satisfecha. Perder peso es más agradable que comer esa tarta».

Advertencia: *lee las etiquetas de lo que ingieres. Por ejemplo, algunos alimentos están elaborados con edulcorantes adictivos, como leptina y grelina, los cuales manipulan las hormonas para decirle a tu cerebro que tienes hambre, sin importar mucho lo que hayas comido.*

Consejo 7: cambiar el patrón de los antojos

Muchas formas de hipnosis y autosugestión se han utilizado para ayudar a las personas a controlar sus hábitos alimentarios. Dos de las mejores que conozco son la cremallera, con una afirmación (*véase* pág. 97) y el golpeteo del temporal (*véase* pág. 99).

Si las patatas fritas industriales son tu perdición, una afirmación que podrías usar con la cremallera podría ser: «Siento que tengo el poder para decir no a las patatas fritas». Con el golpeteo del temporal, podrías afirmar mientras das golpecitos en el lado izquierdo (frase negativa): «Ya ni siquiera me gusta ese sabor procesado que tienen las patatas fritas industriales», y en el lado derecho (frase positiva), golpeteando: «Me encanta haberme liberado de la tiranía de las patatas fritas».

Otra manera de acabar con un antojo adictivo es cambiar completamente la química de tu cuerpo y luego usar intervenciones orientadas más fisiológicamente, como la cremallera o el golpeteo del temporal. Por ejemplo, hacer un ayuno a base de zumos durante un par de días puede tener muchos beneficios, incluido interrumpir los hábitos fisiológicos para que los nuevos puedan ocupar su lugar. Acude a un profesional de la salud competente o a una buena tienda de productos naturales para que puedas ayunar de una forma que cause a tu cuerpo la menor alteración y el máximo beneficio.

En el mejor mundo posible, comeríamos cuando tuviéramos hambre, dejaríamos de comer cuando estuviéramos satisfechos y mantendríamos el peso ideal para sentirnos estupendamente y mantenernos sanos. Así es como fuimos diseñados. Sin embargo, en ocasiones, en el mundo actual, podemos desear abstenernos de comer aunque nuestro cuerpo esté legítimamente hambriento. He aquí tres sencillas técnicas para hacer que esto sea más fácil:

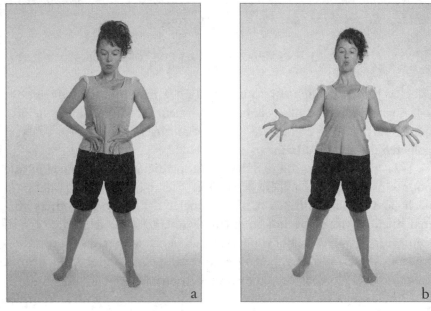

a   b

Figura 7-2. El achicador de vientre de Maggie

1. Delante del orificio de tu oreja hay una aleta. Agárrala con los dedos índice y pulgar y empieza a torcerla y masajearla. *Los puntos de acupresión que se han venido utilizando desde hace miles de años para eliminar el hambre cuando no había alimentos están situados en esa aleta.*

2. Lo que yo llamo «imágenes del hipotálamo» son un gran punto de concentración cuando me enfrento al hambre. El hipotálamo es una glándula que, entre otras cosas, regula el metabolismo y el deseo de ingerir alimentos. Me imagino a un hombrecito en la parte posterior de mi cabeza que está en el control de mando de mi hipotálamo y cuyo trabajo consiste en cuidar de mí induciéndome

a desear comida para alejar la hambruna y almacenar toda la grasa que puedo necesitar. Simplemente le hablo. Lo tranquilizo, diciéndole que estoy a salvo, haciendo que se relaje de todas las maneras posibles. Cuando él está sereno, yo estoy serena, mi cuerpo está sereno, y tengo control sobre la forma en que respondo a mi hambre y a mis antojos.

3. Haz el estiramiento abdominal (*véase* pág. 162), conectar el cielo y la tierra (*véase* pág. 64), la respiración de diafragma (*véase* pág. 253), o cualquier otro ejercicio que estire tu abdomen. *Estirar el abdomen abre espacios para que fluya la energía, proporcionando nutrición energética.*

Consejo 9: alergias subclínicas

Las alergias subclínicas son una respuesta a ciertos alimentos que no metabolizas fácilmente. Los síntomas son mucho más sutiles que una reacción en la piel o una indigestión. Estos alimentos pueden provocar un aumento de peso que no tiene relación con las calorías. Identificar a estos alimentos es otro motivo más para llegar a ser experta haciendo el test de energía, para poder «hacer el test antes de ingerir». Si sabes que tu cuerpo tiene dificultades con un alimento específico y quieres experimentar para ver si puedes ayudar a tu cuerpo a adaptarse a él, golpetear tus puntos del bazo (*véase* pág. 76) mientras lo masticas puede ayudar a tu cuerpo a metabolizarlo con más facilidad.

Reprogramar tu mente

Con más de 135 kilos y cuando apenas empezaba a trabajar conmigo, Joan me envió esta carta:

Bueno, ya sé que debería sentir vergüenza de mí misma, y a veces la siento. En ocasiones me siento fatal por las cosas que las otras personas dan por sentado sobre mí. Que soy descuidada y tonta, y que como muchísimas féculas y que no tengo respeto por mí misma y que simplemente me da igual. Pero tengo mis momentos. Cuando llego a casa y me quito la ropa, me miro al espejo. Veo michelines, superficies abultadas, mesetas montañosas. De repente, estoy en la gloria de una existencia robusta. Puedo ver un poder en ello, en mi propio cuerpo. Fertilidad. Abundancia. Un gran sentido de la vida sin restricciones. En realidad estoy orgullosa de mi aspecto. ¡Cómo se atreve la gente a suponer que yo preferiría estar delgada!

Es una gran paradoja que aceptar tu cuerpo tal como es pueda ser el comienzo de una gran transformación. Dieciocho meses después de haber escrito esta carta, Joan pesaba 57 kilos, siguiendo a un grupo de apoyo dos veces por semana que se concentraba en métodos de medicina energética y en hacer unos deberes a diario, pero sin hacer régimen con el propósito de adelgazar. Su doctora se quedó asombrada de que el trabajo energético invirtiera un serio trastorno metabólico que otras intervenciones médicas no habían podido corregir. La última vez que vi a Joan, 16 años más tarde, seguía pesando 57 kilos. Su valor de referencia había bajado para bien.

Curiosamente, al principio, este logro afectó a las emociones de Joan. Después de conseguir esa maravillosa relación con su cuerpo en su plenitud se empezó a deprimir cuando el trabajo energético empezó a cambiar su metabolismo y comenzó a perder peso más rápido que los demás miembros del grupo. Joan perdió el respeto por las personas que la preferían mucho más como mujer delgada que como mujer gorda. Se separó de su marido después de que una dinámica similar hiciera que ella sintiera desprecio hacia él. Pasar de la talla grande a la talla pequeña no fue una experiencia fácil. Si yo hubiese tenido más experiencia, hubiese trabajado con su imagen de sí misma y su aceptación de la transformación.

Tu mente influye poderosamente no sólo en la forma en que te sientes respecto a tu peso, sino también en cuánto peso almacena tu cuerpo y en los comportamientos que afectan a tu peso. Los siguientes siete consejos presentan técnicas energéticas que pueden ayudar a establecer una mejor asociación con tu cuerpo en relación a tu peso.

10. Me quiero tal como soy.
11. Mantener un sentimiento optimista mientras estás a dieta.
12. Cambiar una verdad del presente por la verdad que deseas.
13. Combatir el miedo a la gordura.
14. Combatir el miedo a la báscula.
15. Combatir la depresión por engordar.
16. Apreciar los puntos muertos.

CONSEJO 10: ME QUIERO TAL COMO SOY

Como solía decir el gran psicólogo estadounidense Carl Rogers: «La curiosa paradoja es que cuando me acepto tal como soy entonces puedo cambiar». Amar y aceptar tu cuerpo es la mejor manera de hacer que coopere con cualquier intención que tengas de cambiarlo. Créeme. En mis clases sobre el peso, cada mujer tenía una tarea para hacer en casa: mirarse al espejo y expresar aprecio por cada una de las partes de su cuerpo. No obstante, empezaba con la concentración en una parte del cuerpo sobre la que tenía críticas o malos sentimientos. Mientras miraba y pensaba sobre esa parte del cuerpo, seguía las siguientes instrucciones:

1. Mirando al espejo, coloca tus pulgares en tus sienes, en la hendidura que está justo en la parte externa de tus ojos, y descansa los otros dedos sobre tu frente. Respira hondo tres o cuatro veces mientras mantienes esta posición. *Los puntos que estás tocando reducen los niveles de estrés. Mantener una ligera presión sobre ellos ayuda a eliminar la carga negativa que has estado albergando en esta parte de tu cuerpo.*

2. Tómate unos momentos para reconocer esta parte de tu cuerpo como un milagro de la naturaleza, un logro sagrado de la evolución. Pide perdón a tu cuerpo por tus críticas, algo así como: «Perdóname por haber estado tan enfadada contigo y haberte criticado tanto. Tú me has querido incondicionalmente, haciendo lo mejor que podías para servirme».

3. A continuación, coloca una mano sobre el centro de tu pecho (chakra del corazón) y la otra justo por debajo de tu ombligo (chakra del útero). Conecta conscientemente con la parte de tu cuerpo a la que estás mirando en el espejo y manifiesta un sincero aprecio por ella.

Quizás tengas que reflexionar un poco para identificar el tipo de gratitud que emerge cuando reconoces lo que esa parte de tu cuerpo está haciendo por ti, pero el proceso hará que te impliques con tu cuerpo y todas sus partes de nuevas maneras. He aquí algunas apreciaciones que yo he manifestado:

«Gracias, brazos, por llegar hasta donde está lo que yo quiero, por expresar mis sentimientos, por vuestra fuerza, por vuestra capacidad de abrazar».

«Gracias, piernas, por llevarme adondequiera que yo desee ir».

«Gracias, barriga, por digerir la comida y por darme calor y protegerme».

«Gracias, mamas, por haber producido leche para mis hijas cuando eran pequeñas, por hacerme sentir sexy y por darme placer».

Susurra palabras cariñosas y amables a tu cuerpo, como lo harías con cualquier amigo íntimo.

El concepto de estar a dieta está relacionado con el concepto de privación. Sin embargo, es más exacto reconocer que una dieta inteligente es una manera de *dar* a tu cuerpo lo que verdaderamente necesita. No estás luchando contra él, lo estás amando. Cuando empieces a sentir lástima de ti, o estés engañada, o privada de una comida que deseas en ese momento, este ejercicio, la conexión de tres corazones, crea la sensación de que todo va bien.

Estarás trazando tres corazones: uno sobre tu frente, otro sobre tu torso y otro en el campo más amplio que rodea a todo tu cuerpo:

1. Rodea tu rostro con tus manos, con la parte inferior de las palmas tocando tu mentón y los dedos hacia arriba cubriendo tus mejillas. Lleva los dedos corazón hacia el centro, entre tus cejas (el «tercer ojo»), empuja hacia arriba y, con una respiración profunda, dibuja un corazón con tus dedos corazón, para acabar en tu mentón. Traza este corazón sobre tu rostro tres veces, respirando profundamente.

2. Luego, lleva tus dedos desde tu mentón hasta tu pecho. Traza un gran corazón subiendo y rodeando tu caja torácica, y termina aplanando las manos y llevándolas delante de tus caderas hasta que tus dedos se toquen. A continuación, lleva los dedos hacia arriba, hasta llegar al centro de tu pecho y crea dos corazones más, mientras respiras profundamente.

3. En la parte inferior de ese corazón, coloca las manos de manera que las partes posteriores de ambas se toquen, con los pulgares pegados a tu cuerpo. Lleva tus pulgares hacia arriba por el centro de tu cuerpo y pasando sobre el centro de tu rostro, haciendo que se separen mientras se mueven por encima de tu cabeza, creando un corazón tan grande como tus brazos puedan alcanzar cómodamente en el espacio que te rodea. Termina con tus manos tocándose otra vez en la parte inferior de tu torso. Una vez más, junta la parte posterior de ambas manos y súbelas hasta el centro de tu cuerpo, respirando hondo y creando dos corazones más.

Consejo 12: cambiar una verdad del presente por la verdad que deseas

El golpeteo del temporal (*véase* pág. 99) es un método poderoso para cambiar la programación mental que te limita. Generalmente es necesario hacerlo todos los días durante un mes para que se instaure, pero si se trata de una creencia profunda, que existe desde hace mucho tiempo, deberías esperar que sea necesario un poco de perseverancia. En relación al peso, puede tratarse de creencias muy específicas y del momento, como: «Tengo que comer una chocolatina ahora mismo», o de mayor alcance, como: «todas las mujeres en mi familia engordan cuando llegan a los 50, y la gordura también es mi destino». El vocabulario que utilices en el golpeteo del temporal es muy importante, y también engordan que encuentres unas palabras que encajen contigo. Las siguientes son posibles frases para los dos ejemplos que acabo de mencionar:

Para liberarte del chocolate:

Izquierda (frase negativa): Ya ni siquiera me gusta el chocolate.
Derecha (frase positiva): Me encanta sentirme libre de esa ansia de comer chocolate.

Para cambiar tus expectativas sobre el futuro:

Izquierda (frase negativa): No es mi destino engordar al hacerme mayor.
Derecha (frase positiva): Voy a estar delgada y en forma a los 50.

Consejo 13: combatir el miedo a la gordura

Los mensajes de la cultura sobre ser gorda crean una tiranía de miedo que, literalmente, penetra en todas tus células. Esa tiranía puede impedir que te veas correctamente, al tiempo que crea un pánico que te hace hacer régimen de formas poco saludables. Si esto se apodera de ti, los siguientes consejos, en cualquier combinación, pueden ayudarte a apaciguarlo.

1. Mientras sintonizas con el sentimiento, coloca cualquiera de tus dos manos sobre el centro de tu pecho. Con la otra mano, golpetea la mano que está sobre tu pecho en la hendidura que hay entre el dedo anular y el dedo meñique, por encima del nudillo (en dirección a la

muñeca). Golpetea cada mano durante varias respiraciones profundas.

2. Mientras sintonizas con el sentimiento, presiona suavemente tus puntos neurovasculares (*véase* pág. 130).
3. Mientras sintonizas con el sentimiento, haz el soplo/cremallera/conexión (*véase* pág. 97).
4. Mientras sintonizas con el sentimiento, haz el golpeteo energético de los meridianos (*véase* pág. 104).

CONSEJO 14: COMBATIR EL MIEDO A LA BÁSCULA

Más mujeres de lo que te imaginas me han hablado de su terror a subirse a una báscula. Sus básculas se han convertido en desencadenantes de inseguridad, emblemas de desánimo emocional. Para algunas mujeres, esto es tan extremo que no se han pesado en años. Me han dicho: «Por eso no me hago revisiones médicas con regularidad: no quiero ver cuánto peso, y ciertamente no quiero que otra persona lo vea y lo anote». Si pensar en pesarte te hace tener miedo o desesperanza, entonces tu relación con la báscula merece tu atención. La siguiente secuencia puede ayudarte a romper con la tiranía de ese aparato aparentemente inocuo.

1. Colócate de pie delante de la báscula. Haz un soplo (*véase* pág. 97). Sopla hacia fuera el miedo o la desesperanza.
2. Súbete a la báscula. Mira bien tu peso. Continúa mirando los números, inspira profundamente por la nariz.
3. Conteniendo la respiración, toca el pulgar de cada mano con el dedo índice de la misma mano y presiona uno contra el otro con fuerza. Mantén la presión durante varios segundos. Espira por la boca, muy lentamente, mientras sueltas los dedos.
4. Cualquiera que sea la noticia que te haya dado la báscula, bájate y respira hondo otra vez.
5. Coloca tu mano izquierda sobre el centro de tu pecho y, con la mano derecha, golpetea entre el dedo anular y el dedo meñique de tu mano izquierda, más arriba de los nudillos en dirección a la muñeca (*véase* figura 3-3). Golpetea durante varias respiraciones profundas y luego repite en la otra mano.
6. Haz la cremallera (*véase* pág. 97) con afirmaciones como: «Me siento agradecida por tener este indicador que me da información buena y útil».

Consejo 15: combatir la depresión por engordar

En ocasiones es muy difícil permanecer indiferente a tu peso. Es posible que hayamos hecho mucho por liberarnos de la tiranía de la cultura acerca de estar absurdamente delgadas, pero cuando nos subimos a esa báscula y vemos que hemos engordado, podemos sentirnos desanimadas y deprimidas. Los métodos descritos para la depresión menopáusica (*véanse* págs. 282-287), incluidas las técnicas de estiramiento, el cruce homolateral, el mudra relajado y la conexión corazón-útero, en cualquier combinación, pueden ayudar a combatir cualquier forma de depresión.

Consejo 16: apreciar los puntos muertos

Por muy efectivos que sean tus esfuerzos, vas a llegar a puntos muertos: períodos en los que el progreso parece detenerse, o incluso retroceder. Aunque pueden ser desalentadores, los puntos muertos son aspectos inevitables de los altibajos del cambio. Son necesarios para ayudar a tu cuerpo a reacomodarse. Una forma de evitar que los puntos muertos te venzan es adelantarte a ellos y reformularlos. Puedes reconocer un punto muerto como una buena señal, un motivo para celebrar y una razón para descansar. Es el momento de sentir gratitud por el progreso que has hecho. No puedes presionar. La inteligencia de tu cuerpo sabe cuánto tiempo tienes que permanecer en un punto intermedio antes de poder aceptar un cambio mayor. Al aceptar el punto muerto, no estresas a tu cuerpo. Estresar a tu cuerpo pone en marcha el triple calentador y puede revertir el progreso. Cuando llegues a un punto muerto, una técnica energética que siempre ayuda es fortalecer el meridiano del bazo (*véase* pág. 158). El meridiano del bazo gobierna el metabolismo, y mantener fuerte este meridiano puede, con el tiempo, ayudar a que tu cuerpo se habitúe a la pérdida de peso en lugar de recuperar el anterior. Unas energías del bazo fuertes también pueden reducir la cantidad de tiempo que necesitas estar en el punto muerto.

Reprogramar tu cuerpo

Aunque las técnicas para reprogramar tu mente pueden ser fundamentales para el control del peso, hacer cambios en los procesos fisiológicos que afectan al peso, sin el uso de fármacos, es uno de los maravillosos puntos fuertes de un enfoque energético. Las áreas centrales en esta sección incluyen:

17. Bajar tu valor de referencia.
18. Mejorar tu metabolismo.
19. Asimilar los alimentos de una forma más eficaz.
20. Activar un tracto digestivo perezoso.
21. Reducir la cintura y el abdomen.
22. Oxigenar tu cuerpo.
23. Primeros auxilios para los ataques de hipoglucemia.
24. Combatir el aumento de peso inducido por las hormonas.
25. Mantener la tiroides sana.
26. Eliminar toxinas.

CONSEJO 17: BAJAR TU VALOR DE REFERENCIA

El valor de referencia es un peso establecido que tu cuerpo intenta mantener. Como un termostato que enciende y apaga la calefacción o el aire acondicionado para mantener una temperatura predeterminada en una habitación, el cuerpo tiende a recuperar a un determinado peso. Si consigues que tu peso sea menor que tu valor de referencia, un ejército de mecanismos fisiológicos entra en acción para almacenar grasa, como, por ejemplo, cambios en el metabolismo que reducen el ritmo en el que quemas calorías. No importa si tu valor de referencia es más alto de lo que quieres que sea. Cuando tu peso se encuentra por debajo de tu valor de referencia, puedes sentir que te mueres de hambre, y las imágenes de comida invaden tu mente. La química de tu cuerpo podría impulsarte a comer un paquete de galletas entero, y es posible que ni siquiera así te sientas satisfecha. Ésta es la naturaleza en acción, que intenta prepararte para la siguiente hambruna sin tener en cuenta, en absoluto, tu deseo personal de tener ese aspecto anoréxico.

Muchos métodos del adelgazamiento reconocen que reducir el valor de referencia sería una estrategia excelente para controlar el peso. Sin embargo, cómo hacerlo es tema de debate. Aunque se sabe que el ejercicio aeróbico, por ejemplo, tiene un efecto positivo, no es exactamente la panacea. El valor de referencia está *establecido* por muchos factores. Algunos, como la herencia, la estructura corporal y la edad, son fijos: no puedes controlarlos. Otros, como la salud y el nivel de estrés, fluctúan. Lo que no suele discutirse es cuán decisivamente está controlado el valor de referencia por las energías de tu organismo. El triple calentador, el sistema energético que mantiene los hábitos de supervivencia, controla el valor de referencia. Si el estrés crónico lleva al triple calentador a un estado de amenaza perpetua, por ejemplo, aumentar el peso del cuerpo puede ser una respuesta protectora desencaminada. Reducir el estrés crónico puede hacer que el triple calentador reduzca el valor de referencia. Las técnicas para equilibrar tus energías totales que se presentan en este libro pueden tener el feliz efecto secundario de bajar tu valor de referencia. Cuando aprendía a fortalecer mi meridiano del bazo, que siempre había sido mi talón de Aquiles, perdí 8 kilos en siete semanas sin cambiar mi dieta. Ése no era mi objetivo, pero ocurrió. Mantener un buen equilibrio entre tus meridianos del bazo y del triple calentador, como se enfatiza a lo largo de este libro, es uno de los pasos más importantes que conozco para mantener estable tu valor de referencia y, en ocasiones, también para reducirlo. Además, puedes reposicionar tu valor de referencia de una forma más directa usando poderosas técnicas de autosugestión que son reforzadas mediante la estimulación de los puntos de energía.

El golpeteo del temporal (*véase* pág. 99) es un método poderoso. Tienes que encontrar unas frases que encajen contigo y con tu situación. Ten en cuenta los obstáculos internos al hecho de adelgazar. Si el consuelo que te proporciona comer se ha convertido en un sustituto de otras recompensas en tu vida, debes ocuparte de esto de una forma directa. Recuerda: usa una frase negativa cuando golpetees en el lado izquierdo y una frase positiva cuando golpetees en el lado derecho. De manera que, cuando golpetees en el lado izquierdo, podrías decir: «Ya no como para reducir mi sensación de vacío, y mi valor de referencia no se resiste a bajar». Cuando golpetees en el lado derecho, podrías decir: «Estoy saboreando cada bocado y mi valor de referencia está bajando a [dos kilos menos de tu peso actual]». Miles de variaciones son posibles, pero 30 días de golpeteo acompañado de frases que encajen contigo pueden hacer una verdadera diferencia. He visto cómo ocurría esto una y otra vez. Ser capaz de reducir tu punto de referencia a través de la autosugestión y el trabajo energético te da mucho poder.

CONSEJO 18: MEJORAR TU METABOLISMO

Otro camino rápido para adelgazar es hacer que tu cuerpo descomponga los alimentos y queme calorías con mayor rapidez y eficacia. El oxígeno es clave para tener un metabolismo sano (*véase* pág. 286), y la respiración metabólica (*véase* pág. 287) es una técnica de un minuto para ayudar a tu cuerpo a metabolizar los alimentos de manera más eficaz. Si tu energía también se está arrastrando, lo cual suele ir acompañado de un metabolismo lento, lo más probable es que estés en un patrón homolateral y te beneficiarás del cruce homolateral (*véase* pág. 89). Luego haz lo siguiente dos o tres veces al día:

1. Haz la rutina energética diaria de cinco minutos (*véase* pág. 71) y luego conectar el cielo y la tierra (*véase* pág. 64).
2. Coloca tus pulgares sobre los puntos neurovasculares del triple calentador en tus sienes y la parte acolchada de tus otros dedos sobre tu frente, en la zona huesuda de tus cejas (*véase* figura 3-1, pág. 131). Presiona suavemente durante tres minutos, inspirando profundamente por la nariz y espirando por la boca. *El ajuste inicial de tu triple calentador es mantener la grasa en tu cuerpo para que sobrevivas si los alimentos escasean. No leyó tus libros de dietas. Y cuanto más estrés tengas, o cuanto mayor sea tu falta de sueño, más grasa querrá almacenar. Calmar el triple calentador es una manera de decirle que puede relajar sus estrategias extremas de supervivencia, incluido el almacenamiento de grasa adicional.*
3. Haz la limpieza y golpeteo del meridiano del bazo (*véase* pág. 162) para acelerar tu metabolismo. *El meridiano del bazo gobierna el metabolismo.*

Aunque las técnicas energéticas tratan el metabolismo de una forma directa y eficaz, no hay ningún sustituto para el ejercicio aeróbico regular y los estiramientos vigorosos. Incorpóralos a tus rutinas diarias.

CONSEJO 19: ASIMILAR LOS ALIMENTOS DE UNA FORMA MÁS EFICAZ

La tarea de tu intestino delgado consiste en extraer los nutrientes de los alimentos y asimilarlos para tu organismo. Si el intestino delgado no realiza esto de una manera eficaz, entonces debes ingerir cantidades más grandes de comida para obtener el mismo valor nutricional. Tu cuerpo, literalmente, «tiene hambre de» los nutrientes que faltan. Te impulsa a comer cantidades adicionales porque no ha sido capaz de absorber los nutrientes de la comida que acabas de ingerir. Esto añade un peso innecesario. Además de dar los pasos comentados antes para optimizar tu metabolismo, puedes ayudar a tu intestino delgado a asimilar los alimentos de forma más eficaz masajeando los puntos reflejos neurolinfáticos dos o tres veces al día, todos los días. Puedes masajear los dos grupos de puntos principales del intestino delgado en 20 segundos aproximadamente:

1. Curva los dedos de las manos y masajea a lo largo de la parte inferior de tu caja torácica (*véase* figura 7-3a).
2. Agarra tus muslos con las manos y masajea la parte interior de los mismos con los pulgares (*véase* figura 7-3b).

CONSEJO 20: ACTIVAR UN TRACTO DIGESTIVO PEREZOSO

Si tu cuerpo no está evacuando correctamente, con frecuencia se debe a que la válvula ileocecal –la válvula que conecta los intestinos delgado y grueso– no está abriéndose y cerrándose como debería. Cuando esto ocurre, y es bastante habitual, el ritmo peristáltico no recibe todo el apoyo que necesita, y entonces la digestión se vuelve lenta y el material que debería ser eliminado incluso puede retroceder hasta el intestino delgado. Hay una serie de dobleces en el extremo más alejado del intestino grueso, llamados *válvula de Houston*, que también pueden participar. Aunque una variedad de problemas físicos pueden provocar un mal funcionamiento de las válvulas ileocecal y de Houston, el estrés y la tensión suelen ser las causas. Si te sientes hinchada o tienes dificultad para evacuar, masajear las válvulas ileocecal y de Houston de la manera que explicamos a continuación probablemente será beneficioso. Reposicionar ambas válvulas crea una simetría entre ellas.

MASAJEAR LAS VÁLVULAS ILEOCECAL Y DE HOUSTON (TIEMPO: 20 SEG. APROX.)

1. Coloca tu mano derecha sobre el hueso derecho de tu cadera, con el dedo meñique en el borde interior (tu mano está sobre la válvula ileocecal).
2. Coloca tu mano izquierda en el sitio correspondiente en el borde interior de tu hueso izquierdo de la cadera (tu mano está sobre la válvula de Houston) [*véase* figura 7-4, pág 314]. Ejerce presión mientras arrastras los dedos de cada mano hacia arriba, subiendo entre 15 y 17 cm con una inspiración profunda.
3. Sacude las manos para que salga la energía de tus dedos mientras espiras y recupera la posición original. Repite aprox. cuatro veces.
4. Termina arrastrando tus pulgares de arriba abajo, y vuelve por el mismo camino una vez, con presión.
5. Cierra con los tres golpes (*véase* pág. 74).

MASAJEAR LOS PUNTOS REFLEJOS NEUROLINFÁTICOS
DE LOS INTESTINOS DELGADO Y GRUESO

Otra manera de ayudar a tu sistema digestivo cuando está perezoso es masajeando los puntos reflejos neurolinfáticos de los intestinos delgado y grueso. Masajea con presión, usando movimientos circulares. Continúa descendiendo por las piernas, quedándote dos o tres segundos en cada punto y luego avanzando 1,5 cm, aproximadamente, en dirección a las rodillas.

1. Los puntos del intestino delgado siguen la costura interior, empezando aproximadamente la anchura de una mano por debajo de la ingle para terminar aproximadamente a la anchura de una mano por encima de la rodilla (*véase* figura 7-3b, pág. 313).
2. Los puntos del intestino grueso se extienden desde la cadera hasta la rodilla y siguen la costura exterior de los pantalones (*véase* figura 7-5).

CONSEJO 21: REDUCIR LA CINTURA Y EL ABDOMEN

Cualquier cosa que elimine la tensión y permita que la energía se mueva por el centro de tu cuerpo expulsa las toxinas y ayuda a tu metabolismo. Las siguientes cuatro técnicas, combinadas de cualquier modo, consiguen esto.

1. Masajear los puntos reflejos neurolinfáticos de los intestinos grueso y delgado (como se describe arriba).
2. Conectar el cielo y la tierra (*véase* pág. 64).
3. Estiramiento abdominal (*véase* pág. 162).
4. Estiramiento hacia los lados (*véase* pág. 161).

Otra técnica muy sencilla para reducir la cintura es el balanceo en espiral y manotada de Tanya (tiempo: un minuto aproximadamente).

Con los pies en el suelo, separados la anchura de tus hombros, y con las rodillas relajadas y ligeramente flexionadas, gira hacia la derecha y deja que tu brazo izquierdo se balancee delante de tu cuerpo, tu brazo derecho detrás, ambos golpeando tu cuerpo con las manos al girar (*véase* figura 7-6a). Balancea otra vez hacia el centro (*véase* figura 7-6b) y hacia el otro lado con el mismo movimiento: balanceo y manotadas. Si tiendes a marearte, mirar hacia adelante evitará que eso te ocurra.

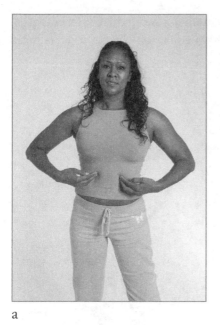
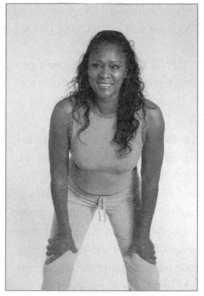

a   b   *Figura 7-3.*
Masaje de asimilación

CONSEJO 22: OXIGENAR TU CUERPO

El diafragma es como un fuelle que se abre y se cierra cuando respiras. Con cada inspiración, crea una succión que atrae oxígeno hacia el interior de tus pulmones. El estrés puede interferir en el funcionamiento del diafragma, impidiendo que las células de tu cuerpo reciban niveles óptimos de oxígeno. En realidad, tenemos poco control consciente de sus actos, pero podemos ejercitarlo y fortalecerlo con la respiración de diafragma (*véase* pág. 253). Esto tiene como resultado una mejor distribución del oxígeno por todo el cuerpo. Entre los múltiples beneficios para la salud están un mejor metabolismo y un menor almacenamiento de grasa.

CONSEJO 23: PRIMEROS AUXILIOS PARA LOS ATAQUES DE HIPOGLUCEMIA

Cualquier dieta que te someta a un bajo nivel de azúcar en sangre no es buena. Cuando el nivel de azúcar en sangre baja, las energías del cuerpo se debilitan y se desorganizan. El páncreas gobierna los niveles de azúcar en sangre, y éste, a su vez, es gobernado por el meridiano del bazo. Si no tienes alimentos inmediatamente a tu alcance, hacer el suavizador del triple calentador (*véase* pág. 132), seguido de un golpeteo de los puntos reflejos neurolinfáticos (*véase* pág. 55), ayuda a reorganizar tus energías. La postura Wayne Cook (*véase* pág. 56) puede estabilizarlos todavía más.

Consejo 24: combatir el aumento de peso inducido por las hormonas

Las hormonas pueden estar relacionadas con un aumento de peso repentino, o pueden impedirte adelgazar. Hay fármacos que también pueden alterar a tus hormonas de forma que éstas afecten a tu peso. Algunas técnicas que aparecen en este libro, como las de la rutina energética diaria (*véase* pág. 71) o la conexión hormonal (*véase* pág. 254), u otras del módulo de la Menopausia (*véase* pág. 253), pueden ayudar a equilibrar tus hormonas de manera que los alimentos sean metabolizados de manera más eficaz. Estos métodos

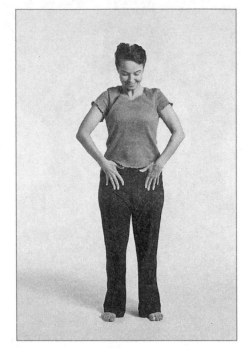

Figura 7-4.
Masaje de válvulas

siempre aportan algún beneficio a los sistemas energéticos del cuerpo. Puedes experimentar para ver cuáles tienen un mayor impacto. Una manera rápida de estimular a los órganos que procesan a las hormonas es golpeteando firmemente la parte interior de tus piernas varias veces, desde la parte superior del tobillo hasta la ingle, durante aproximadamente 30 segundos. Esto estimula los meridianos del hígado, el riñón y el bazo. Luego, golpetea firmemente la parte exterior de tus piernas, hacia abajo, varias veces, durante otros 30 segundos. Esto estimula los meridianos del estómago y la vesícula biliar. Mientras das los golpecitos, respira profundamente, inspirando por la nariz y espirando por la boca.

Consejo 25: mantener la tiroides sana

La tiroides ejerce influencia en todas las hormonas, y puede resultar menos eficaz cuando te vas haciendo mayor. A menudo está implicada en

el aumento de peso que puede ini-
ciarse en la mediana edad. *Véase* la
información de las páginas 266-268
para aprender maneras para que la
tiroides funcione lo mejor posible.

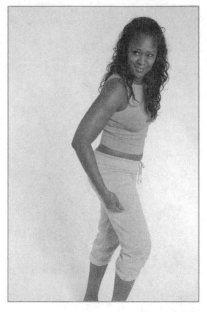

CONSEJO 26: ELIMINAR TOXINAS

El cuerpo está continuamente procesando el aire que respiras, los alimentos que ingieres y las tensiones con
las que te encuentras. Las toxinas son
subproductos dañinos de estas actividades, y pueden acumularse en tu
cuerpo. Las toxinas pueden afectar a
tu salud de muchas maneras, incluso interfiriendo en tu metabolismo.
Las técnicas presentadas para hacer
que las toxinas sean expulsadas de tu

Figura 7-5.
Puntos del intestino

cuerpo (*véanse* págs. 65-67) son valiosas en términos generales, y pueden
tener especial importancia cuando el exceso de peso es un problema.

DESPEDIDA

De la misma manera que los métodos energéticos pueden darte poder
para que seas la que manda, en lugar de ser la víctima de tu propio peso,
espero que este libro, y los métodos y la perspectiva que ofrece, te sirvan
para llegar a ser la que manda en tu propio destino. Un enfoque que te
pone en sintonía con las energías de tu cuerpo te da poder. Permite que
haya niveles más profundos de implicación, consciente e intencionada,
con la persona que controla los centros de tu cuerpo y tu mente. He observado, una y otra vez, cómo un cambio en los sistemas energéticos que
gobiernan la salud producía una vitalidad, una fuerza y una alegría de
vivir renovadas. Estas energías son un puente entre tu cuerpo físico y tu
espíritu, de manera que el mantenimiento de la salud se convierte en un
viaje hacia la base de tu ser.

Mi intención con este libro ha sido guiarte por un camino de descubrimiento y adquisición de poder, a través de los sistemas energéticos
que forman la infraestructura de tu cuerpo físico. En este viaje:

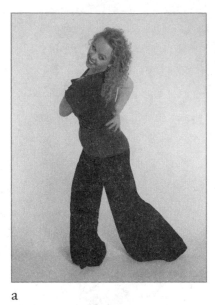
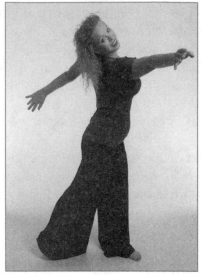

a

b

Figura 7-6.
Balanceo en espiral y
manotada de Tanya

- Empezamos con un estudio de la forma en que los campos energéticos controlan todos los mecanismos biológicos.
- Te presentamos la idea de que, al modificar esos campos energéticos, puedes producir cualquier cambio deseado en cualquier estado físico en el que desees concentrarte.
- Aprendiste una variedad de técnicas para estimular todo el sistema energético de tu cuerpo para potenciar la salud, el pensamiento claro y el bienestar, presentadas en forma de una rutina energética diaria, el equivalente del ejercicio físico en la medicina energética.
- Aprendiste a aplicar métodos energéticos para preocupaciones específicas, desde manejar el estrés y la aflicción emocional hasta reprogramar patrones energéticos profundamente arraigados en el cuerpo y en la mente, y luego temas que son de especial interés para las mujeres, incluidos la menstruación, la sexualidad, la fertilidad, el embarazo, el parto, la menopausia y el control del peso.
- En este proceso, aprendiste cosas acerca de la red de conexiones entre las hormonas de tu cuerpo, tus energías y tu bienestar.
- Aprendiste técnicas para manejar esas energías que pueden ayudar a que tus hormonas funcionen lo mejor posible, y espero que hayas experimentado los beneficios que un buen manejo de tus energías y tus hormonas pueden tener en todos los aspectos de tu vida.

Todo esto, en el contexto más amplio de una cultura que ha estado evolucionando y cambiando a un ritmo que, bajo cualquier estándar, está fuera de control. Cuando los requisitos de la vida diaria nos alejan cada vez más de los ritmos naturales de nuestro organismo, la medicina energética se convierte en un antídoto, recordándonos quiénes somos y reconectándonos con nuestra naturaleza más profunda. Y encontramos que ahí reside el verdadero regalo de la creación. Nosotras, que damos a luz, sabemos en lo más profundo de nuestros corazones, nuestros huesos y nuestros úteros, que la energía crea, aclimata, regula y construye cuerpos sanos. Mientras entramos en un futuro en el que el principio femenino va de la mano del médico, el estadista y el educador, el nuevo mundo que anhelamos tan profundamente está de parto. Este libro se inició, y ahora se cierra, con el énfasis en el feliz hecho de que cada mujer es una vibración exquisita, una chispa del divino principio femenino arquetípico. Mientras aceptas tu naturaleza más profunda de una forma más plena, las energías que están en la base de tu ser brillan en tu cuerpo, tu mente y tu mundo.

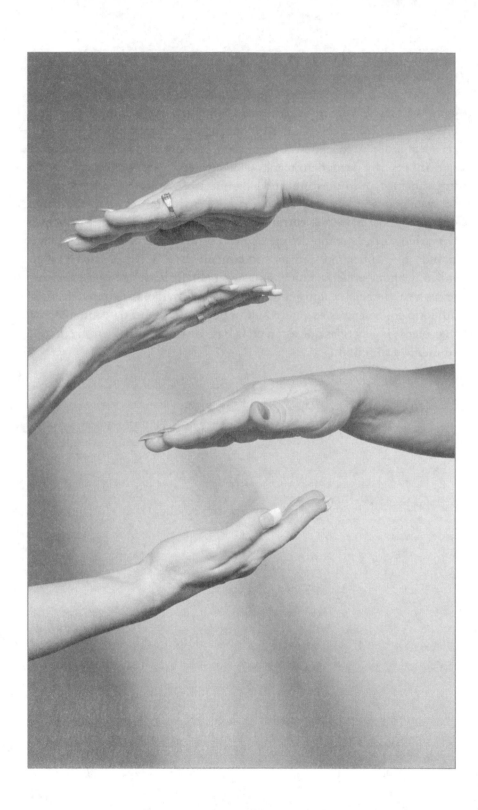

CAPÍTULO 8

APÉNDICE

HABLAR CON LAS ENERGÍAS DE TU CUERPO[1]
EL ARTE DE HACER UN TEST DE ENERGÍA

Un médico chino puede detectar desequilibrios en los meridianos sintiendo el pulso, pero éste es un toque sensible, y se puede tardar entre diez y veinte años en desarrollar esta destreza.

— JOHN THIES,
Touch of Health

Por otro lado, se puede aprender rápidamente a hacer un test de energía. No necesitas grandes poderes intuitivos, ni tampoco la capacidad de «ver» energías. De hecho, cuando aprendí a hacer un test de energía, lo que más me emocionó fue que me proporcionó una manera de demostrar lo que yo veía en el campo energético de las personas. Con el test de energía puedes evaluar de forma fiable, en cualquier momento dado, las energías y los campos energéticos únicos del cuerpo y sus fluctuaciones siempre oscilantes.

De hecho, tu cuerpo es un manantial de sistemas energéticos que caen en cascada, sumamente complejo, exquisitamente coordinado y enteramente único. Por eso, ningún libro puede decirte exactamente lo que debes hacer para prosperar. No sólo cada persona tiene una energía distinta, sino también cada célula, cada órgano y cada sistema del organismo. De la misma manera que la huella digital de tu pulgar, tu corazón y tu cerebro son únicos, también lo son las energías de cada uno de ellos. Estas energías locales hablan su propia lengua, y también comparten un lenguaje universal. El test de energía es una herramienta precisa para traducir esas lenguas, frase a frase. También ocurre, y todos mis alumnos acaban experimentando esto tarde o temprano, que cuanto más trabajas con tus propias energías y con las energías de otras personas, más fuertemente desarrollas tu capacidad de percibirlas de manera intuitiva.

El arte y la ciencia de hacer un test de energía

Cuando desarrolles tu sensibilidad a las energías sutiles que giran dentro y alrededor de ti, será sumamente útil que tengas una herramienta que sea tangible y palpable, en lugar de tener que apoyarte únicamente en la intuición. Entra en el test de energía. El test de energía, desarrollado como «test muscular» por George Goodheart, el fundador de la kinesiología aplicada, y meticulosamente perfeccionado por su protegido Alan Beardall, es un procedimiento concreto y muy tangible. Te permite determinar si un camino energético está fluyendo o está bloqueado, tanto si un órgano está obteniendo la energía que necesita para funcionar adecuadamente o si una energía externa (como la de un determinado alimento o una toxina de la que se sospecha) es dañina para tu organismo. Llamo a este procedimiento *test de energía* en lugar de *test muscular* porque el test realmente evalúa el *flujo de la energía* por los meridianos del cuerpo, en lugar de evaluar la *fuerza* de los músculos utilizados en el test.

Cuando estaba aprendiendo a hacer un test de energía, se resolvió un problema cuya solución me había eludido durante toda mi vida adulta. Tras años de experimentación, no había sido capaz de averiguar por qué no podía controlar mi hipoglucemia o mi peso, a pesar de que daba diligentemente los pasos que deberían haber controlado ambas cosas. Mi meridiano del bazo salía constantemente débil en los tests. El páncreas, que controla la hipoglucemia y, con frecuencia, el peso, está en el meridiano del bazo. Al trabajar con este meridiano, pude acabar con la hipoglucemia que había tenido toda la vida. Me quedé *realmente* impresionada. A lo largo de los años, los tests de energía han tenido un valor incalculable en mi vida personal, así como profesional.

Aunque las resonancias magnéticas, los electroencefalogramas y las imágenes CAT proporcionan una información vital y que, con frecuencia, nos salva la vida, sobre el cuerpo y sus energías, todavía no he encontrado un aparato médico que pueda tomar las decisiones *sutiles* que permite el test de energía. Sin embargo, dentro de cada uno de nosotros está todo el equipo que necesitamos para determinar qué energías son buenas para una persona y cuáles no lo son. El test de energía siempre está a tu alcance, de noche o de día, y no requiere ningún instrumento. Si lo practicas con regularidad, puede empezar a resultarte casi instintivo. Es una herramienta que te permite pedirle a tu cuerpo información sobre lo que necesita. Y permite que tu cuerpo responda con una lengua que tiene un léxico suficientemente reducido como para que puedas dominarlo.

De hecho, es bastante fácil aprender a hacer un test de energía. Engañosamente fácil. Como resultado de ello, muchas personas lo aplican, y lo hacen mal, de una manera despreocupada y a menudo inexacta. Si se aplica mal, puede revelar más sobre las creencias del que realiza el test, sobre los temores o las esperanzas de la persona a la que se está evaluando, u otros factores que no tienen nada que ver con la información que se busca. Muchas personas han conocido el test de energía a través de una persona inexperta, les han dado explicaciones extravagantes sobre sus capacidades, o han visto cómo lo utilizaban más como un truco de salón que como una herramienta para el conocimiento de uno mismo. Quiero elevar el test de energía hasta el lugar que merece en tu mente, que es entre la ciencia y el arte. Aprender a realizar un test de energía de una forma fiable es un arte. Una vez que lo has aprendido, se convierte en un barómetro fiable de tu cuerpo, tus energías y tu entorno.

Si yo tuviera el poder de tener un impacto en la profesión médica sólo de una manera, sería lograr que los médicos añadieran el test de energía a sus instrumentos de diagnóstico para determinar la elección de fármacos y las dosis. Hoy en día, las enfermedades iatrogénicas (trastornos provocados por tratamientos médicos) son uno de los problemas más graves de la atención médica. Los tests de energía podrían reducir significativamente su incidencia. Y si yo pudiera elegir sólo algunas maneras en que este libro pueda impactar en tu estilo de vida, una de ellas sería usar los tests de energía para determinar qué alimentos, vitaminas y suplementos deberías y no deberías introducir en tu cuerpo. Para mantener la salud, el conocimiento es salud, y dado que cada uno de nosotros es único, los test de energía son fundamentales en mi trabajo.

El test de energía te permite evaluar el estado de tus propias energías, o de otra persona, identificar desequilibrios y adaptar los procedimientos que se presentan en este libro para que encajen con tus propias necesidades únicas, o las de alguien que te importa. Una mujer con múltiples sensibilidades químicas y un historial de reacciones alérgicas que habían puesto en peligro su vida necesitaba un antibiótico para una infección estreptocócica. Cuando fue a una farmacia para comprar el medicamento que le habían recetado, preguntó si lo podía devolver en caso de que fuera alérgica. La farmacéutica, por supuesto, le dijo que eso no era posible, pero la mujer le comentó que tenía un presupuesto limitado y que, categóricamente, no iba a comprar un medicamento que no podía usar.

Ella sabía cómo hacer un test de energía, de manera que convenció a los empleados de la farmacia para que le permitieran hacer un test de energía al medicamento. El resultado dio fuerte y la mujer lo compró.

La farmacéutica se quedó tan encantada que la historia llegó a mis oídos. Tenía un final inesperado pero instructivo. La medicación pareció ser eficaz, ya que los síntomas desaparecieron a los pocos días, pero se suponía que había que tomarla varias veces al día durante diez días seguidos. Aproximadamente el sexto día, el cuello de la mujer le empezó a picar, su estómago y sus tobillos se hincharon, y su corazón empezó a fibrilar. Ella consideró que era una grave reacción alérgica y le pidió a su nieta que hiciera un test de energía a todo lo que había ingerido recientemente. En esa ocasión, el antibiótico dio débil en el test. Cuando lo dejó de tomar, los síntomas desaparecieron. Como suele ocurrir con las personas que tienen tendencias hiperalérgicas, esta mujer había desarrollado una intolerancia al medicamento. ¿Quiere esto decir que el primer test de energía fue inexacto? No. El cuerpo es un sistema dinámico y siempre está en un estado de continuo cambio. Las intolerancias pueden desarrollarse, y lo hacen. Puesto que el test de energía es rápido, gratuito y siempre está a tu alcance, es una herramienta extraordinariamente útil para obtener información actual sobre las necesidades cambiantes de tu cuerpo.

¿Cuán fiable es el test de energía?

Hay un artículo que apareció en 1984 en la publicación *Perceptual and Motor Skills* y es uno de los primeros estudios clínicos publicados que apoya el valor potencial del test muscular o el test de energía.[2] El investigador, Dean Radin, comentó más adelante: «Para mi sorpresa, descubrí que en los tests de doble rendija, las personas estaban ligeramente más débiles cuando sostenían una botella de azúcar sin marcar que cuando sostenían una botella de arena del mismo peso sin marcar».[3] Una crítica literaria de 2007 a más de 100 estudios posteriores, incluidos 12 ensayos controlados aleatorios, llevó a los críticos a concluir que el método tiene respaldo científico.[4] Algunos estudios eran bastante impresionantes. Se desarrolló un instrumento objetivo llamado *transductor de fuerza*. El transductor de fuerza ha demostrado una correlación entre la resistencia muscular medida y la valoración del practicante, y también se ha utilizado para mostrar que los practicantes experimentados que usaban el test muscular tenían confianza cuando sus resultados eran comparados entre ellos.[5] Otro estudio persuasivo y bien controlado comparaba el test muscular con mediciones en instrumentos computarizados y mostraba que la diferencia en la firmeza muscular cuando la persona estudiada hacía declaraciones congruentes o incongruentes (verdades o mentiras) era sumamente significativa (en el nivel de confianza .001).[6] Algunos estudios han producido resultados contradictorios. Uno mostraba un acuerdo significativo entre tres examinadores cuando la prueba usó los músculos piriformis o pectorales, pero no cuando la prueba usó el músculo tensor de la fascia lata.[7] Otros estudios no consideraron que el método fuera fiable. Dado que hay muchas maneras de realizar el test de energía, y tantos matices en cada test de energía individual, es necesario hacer muchos más estudios para determinar cómo funciona el método y bajo qué condiciones.

Aunque la confirmación de la investigación siempre deja atrás la experiencia clínica, se han establecido algunos matices que deben ser incorporados tanto en el trabajo clínico como en los estudios de investigación. Por ejemplo, diferentes examinadores informaron con firmeza de los mismos resultados en los mismos clientes cuando se le daba al cliente un grupo de instrucciones acerca de resistir a la presión del examinador, pero no cuando se le daba otro grupo de instrucciones igualmente válidas.[8] Otros estudios han investigado la fisiología del test. Por ejemplo, los músculos que muestran debilidad en un test de energía registran diferentes niveles de voltaje que los músculos que están simplemente cansados, de modo que el test está midiendo un cambio interno que es distinto a la fatiga.[9] Además, el test de energía está relacionado con la actividad eléctrica en el sistema nervioso central, de manera que la información reunida durante un test de energía refleja la actividad cerebral, no sólo el estado del músculo indicador.[10]

Aunque una investigación más definitiva todavía está emergiendo, yo he presentado el test de energía a decenas de miles de personas durante las últimas tres décadas, y cientos de ellas (que han regresado a clases, me han escrito cartas y han programado sesiones privadas) me han informado de que el test de energía ha demostrado ser una manera útil y precisa de obtener información sobre las necesidades del cuerpo. Mi experiencia ha sido, consistentemente, que el test de energía se corresponde con lo que yo veo en las energías de la persona. La información del test también sugiere dónde debo trabajar en el cuerpo y, una y otra vez, los resultados posteriores me han confirmado la validez de los tests. Con frecuencia, el cliente también confirma el test, como cuando éste muestra una debilidad en el meridiano de la vejiga y el cliente responde inmediatamente:

«¡Me acabo de recuperar de una infección en la vejiga!». Sin embargo, hay algunas excepciones. Aunque esta información es sumamente útil, existen suficientes variables en un test de energía como para que siempre deba ser interpretado en el contexto de otras fuentes de información. Y, a menos que un practicante sea sumamente experimentado y experto, las decisiones sobre la medicación no deberían tomarse a partir de un solo test de energía, e incluso en ese caso, sólo si se consulta con el médico que la ha recetado.

Una base biológica para el test de energía

Tu sistema nervioso es una antena fenomenalmente sensible de 60 kilómetros de longitud, y los sistemas energéticos de tu cuerpo reverberan a las energías externas que entran en su campo de acción. Todo, desde la comida que ingieres hasta las personas con las que te encuentras, tiene su propia frecuencia y te afecta. Aunque la mayor parte de esas vibraciones existen por debajo del umbral de tu percepción, tu cuerpo resuena con algunas de ellas y se tensa con otras. Como resultado, aceptarás las energías de algunos alimentos o de ciertas personas, mientras que rechazarás las energías de otros.

Tu sensibilidad a estas energías externas se refleja en el test de energía. La frecuencia de la sustancia que está siendo evaluada afecta a tu sistema nervioso, y esto se refleja en la resistencia del músculo utilizado en el test de energía. Muchos tipos de energía pueden ser medidos científicamente, y creo que el test de energía también puede distinguir entre las energías sutiles que no pueden ser detectadas por los instrumentos científicos existentes.

Puesto que el test de energía detecta el impacto vibratorio de una sustancia en tu sistema nervioso, se pueden identificar distinciones sutiles que no podrían, por ejemplo, ser reveladas por un análisis de sangre. Alimentos que pueden parecer idénticos (por ejemplo, dos manzanas, una ecológica y la otra no) pueden tener vibraciones muy distintas e impactar en tu sistema energético de manera diferente. Personalmente, doy fuerte en el test a la leche cruda, débil a la leche pasteurizada y muy débil a la leche desnatada. Los alimentos naturales están equilibrados en su interior, y cuando retiramos una parte de ese alimento, ese equilibrio puede corromperse y la vibración del alimento se altera. Entonces, tu cuerpo tiene que asimilar una vibración que ha sido sesgada, lo cual puede alterar su propio equilibrio o al menos impedirle obtener todo el valor nutricional del alimento. Es muy difícil ser más listos que la Madre Naturaleza cuando manipulamos indebidamente alimentos que nos sustentan, pero el test de energía puede decirte si la vibración de tu cuerpo está en armonía con la de un alimento o una vitamina.

Aprender a hacer un test de energía

Puedes aprender a hacer un test de energía en unos pocos minutos, pero para dominarlo necesitas incorporarlo a tu banco de habilidades kinestésicas, como quien aprende a montar en bicicleta. Incluso cuando empieces a dominar los sencillos pasos del test de energía, debes comprender que sólo con la práctica podrás controlar las influencias de fuera y armonizar con las distinciones sutiles que hacen que un test de energía sea preciso. La presión que usas en un test de energía a un niño, por ejemplo, es distinta de la que usas para hacerle un test de energía a tu hermana, la cual es diferente también de trabajar con un jugador de fútbol de la universidad de tu localidad. Pero cuando tu energía se alinea correctamente con la de la persona a la que le estás haciendo el test, éste funcionará independientemente de la fuerza de la otra persona. Yo me convertí en una especie de leyenda en el departamento de deportes del Instituto Ashland cuando el entrenador me invitó para que hiciera una demostración de medicina energética para el equipo de fútbol. Esos chicos no iban a permitir que esa señora rubia de mediana edad les moviera el brazo. Pero ninguno de ellos pudo mantener el brazo firme después de que yo agitara el meridiano que gobernaba el músculo contra el que estaba empujando. Después, todos querían saber cómo hacerle esto al otro equipo.

El hecho de que te hagan un test de energía refuerza la conexión entre tu cerebro y las energías sutiles de tu cuerpo, estableciendo nuevos niveles de comunicación interna. Nuevas áreas de la consciencia de uno mismo empiezan a desplegarse. Muchas personas descubren que saben intuitivamente cuál va a ser el resultado del test de energía antes de aplicar presión en el brazo de la otra persona. No es como adivinar antes del test, sino más bien como establecer una comunicación en la cual tu percepción está trabajando en tándem con las energías sutiles.

Aunque normalmente el test de energía se realiza con un compañero o una compañera, también puedes hacerlo tú misma, y yo describo este procedimiento como una alternativa. No obstante, para aprender el proceso es mejor hacerlo con otra persona. No puedo recalcar lo suficiente lo valioso que sería superar cualquier timidez o negativa a incluir a otra persona en tu aprendizaje. Tanto si es alguien que ya es cercano a ti, como si es simplemente un conocido, será un regalo para los dos. Tendemos a tocar a las personas para dar afecto, gratificación sexual, o cuando estamos enfadados. Otra razón muy importante para que lleguéis a sentiros cómodos tocándoos mutuamente es mediante la sanación. Ésta es una forma de tocarse enteramente distinta. Aparte de abrir una puerta a nuevas percepciones, sentimientos y comprensiones, ¡el toque sanador puede salvar tu vida!

HACER EL TEST DE ENERGÍA CON OTRA PERSONA

Puedes hacer un test de energía a cada músculo, cada meridiano y cada órgano de tu cuerpo. Un meridiano es un sendero de energía fijo que distribuye la energía hacia, y desde, al menos un órgano. Empezaremos con un test que podrás utilizar en muchos contextos. Este test determina la forma en que la energía está fluyendo por el meridiano del bazo (el sendero de energía que pasa por el bazo y el páncreas). El bazo está relacionado con el sistema inmunitario. Además, determina si el cuerpo será capaz de metabolizar un determinado alimento, emoción, pensamiento, energía u otra influencia externa. El bazo y el páncreas están relacionados con el metabolismo de los alimentos, los niveles de azúcar en sangre y los cambios de humor asociados a ellos. Ambos órganos y su meridiano compartido influyen en tu nivel de energía general, y son sumamente sensibles al estrés. Por todos estos motivos, hacer un test a las energías del bazo-páncreas puede responder a muchas preguntas que podrías tener acerca de la forma en que tu cuerpo responderá a algo que estás considerando ingerir o incorporar a tu vida de alguna otra manera. Esto también será un excelente indicador para evaluar la salud general de tu cuerpo.

Puesto que los preconceptos pueden afectar a un test de energía, no debes intentar adivinar cuáles van a ser los resultados. Las energías sutiles responden a tus pensamientos, de modo que despeja tu mente lo mejor que puedas antes de realizar un test de energía. Si cualquiera de vosotros dos está sediento, empezad bebiendo un poco de agua. Evitad el contacto visual durante el test, ya que ello lo convertiría más en un test de dinámicas interpersonales que en lo que pretendes evaluar. Retirad los teléfonos celulares u otros aparatos electrónicos, y las joyas pesadas. Además, asegúrate de preguntar si la persona a la que vas a hacerle el test tiene alguna lesión que pueda agravarse por la presión aplicada al brazo en el que realizarás el test. Si es así, utiliza el otro brazo. Hacer que la persona coloque el pulgar y el índice en los puntos donde la nuca se une a la cabeza, aproximadamente a 2,5 cm de distancia a cada lado desde el centro, detiene la influencia de los pensamientos y las creencias sobre el resultado. Para hacer un test de energía al meridiano del bazo:

1. Respirad hondo los dos. Con la espiración, liberad vuestras expectativas.
2. La persona a la que se le está haciendo el test coloca cualquiera de sus dos brazos recto, colgando en el lado del cuerpo, con el pulgar tocando el lado de la pierna y los demás dedos apuntando hacia abajo.
3. La persona que está haciendo el test desliza una mano abierta entre el cuerpo y el brazo de la otra persona, justo por encima de la muñeca, y apoya la otra mano sobre su hombro.
4. Luego, le pide a la otra persona que mantenga su brazo firme, con el codo estirado. Yo suelo usar palabras como «Mantén tu brazo firme cerca de tu cuerpo», o simplemente: «Mantén».
5. Con una mano abierta y con la presión de uno o dos segundos, la persona que está haciendo el test lentamente tira del brazo hacia sí mismo (*véase* figura Ap-1).

Si ninguna persona se tensa, el brazo se separará del cuerpo con relativa facilidad o se quedará trabado en el mismo sitio. Cuando se aplica presión, un músculo por el que fluye la energía también puede moverse aproximadamente un centímetro, pero regresará inmediatamente a su sitio. No intentes mantener tu brazo firme a toda costa utilizando otros músculos. Si tú eres la que está realizando el test, no te esfuerces por separar el brazo de la otra persona. Esto no es un concurso, no se trata de ver la fuerza muscular. Si la energía está fluyendo libremente, el brazo se mantendrá en su sitio o se moverá un poco pero regresará a su sitio cuando tires de él.

Si el test de energía del bazo muestra que el meridiano está débil, fortalécelo golpeteando vigorosamente o masajeando con intensidad los puntos del bazo que aparecen en la figura 2-5 (*véase* pág. 75) y luego vuelve a hacer el test. De hecho, si eres extremadamente susceptible al agotamiento, a las infecciones o a las enfermedades, una manera de ayudar a mantener fuertes tu meridiano del bazo y tu sistema inmunitario es haciendo rutinariamente el suavizador del triple calentador (*véase* pág. 132) y luego un golpeteo en tus puntos del bazo. Inmediatamente después de esta secuencia, el test de energía del bazo probablemente indicará que el meridiano está fuerte. Si el test todavía muestra que está débil, quizás tus energías estén bastante revueltas. No te alarmes. Haz la rutina energética diaria (más el cruce homolateral) que se presenta en el capítulo 2 para que tu campo energético se desenmarañe, y luego regresa y continúa. También es importante que la persona que está realizando el test esté relativamente equilibrada, de manera que algunos profesionales hacen rutinariamente los tres golpes (*véase* pág. 74), el paso cruzado (*véase* pág. 77) o la postura Wayne Cook (*véase* pág. 78) junto con el cliente antes de hacer un test de energía.

Si el músculo se mantiene firme, puedes desafiarlo, y esto es especialmente útil cuando está aprendiendo el procedimiento. Ésta es una forma de determinar la cantidad de presión óptima que debe aplicarse para distinguir si la energía del meridiano está fluyendo con fuerza. Una manera de calibrar esto es haciendo una afirmación como: «Llevo puesta una camisa azul», cuando la verdad de esa oración es obvia para ambas partes. Inmediatamente después de haber hecho la afirmación, realizad el test de energía. Si es verdadera, el meridiano saldrá fuerte en el test y tienes un indicador de la presión que puede aplicarse cuando la energía está fluyendo. Si se trata de una afirmación falsa, el meridiano no se mantendrá firme y tendrás una muestra de la presión que indica que el meridiano está débil. Asimismo, si le pides a la otra persona que piense en algo placentero o alegre, y haces el test inmediatamente después, por lo general el meridiano se mantendrá firme. Por regla general, si mantiene un pensamiento embarazoso o aterrador, el meridiano perderá su firmeza.

Si el meridiano se mantiene firme independientemente de lo que hagas, o si está crónicamente débil y no se fortalece cuando golpeteas los puntos del bazo o haces la rutina energética diaria, utiliza el test indicador general que se describe más adelante. No obstante, a veces las energías del cuerpo se mueven en patrones «irregulares» que deben corregirse para que el test de energía pueda ser exacto. La energía que se mueve por un músculo puede estar «congelada» o «sumergida», o su polaridad puede estar invertida. Aunque son más avanzadas que el propósito de este libro, puedes encontrar instrucciones para trabajar con ese tipo de energías en la página web del *Energy Medicine Institute* (www.energymed.org).[11]

El test del meridiano del bazo que acabas de aprender es particularmente útil para determinar tu respuesta a alimentos, suplementos y condiciones ambientales. No obstante, si el meridiano del bazo está crónicamente débil, o si energías irregulares se mueven en él, no será adecuado para un test de utilidad variada. El Test Indicador general es un segundo test de energía que puede usarse en prácticamente cualquier situación porque no aísla a un meridiano específico, sino que indica más bien una alteración más general en el campo energético.

Los principios básicos para ambos tests son los mismos. La única diferencia está en cómo sostienes el brazo. Para hacer el test indicador general:

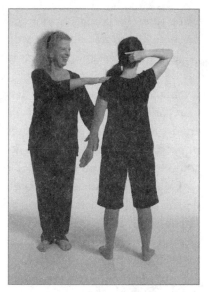

Figura Ap-1.
Test de energía del bazo

1. Coloca cualquiera de los dos brazos rectos delante de ti, paralelos al suelo, y luego muévelos 45 grados hacia el costado. Tu codo debería estar recto y tu mano abierta, con la palma mirando hacia el suelo, o el pulgar apuntando hacia abajo, como en la figura Ap-2.
2. Haz que tu compañero/a coloque los dedos de una mano abierta sobre tu brazo, un poco más arriba de la muñeca, y que apoye la otra mano sobre el hombro contrario (*véase* figura Ap-2). Mientras mantienes el brazo firme, la otra persona lo empuja lentamente hacia abajo durante dos segundos y con apenas la fuerza suficiente para determinar si hay un «rebote».

Como ocurre con el test del meridiano del bazo, el músculo tiene que mantenerse firme inicialmente para conseguir una evaluación exacta, y puedes fortalecer el flujo de la energía por el músculo usando la rutina energética diaria. Luego puedes determinar la cantidad de presión que debe usarse haciendo el test con una afirmación verdadera y otra falsa. Y si el músculo no se debilita o no se fortalece, es posible que sean necesarios unos métodos más avanzados.

TEST DE ENERGÍA SIN UN COMPAÑERO/A

Dado que, en algunas ocasiones, yo quería que alguien me hiciera un test de energía pero no había nadie disponible, encontré una solución cuando estaba experimentando por primera vez con los tests de energía. Fui a una tienda de artículos de deportes y encontré una pesa de mano que podía levantar manteniéndola justo delante de mí cuando tenía un pensamiento reconfortante, pero que no podía levantar cuando este pensamiento era deprimente (los pensamientos generan energías sutiles que tienen un impacto en nuestros cuerpos, y tanto los pensamientos reconfortantes como los deprimentes afectan a los músculos).

Coloqué la mancuerna sobre un aparador que llegaba hasta la altura de mis hombros. Estiraba mi brazo delante de mí, agarraba la pesa e intentaba levantarla. Si quería hacer un test de energía para un alimento específico o una vitamina, sostenía la sustancia en una mano e intentaba levantar la pesa con la otra. La energía del alimento afectaba a mis energías de una forma tan evidente como un pensamiento inspirador o deprimente. Podía averiguar si la sustancia tenía un impacto positivo o negativo en mis energías por mi capacidad o incapacidad de levantar el peso. Dado que las mancuernas ejercen una presión constante hacia abajo, pueden darte una medida razonablemente objetiva de lo que estás evaluando. El factor físico crítico para este autotest es encontrar una mancuerna con el peso correcto: un peso que puedas levantar de la mesa u otra superficie mientras tienes un pensamiento positivo, pero no mientras tienes un pensamiento negativo. Puedes conseguir el peso exacto que necesitas para este test usando una jarra de agua. Experimenta con la cantidad de agua necesaria para apenas poder levantarla de una superficie con el brazo estirado mientras mantienes activo un pensamiento reconfortante, pero no un pensamiento perturbador. Después, deja que tu brazo estirado cuelgue hacia abajo mientras sostienes el peso y, con el codo estirado, levántalo hacia un lado, siguiendo el camino que usarías si hubiera otra persona haciéndote el test.

Se han inventado numerosas maneras de hacer un test de energía sin un compañero o una compañera. Dado que la mayoría de ellas requiere que la persona ejerza y resista simultáneamente la presión, ya sea el examinador y el examinado, es muy difícil asegurar un resultado objetivo, a menos que la persona tenga mucha experiencia. El método más eficaz que conozco hace que uses tu cuerpo como un péndulo, en lugar de ejercer presión sobre un músculo. Mientras estás de pie, coloca el elemento que está siendo evaluado sobre tu estómago, sosteniéndolo del mismo modo con ambas manos, y lleva los codos hacia dentro, de manera que los lados de tus brazos toquen los costados de tu cuerpo. A continuación, junta los pies, mirando hacia delante. Quédate quieta, centrada, inspira profundamente y expulsa el aire. Si después de unos minutos sientes que tiran de ti hacia la sustancia, es decir, si estás cayendo hacia delante, esto indica que dicha sustancia está en armonía con tus energías (*véase* figura Ap-3). Si adviertes que te estás cayendo hacia atrás, alejándote de la sustancia que está siendo evaluada, ello indica que ésta está en conflicto con tus energías. Es como si, en el nivel sutil con el que debes sintonizar, una sustancia que está en armonía con tus energías tuviera una atracción magnética que tira de ti hacia ella, mientras que una sustancia que está en desequilibrio te repeliera. En este test, debes ser especialmente cuidadosa respecto a los deseos o las ideas preconcebidas que puedan estar influyendo en los resultados, y las instrucciones para perfeccionar tus habilidades para realizar un test de energía con otra persona, que se inician en la pág. 337, también se pueden adaptar a este test.

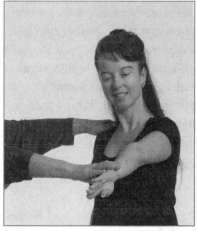

Figura Ap-2.
Test indicador general

Aunque hay un test de energía distinto para cada uno de los catorce meridianos, el test para el meridiano del bazo-páncreas puede ser útil en numerosos contextos. El test se basa en el músculo latissimus dorsi, y está especialmente relacionado con el metabolismo de los alimentos. No obstante, puedes usar el test de meridiano del bazo como un *test indicador general* para descubrir prácticamente cualquier cosa que esté ocurriendo en tu cuerpo.

Tu siguiente comida puede convertirse en un taller personal para practicar el test de energía. Haz un test de energía con cada uno de los alimentos que estés pensando comer. Toca el alimento y haz un test de energía en el otro brazo. Si pierdes fuerza al tocarlo, la vibración de tu cuerpo no está en armonía con la del alimento. Esto puede significar que ese alimento nunca será bueno para tu cuerpo, o que no es bueno para tu cuerpo en ese preciso instante, o que eres alérgica a él.

Hacer un test de energía al alimento en diversos momentos te proporcionará información sobre si no es bueno para ti siempre, a veces o nunca. Puesto que la química de cada persona es única, la nutrición es algo enteramente individual. La vitamina de una persona es el veneno de otra. Si la energía de un alimento, una vitamina o un suplemento no encaja con la energía de tu cuerpo, no la absorberás ni la metabolizarás, aunque todos los expertos del mundo te digan que la necesitas. Incluso la buena comida es tóxica si su vibración pone en marcha a tu sistema inmunitario para que tenga una reacción de defensa. Esas alergias alimentarias suelen pasar inadvertidas, pero no sin un daño acumulativo. Un test de energía puede ayudarte a saber qué necesita tu cuerpo en un momento dado, y a desarrollar un programa de nutrición estupendo para tu cuerpo único.

Una excepción es que, si tus glándulas suprarrenales están agotadas, el azúcar y la cafeína suelen salir fuertes en el test. Incluso si una sustancia por lo general es dañina para ti, si tu cuerpo está necesitando el impulso de energía que dicha sustancia te puede dar, el test puede dar un resultado engañoso.

TEST DE ENERGÍA PARA UNA DIETA MEJOR

Para muchas personas, el hecho de haber aprendido a hacer un test de energía para los alimentos cambia su relación con lo que comen. Puedes hacer un test para ver a si tu cuerpo le va a gustar una determinada comida. También puedes hacer que los niños participen ayudándote a escoger los alimentos que compras en la tienda, o haciéndoles un test de energía antes de preparar un plato. Puede ser como un juego. Ellos lo disfrutarán al menos hasta que el test de energía salga débil en un alimento que les guste. Pero, con frecuencia, incluso si te ruegan que les des algo, ver que su brazo pierde fuerza en un test de energía con una comida basura los hará reír y reducirá la tensión.

Ciertamente, es posible que quieran comer eso de todos modos, pero he visto cómo algunos niños perdían interés en la comida que les hacía perder energía constantemente. Los mejores resultados aparecen cuando ellos relacionan que perder fuerza en un test de energía puede significar que la comida que está siendo evaluada podría reducir su nivel de energía y hacer que se sientan mal. Pero tienes que ser honesta. Un cuerpo sano puede ser capaz de metabolizar cierta cantidad de comida basura, y dominar a tu hijo o hija con tu fuerza o con tu mente infravaloraría el proceso. Utiliza las indicaciones que se presentan aquí para asegurarte de que el test de energía sea correcto, y especialmente de que no esté siendo influenciado por tus creencias o por los deseos de tu hijo o hija.

Por último, deja que los niños saquen sus propias conclusiones sobre cómo les hace sentir el hecho de comer aquello que dio débil en el test de energía. Cuando puedan relacionar auténticamente los tests de energía con su vida (ver que no se trata de un truco o un juego frívolo), éstos se convertirán en una fuente de poder, una forma de obtener información útil y biorretroalimentación. Quizás también quieran pasarle la pelota a mamá y papá y haceros un test de energía para un pastel de queso o un cigarrillo. Y ¿por qué no? Quizás te interese averiguar por ti misma si esa copa de vino tinto diaria es buena para tu corazón. También puedes usar los tests de energía para evaluar la posible reacción de tu propio cuerpo, o de los de tus hijos, a las vitaminas u otros suplementos alimenticios.

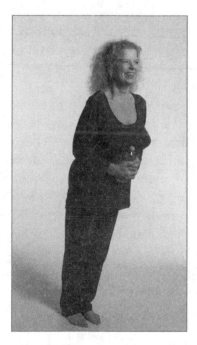

Figura Ap-3.
Autotest

Cómo hacerle un test de energía a un bebé, a una mascota o a alguien que está en coma

El «test sustituto» te permite hacerle un test a alguien que no es capaz de ofrecer resistencia en un test de energía. Si alguien está demasiado enfermo para usar su propia fuerza o si está impedido mentalmente o si es demasiado pequeño para seguir instrucciones, el test sustituto puede proporcionar una información válida. Esto es útil incluso con un animal doméstico.

También puedes usar este test cuando no consigues hacerle un test exacto a alguien. Por ejemplo, dado que los vínculos energéticos con miembros de la familia son complejos, quizás adviertas que puedes obtener resultados correctos en todos, excepto en tu marido o tu hijo o hija. O a veces una persona es musculosa y fortachona, y utiliza músculos auxiliares para no parecer débil en el test. El test sustituto pasa por encima de estas dificultades. Además de la persona (o animal) a la que le estás haciendo el test, tendrá que haber dos personas más (la persona que realiza el test y la sustituta). Si tú vas a realizar el test:

1. Haz que las dos personas se tomen de la mano o tengan algún tipo de contacto físico.
2. Haz un test de energía en el brazo del «sustituto», o sea, el que está tocando a la persona de la cual quieres obtener información. Los resultados del test en el sustituto te dirán qué está ocurriendo con la otra persona (*véase* figura Ap-4).

Al principio esto puede parecer extraño, pero simplemente se basa en la forma en que fluye la energía. Por ejemplo, si quieres saber si una determinada comida está causando una reacción adversa en un bebé, puedes ser la sustituta. Con el alimento sobre la piel del bebé, coloca tu mano sobre su mano o su abdomen y permite que alguien te haga un test de energía en el otro brazo. Si el test sale débil, la energía en esa comida probablemente no es compatible con el bebé. Si esto te parece demasiado extraño, no me hagas caso. Puedes demostrar su validez por ti misma haciéndote tests de energía para una serie de sustancias y luego haciendo que otra persona te haga un test sustituto para las mismas sustancias.

Un test de energía te dice si la energía está fluyendo a través del músculo que está siendo examinado o si está inhibida. Algunas personas usan los tests de energía para hacer preguntas al cuerpo que van más allá del alcance del procedimiento. «¿Este condominio es una buena inversión?», «¿Disfrutaré si voy a Machu Picchu en mis próximas vacaciones?», «¿Debería matricularme en el próximo taller básico de cinco días de medicina energética de Eden?». He visto más tonterías surgir de un mal uso de los tests de energía que lo que me gustaría pensar, y es una vergüenza para este campo que tantos practicantes usen los tests de energía de manera informal para responder a todo tipo de preguntas extrañas.

Los esfuerzos por hacer al cuerpo preguntas sobre el futuro me parecen especialmente ridículos: «¿Me curaré de esta enfermedad durante el mes que viene?». Aunque puedo tener mucha información para hacer una conjetura ilustrada para ese tipo preguntas, el test de energía no es una fuente en la que me apoyo para obtener esa información. Creo que existe el destino, el libre albedrío y las circunstancias. Un test de energía sobre el futuro da por sentado que todo está predestinado. Pero el libre albedrío, las circunstancias impredecibles y las relaciones cambiantes con otras personas, todo ello converge con cualquier cosa que pueda estar en el destino. Por este motivo, incluso las lecturas realizadas por los clarividentes más talentosos sólo son un juego de probabilidades. Hay muchos factores que influyen en la pregunta que se está planteando.

Pero incluso las preguntas sobre el tratamiento son muy difíciles. «¿Debería tratar este problema con los meridianos? ¿Con los chakras?». Los tests de energía pueden ser influenciados por muchos factores, incluso en el caso de personas con la mayor integridad, que hacen todo lo posible para abandonar sus creencias, sus esperanzas o sus expectativas. Ya es todo un reto no ejercer ninguna influencia en tus creencias, deseos o expectativas inconscientes. Esto se aplica a cualquier test de energía, pero mucho más cuando está basado en una pregunta verbal, en lugar de dejar que el cuerpo responda con su propio lenguaje.

Mientras escribo esto, me están llegando imágenes de colegas que, antes de una intervención, hacen preguntas como: «¿Es esto para el mayor bien del cuerpo?», o «¿Tengo permiso para seguir adelante?». Yo hago esas preguntas intuitivamente, pero no hago un test de energía para obtener la respuesta. Sin embargo, profesionales que yo realmente admiro hacen estas preguntas y realizan tests de energía para obtener las respuestas de una forma tan respetuosa, casi como una plegaria, que las preguntas en sí mismas crean un campo energético de honor y respeto. De modo que el test de energía, en sí mismo, sirve al propósito muy poderoso de crear un campo energético compartido para la sanación.

De manera que, aunque pongo énfasis en los peligros de hacer preguntas verbales sobre el cuerpo, no quiero rechazar las prácticas de colegas que han encontrado maneras de hacer que esto funcione para ellos. Algunos profesionales han aprendido a usar preguntas verbales seguidas de un test de energía como una forma de sintonizar con una fuente superior de información, de manera que, para ellos, esto se convierte en una manera de canalizar su intuición, un puente especial tendido hacia la verdad de la situación. Para las personas que han desarrollado esto hasta convertirlo en un arte refinado, puede ser bastante fiable. Pero para nuestros propósitos aquí, simplemente quiero presentar los tests de energía dentro del campo de aplicación en el que yo lo utilizo, que es mucho más tradicional: comprobar, bajo unas condiciones específicas, la relativa fuerza de un

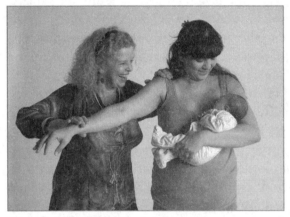

Figura Ap-4. Test sustituto

músculo indicador para determinar el estado energético de un meridiano o de otro sistema energético. Aunque hay muchas verdades y muchas maneras de llegar a ellas, creo que hacer un test de energía después de hacerle al cuerpo una pregunta verbal es una de las más espinosas de todas.

EVALUAR EL IMPACTO DEL ENTORNO FÍSICO EN TU CAMPO ENERGÉTICO

En cuanto entras en contacto con una energía externa, antes de que seas incluso ligeramente consciente del impacto que tiene sobre ti, tu propio campo energético ya está respondiendo y adaptándose a ella. Simplemente acercando algo a ti y haciendo un test de energía, puedes discernir su impacto inmediato en tus energías sutiles. En muchas ocasiones he intentado encontrarme con un cliente en un supermercado con la finalidad de hacerle tests de energía para ver qué comida evoca una respuesta positiva y cuál no. Incluso diferentes marcas del mismo alimento o de la misma vitamina pueden afectarte de distintas maneras. Además, es posible que nuestras necesidades alimentarias cambien de una etapa a otra de nuestras vidas, pero puede obtenerse una gran cantidad de información útil de una visita a una tienda de alimentación.

Tus primeros tests de energía son experimentos para ti y para un compañero o compañera, y los dos seréis más diestros en vuestra capacidad de realizar tests de energía precisos a medida que vayáis avanzando. Por ahora, juega con los tests de energía. Haz que tu amiga, o amigo, te haga tests cuando entréis en tu parte favorita de la casa y cuando entréis en tu zona menos preferida. Haz que una tercera persona tenga pensamientos «negativos» mientras está cerca de ti. Averigua cómo afecta eso a tu energía. Luego, haz que alguien te regale una sonrisa genuina. Vuelve a hacer el test. Analiza cómo te afecta la televisión cuando estás a 60 cm de distancia de ella, y luego a 2,5 cm de distancia. Experimenta con diferentes posiciones de tu ordenador o de tu despacho. Descubre cómo son influenciadas tus energías cuando te expones a una determinada obra de arte o pieza de música.

Cuando explores tu entorno usando tests de energía, no te preocupes por traer temporalmente a tu campo energético algo que te debilite. Puesto que estamos continuamente entrando en campos de energía que nos afectan, el cuerpo (al menos cuando está más o menos sano) se adapta el impacto inicial de un campo energético perturbador reequilibrándose rápidamente. De hecho, una definición de salud es con cuánta facilidad se puede adaptar tu cuerpo a un espectro de condiciones ambientales. Puedes usar los tests de energía para analizar cualquier elemento de tu entorno que despierte tu curiosidad. Al divertirte con ello, estarás desarrollando una fuerte aptitud con esta valiosa herramienta.

PERFECCIONA TUS HABILIDADES PARA REALIZAR UN TEST DE ENERGÍA

Desde hace mucho tiempo, soy consciente de que el test de energía hace más que simplemente proporcionar información. En una sesión de sanación energética, es como la primera parte del tratamiento, como si de alguna manera el hecho de realizar el test pusiera a mis energías y las energías del cliente en un contexto sanador. Realizar un test de energía inmediatamente dirige a las fuerzas sanadoras hacia el área que está siendo evaluada. Es como si el test concentrara tus energías sutiles de una manera que las prepara para el trabajo que vendrá a continuación. He descubierto que el mismo procedimiento, idéntico, da mejores resultados si le he hecho un test de energía primero. ¿Cómo es posible?

Puesto que las energías sutiles son influenciadas por los pensamientos y las intenciones, y puesto que no son locales, las energías del sanador y el cliente empiezan a mezclarse en cuanto el test de energía es apenas contemplado. No podemos ser verdaderamente objetivos en ningún test. En la física cuántica, el acto de observar no sólo influye en lo observado, sino que además las energías sutiles son sumamente sensibles a muchas influencias. Sin embargo, podemos aprender a controlar nuestras esperanzas, nuestros miedos y nuestras expectativas, y crear un recipiente en el cual un test de energía proporcione una información muy útil y bastante precisa. De hecho, el test de energía realizado con otra persona puede revelar un nivel de información más profundo que cualquier instrumento inanimado. Las complejas interacciones del examinador y el examinado evocan un feedback de dos direcciones que puede hacer que el test de energía sea una incomparable danza de exploración con el propósito de obtener una información fidedigna. Después de haber formado a cientos de alumnos que sé que son capaces de realizar tests de energía fiables, te puedo decir con seguridad que esta habilidad puede ser tuya, y que vale la pena desarrollarla. Los siguientes consejos aumentarán tu precisión. Practícalos ahora, o pasa a las primeras secciones de este libro y vuelve a este punto cuando estés preparada.

1. **Mantén una mente de principiante.** Tu mente afecta a tu campo energético de forma instantánea y poderosa. Para no prestar atención a ideas preconcebidas sobre lo que revelará el test, enfoca el test de energía como si fuera una práctica contemplativa, entrando en una «mente de principiante». Si te preocupa que tus esperanzas o tus ideas preconcebidas, o las de tu compañero/a, puedan estar interfiriendo en el test, el siguiente procedimiento puede desconectarlas energéticamente.

2. **Desconecta neurológicamente las expectativas.** Este método para desconectar desde el punto de vista neurológico las ideas preconcebidas de un test de energía, que me enseñó Gordon Strokes, mi primer instructor de Touch for Health, puede parecer poco convincente, pero a lo largo de los años he descubierto que funcio-

na. Puede usarlo la persona que realiza el test, o la persona a la que se le realiza, o ambas.

a. Coloca el pulgar y el dedo corazón de una mano en las dos hendiduras que hay donde tu nuca se encuentra con tu cabeza.

b. Con la otra mano, realiza el test de energía (*véase* figura Ap-1, pág. 329).

Esas hendiduras son los puntos de jaqueca principales en la medicina tradicional china, pero presionarlos suavemente hace algo más que aliviar el dolor de cabeza. La energía que discurre por tu sistema nervioso, a lo largo de tu columna vertebral, pasa por estos puntos. Cuando eres tú la que está haciendo el test, presionar los puntos en ti misma rompe el circuito energético con la otra persona y te lleva de vuelta a tu circuito energético, desconectándote a ti y a tus creencias de la otra persona. Cuando el otro individuo te está realizando el test y tú colocas tus manos sobre esos puntos, esto te desconecta de tus propios pensamientos sobre el tema y, al parecer, permite que el test revele un nivel de información más profundo. Impedir que tus propias creencias y expectativas interfieran es el paso más importante que puedes dar para asegurarte de que el test de energía sea preciso.

3. **Concentra tu intención.** Tu intención puede influir en el resultado del test. Sin embargo, en lugar de tener que evitar los efectos de la intención, puedes usar el hecho de que las expectativas influyen en los tests de energía y establecer resueltamente tu intención de obtener resultados válidos. Para demostrar esto, encuentra una comida u otra sustancia que dé fuerte en los tests a una amiga. Repite el test para la misma sustancia, sin decirle a tu amiga lo que pretendes hacer. En el segundo test, decide de antemano que éste saldrá débil. No tires con más fuerza. Simplemente fíjate si este cambio en tu intención influye en los resultados. Con frecuencia lo hace. De modo que establece la intención de tener un test preciso.

4. **Establece una resonancia entre el examinador y el examinado.** Puedes crear una resonancia energética con tu compañero o compañera:

a. Inspirad profundamente los dos, en tándem.

b. Juntos, expulsad el aire junto con todos los pensamientos.

c. Haced un test cuando hayáis terminado de espirar.

5. **Mantente alerta.** Asegúrate de que la otra persona esté lista antes de iniciar el test. Tira del brazo suavemente. Aplica presión sólo el tiempo necesario para determinar si la resistencia del brazo se mantiene (generalmente entre uno y dos segundos). Si un músculo se

mantiene en su sitio o se mueve un par de centímetros y luego regresa a su lugar, el test ha mostrado que la energía está fluyendo por el músculo. No agobies al músculo «sólo para asegurarte». Además de aprender la mecánica de los tests de energía, también me interesa ayudarte a cultivar una intuición fuerte y fiable. El test de energía es un medio estupendo para lograr esto, porque proporciona información tangible acerca de las energías sutiles. Con cada test de energía que realices, recibes una información que sintoniza tu intuición con el flujo de las energías dentro de ti y a tu alrededor, así como con las sutilezas del test de energía en sí mismo.

6. **Practica bajo condiciones de doble rendija.** Puedes desarrollar la seguridad en tu capacidad de realizar un test de energía preciso practicando bajo unas condiciones en las que obtengas una información inmediata. Necesitarás a otras dos personas. Una supervisará el test y a la otra se le realizará el mismo. Encuentra algunas sustancias que la persona a la que se le está haciendo el test *sepa* que son saludables y agradables para su organismo, como manzanas ecológicas o té de menta. Toma otras sustancias que tú *sepas* que sería perjudicial ingerir, como una botella de amoniaco. La persona que supervisa el experimento toma una de las sustancias y la introduce en el campo energético de la persona a la que le están realizando el test, de una manera que ni tú ni ella puedan ver, quizás colocándola en la parte posterior de su camisa. Haz el test de energía. No te sorprendas si no consigues un resultado perfecto la primera vez, mientras estás aprendiendo las sutilezas del proceso. El test de doble rendija puede ser perfecto para aprender las complejidades de la realización del test de energía, y proporciona un punto de referencia mientras continúas desarrollando tu pericia.

El test de energía es un método para examinar las energías del cuerpo y para evaluar cómo está afectándolas el entorno, incluido lo que comes. Puedes usarlo para aumentar y perfeccionar las instrucciones que se ofrecen a lo largo de este libro.

RECURSOS

*La mayoría de la gente no tiene ni idea de la gigantesca
capacidad que podemos poseer inmediatamente cuando
concentramos todos nuestros recursos en llegar a dominar
un área de nuestras vidas.*

— TONY ROBBINS

ÚNETE A UN GRUPO DE ESTUDIO LOCAL O CRÉALO

Una gran manera de aprender medicina energética es encontrando compañeros de estudio con los que puedas practicar. Esto puede hacerse con otra persona o con un grupo reducido, y puede ser tan sencillo como hablar de este libro, o practicar las técnicas juntos después de verlas en un DVD.

ENCUENTRA A ALGUIEN QUE PRACTIQUE MEDICINA ENERGÉTICA

Todas las comunidades están experimentando un rápido incremento en el número de profesionales de la salud que incorporan la perspectiva de la medicina energética. Se puede encontrar profesionales en todas las profesiones del ámbito de la salud, desde médicos y quiroprácticos, hasta enfermeras, entrenadores personales y masajistas terapéuticos. Profesionales de la acupuntura, del qi gong, de Reiki, de Ayurveda, de la kinesiología aplicada, de homeopatía, de Touch for Health, de Healing Touch y de Therapeutic Touch, entre otros, están trabajando directamente con las

341

energías sutiles del cuerpo. Puedes encontrar una guía excelente para hallar a un profesional cualificado de la medicina energética en tu propia localidad.

ENCUENTRA CLASES Y CENTROS DE ESTUDIO

Las comunidades están ofreciendo clases sobre diversos aspectos de la medicina energética.

EL PROGRAMA EDEN DE CERTIFICACIÓN EN MEDICINA ENERGÉTICA

Impartido por talentosos profesionales que han estudiado conmigo durante varios años, y que todavía son supervisados por mí, este programa de dos años de duración ha tenido unas reseñas maravillosas por parte de cientos de graduados. La medicina energética es una carrera para el futuro, y este programa es una ruta que conduce a él. Infórmate en la sección «Certification Program» en www.innersource.net.

LIBROS, VÍDEOS Y OTROS RECURSOS DE APRENDIZAJE ADICIONALES

Los libros escritos por David y/o por mí han sido galardonados con cuatro premios nacionales, incluso dos veces se han considerado Libro del Año en sus respectivas categorías. El programa de vídeos, de 6 horas de duración, The Essential Techniques, toma la mayoría de los ejercicios de medicina energética y me muestra a mí, personalmente, indicándote cómo utilizarlos. Es como si me permitieras entrar en tu sala de estar. Puedes ver todos nuestros libros, DVD y CD, y el estupendo Energy Medicine Kit de Sounds True, en www.innersource.net.

RECURSOS PARA ESTUDIAR EN CASA

Muchos de nuestros libros y vídeos pueden formar la base para programas de estudio en casa, con exámenes, certificados de perfeccionamiento y acreditación de educación profesional continua. Infórmate en www. EnergyHomeStudy.com

El boletín electrónico sobre energía

Infórmate sobre diversos temas de interés, así como sobre nuevos libros, DVD y otros recursos, así como sobre las próximas clases y eventos de formación, y en términos generales, mantente informada sobre el enfoque de David y mío sobre la sanación energética. Puedes inscribirte gratuitamente desde prácticamente cualquier página en www.innersource.net.

El Banco de Folletos sobre medicina energética

Puesto que cada vez más alumnos míos han impartido clases de medicina energética, han puesto un gran empeño en crear folletos para sus clases. A menudo, han desarrollado un material que era similar a los folletos utilizados por otros, de modo que decidimos elegir los mejores y colocarlos en nuestro «Banco de Folletos». El Banco de Folletos es un recurso gratuito diseñado para (1) ayudar a que la medicina energética sea más ampliamente accesible, (2) apoyar a quienes están dando clases o proporcionando servicios de medicina energética y (3) crear un archivo de principios y métodos de gran calidad. Está diseñado para el profesional de medicina energética, pero otras personas interesadas en este campo también pueden considerarlo un recurso valioso. El Banco de Folletos está en la página web de nuestra organización, el Instituto de Medicina Energética sin fines de lucro, www.EnergyMed.org.

Obtener una perspectiva de medicina energética sobre cuestiones de salud

La medicina energética no diagnostica ni trata enfermedades o afecciones. En lugar de eso, corrige los desequilibrios energéticos que son la base de la salud y el vigor. Pero, con frecuencia, los síntomas físicos pueden darnos pistas sobre los tipos de desequilibrios energéticos que hay que tratar en el organismo. He recibido miles de preguntas sobre cómo aplicar la medicina energética en diversos problemas relacionados con la salud. Aunque ahora la cantidad recibida hace que me resulte imposible responder personalmente a las personas, durante muchos años hice exactamente eso, de modo que tengo cientos de respuestas a ese tipo de preguntas. Nuestro personal ha seleccionado preguntas y respuestas que pueden aplicarse a otros con preocupaciones similares, ocultando las identidades de quienes nos escribieron, y las ha editado y publicado para que la información pueda ser útil para muchas personas. Se encuentran en la sección «Questions and Answers» en www. innersource.net.

APRENDE COSAS SOBRE LA PSICOLOGÍA ENERGÉTICA

Aplicar los principios de la medicina energética a los problemas emocionales e impulsar una gran vitalidad ha resultado ser uno de los avances más apacionantes en el campo de la psicología. Aprende más sobre el tema en www.EnergyPsychEd.com.

NOTAS

INTRODUCCIÓN

ABRAZA TU VIBRACIÓN EXQUISITA

1. La «teoría de cuerdas» es una idea reciente, aunque controvertida, que intenta resolver el «esqueleto mal ocultado en el armario de la física» de que lo que los científicos entienden sobre el comportamiento del universo en unas escalas sumamente grandes (la teoría de la relatividad general) y en otras sumamente pequeñas (la mecánica cuántica), pero no puede ser correcto en ambos casos. Si se confirma, la teoría de cuerdas resolvería esta contradicción y, además, proporcionaría una forma de entender que el mundo es, simultáneamente, energía y materia. Una buena introducción a la teoría de cuerdas es el libro de Brian Greene, *The Elegant Universe: Superstrings, Hidden Dimensions, and the Quest for the Ultimate Theory* (Nueva York: W.W. Norton, 2003).
2. James Oschman, *Energy Medicine: The Scientific Basis* (Nueva York: Harcourt, 2000).
3. Reformulado a partir de Shakespeare, *Hamlet*, segundo acto, segunda escena.
4. Gary Null, Carolyn Dean, Martin Feldman, Debora Rasio y Dorothy Smith, *Death by Medicine* (Nueva York: Nutrition Institute of America, 2003).

CAPÍTULO I

UNA MEDICINA LLAMADA ENERGÉTICA

1. Leopold Dorfer et al., «A Medical Report from the Stone Age?», *Lancet*, 1999; 354: 1023-1025.
2. National Center for Complementary and Alternative Medicine. (2002). «What Is Complementary and Alternative Medicine?» Bethesda, MD: NCCAM. Recuperado el 3 de diciembre de 2006 de http://www.nccam.nih.gov/health/whatiscam.
3. Donna Eden y David Feinstein, «Energy Medicine: Uses in Medical Settings», 2006, artículo publicado en http://www.energymed.org/hbank/handsout/ener-med_in_medical_set.htm
4. Dawson Church, *The Genie in Your Genes: Epigenetic Medicine and the New Biology of Intention* (Santa Rosa, CA, Elite, 2007), págs. 137-138.
5. Church, *The Genie in Your Genes*.

6. Richard Gerber, *Vibrational Medicine*, 3.ª ed. (Rochester, VT: Bear&Co.), pág. 428.

7. William A. Tiller, *Psychoenergetic Science* (Walnut Creek, CA: Pavior, 2007).

8. Valerie Hunt, *Infinite Mind: The Science of Human Vibrations* (Malibu, CA: Malibu Publishing, 1995).

9. David Feinstein y Donna Eden, «Six Pillars of Energy Medicine», *Alternative Therapies in Health and Medicine*, 2007, 14, 44-54. Se puede conseguir en: http://www.EnergyMedicinePrinciples.com.

10. Beverly Rubik, «The Biofield Hypothesis: Its Biophysical Basis and Role in Medicine», *Journal of Alternative and Complementary Medicine*, 2002, 8, 703-717.

11. Valerie Hunt, *Infinite Mind*.

12. Timothy Ferris, *Coming of Age in the Milky Way* (Nueva York: William Morrow, 1998).

13. Bill Bryson, *A Short Story of Nearly Everything* (Nueva York: Broadway, 2003), pág. 141. Publicado en España como *Una breve historia de casi todo* (RBA LIBROS, 2005).

14. El proyecto del genoma humano esperaba identificar 120.000 genes pero, para asombro de todos, descubrió que menos de 24.000 permanecen activos (un simple gusano contiene 20.000 genes, así que puedes imaginarte la sorpresa).

15. Robert O. Becker, *Cross Currents: The Perils of Electropollution* (Nueva York: Tarcher, 1990).

16. Lynne McTaggart, *The Field: The Quest for the Secret Force of the Universe* (Nueva York: Harper, 2003), pág. 45. Publicado en España bajo el título *El campo: en busca de la fuerza secreta que mueve el universo* (Editorial Sirio S.A., 2007).

17. Citado en Bruce Lipton, «Mind Over Genes: The New Biology». Disponible en http://www.brucelipton.com/article/mind-over-genes-the-new-biology.

18. Harold S. Burr, *The Fields of Life* (Nueva York: Ballantine, 1972).

19. Abraham R. Liborr, «Toward an Electromagnetic Paradigm for Biology and Medicine», *Journal of Alternative and Complementary Medicine*, 2004, 10 (1), 41-47.

20. Patricia Ellen Winstead-Fry y Jean Kijek, «An Integrative Review and Meta-Analysis of Therapeutic Touch Research», *Alternative Therapies in Health and Medicine*, 1999, 5 (6), 58-67.

21. Melinda H. Conner, Genevieve Tau y Gary E. Schwartz, «Oscillation of Amplitude as Measured by an Extra Low Magnetic Field Meter as a Physical Measure of Intentionality. Poster presentation, Toward a Science of Consciousness», Universidad de Arizona, Tucson, AZ, mayo de 2006.

22. Ronald McCraty, «The Energetic Heart: Bioelectromagnetic Communication within and between People» en Paul J. Rosch y Marko S. Markovs (eds.), *Clinical Applications of Bioelectromagnetic Medicine* (Nueva York: Marcel Dekker, 2004), 541-562.

23. Narrado en Paul Pearsall, *The Heart's Code* (Nueva York: Broadway Books, 1998), pág. 7.

24. James L. Ochsman, *Energy Medicine: The Scientific Basis* (Londres: Churchill Livingstone, 2000).

25. Bruce H. Lipton, *The Biology of Belief* (Santa Rosa, CA: Elite, 2005).

26. Gary Null, Carolyn Dean, Martin Feldman, Debora Rasio y Dorothy Smith, *Death by Medicine* (Nueva York: Nutrition Institute of America, 2003).

27. Ibidem, pág. 33.

28. Lipton, *The Biology of Belief*, pág. 112.

29. Ibidem, pág. 115.

30. Ibidem, pág. 119.

CAPÍTULO II

TÉCNICAS ENERGÉTICAS PARA LA SALUD Y LA VITALIDAD

1. Algunas secciones de este capítulo están adaptadas de los capítulos 3, 6 y 9 de *Medicina energética*.

2. Ciertos puntos se llaman los «puntos prohibidos» en la acupresión tradicional, y no se recomienda activar el punto intestino grueso 4 en una mujer embarazada. En la nota 1 del capítulo 4 se habla más de los puntos prohibidos durante el embarazo.

3. Robert Frost, *Applied Kinesiology: A Training Manual and Reference Book of Basic Principles and Practices* (Berkeley, CA: North Atlantic Books, 2002).

4. Marcello Caso, «Evaluation of Chapman's Neurolymphatic Reflexes via Applied Kinesiology: A Case Report of Low Back Pain and Congenital Intestinal Abnormality». *Journal of Manipulative and Physiological Therapeutics*, 2004, 27 (1), 66-72.

5. Daniel G. Amen, *Making a Good Brain Great: The Amen Clinic Program for Achieving and Sustaining Optimal Mental Performance* (Nueva York: Three Rivers Press, 2006).

6. Ibidem, págs. 131-133.

7. Florence Peterson Kendall (ed.), *Muscles: Testing and Function, with Posture and Pain*, 5.ª edición (Baltimore: Lippincott, Williams & Wilkins, 2005).

8. Scott C. Cuthbert y George J. Goodheart, «On the Reliability and Validity of Manual Muscle Testing: A Literature Review». *Chiropractic & Osteopathy* (revista online), 2007, *15*, 4.

9. Henry Pollard, Bronwyn Lakay, Frances Tucker, Brett Watson y Peter Bablis, «Interexaminer Reliability of the Deltoid and Psoas Muscle Test», *Journal of Manipulative and Physiological Therapeutics* 2005, 28 (1), 52-56.

10. Las aplicaciones educativas de estos métodos se conocen como «gimnasia cerebral» Para más información, visita www.braingym.com y www.braingym.org.

11. David Feinstein, «Energy Psychology: A Review of Preliminary Evidence», *Psychotherapy: Theory, Research, Practice, Training* (en prensa). Disponible en www.EnergyPsychologyResearch.com.

12. David Feinstein, Donna Eden y Gary Craig, *The Promise of Energy Psychology: Revolutionary Tools for Dramatic Personal Change* (Nueva York: Tarcher/Penguin, 2005). www.EnergyPsychEd.com.

CAPÍTULO III

BAILANDO CON TUS HORMONAS

1. Barry Sears, *The Age-Free Zone* (New York: HarperCollins, 2000).

2. J.D. Ratcliff, «The Endocrine Glands: Centers of Control», *Our Human Body* (Pleasantville, NY: The Reader's Digest Association, 1962), 271-276.

3. Norman Doidge, *The Brain That Changes Itself* (Nueva York: Viking, 2007).

4. Mona Lisa Shulz, *The New Feminine Brain: How Women Can Develop Their Inner Strengths, Genius, and Intuition* (Nueva York: Free Press, 1995).

5. Robert A. Wilson, *Feminine Forever* (Nueva York: Evans, 1966).

6. *Véase* el artículo «'What Do These Women Want?': Feminist Responses to Feminine Forever, 1963-1980», de Judith A Houck (*Bulletin of the History of Medicine*, 2003, 77:103-132) para conocer una estupenda disertación sobre la yuxtaposición y las consecuencias del artículo original de Wilson y *The Femenine Mystique* de Betty Friedman, ambos publicados en 1963.

7. Stephen Smith: «Hormone Therapy's Rise and Fall: Science Lost Its Way, and Women Lost Out» (*The Boston Globe*, 20 de julio, 2003).

8. Leslie Kenton, *Passage to Power: Natural Menopause Revolution* (Carlsbad, CA: Hay House, 1998), pág. 4.

9. Ibidem.

10. The Boston Women's Health Book Collective, *Our Bodies, Ourselves: Menopause* (Nueva York: Simon & Schuster, 2006), págs. 24-25.

11. Naomi Wolf, *The Beauty Myth* (Toronto: Vintage Books, 2007).

12. Nancy Etcoff, *Survival of the Prettiest: The Science of Beauty* (Nueva York: Anchor, 2000). Publicado en España bajo el título *La supervivencia de los más guapos* (Editorial Debate, 2000).

13. Susun Weed, *New Menopausal Years: The Wise Woman Way* (Woodstock, NY: Ash Tree, 2002), pág. 104.

14. Wolf, *The Beauty Myth*.

15. Christiane Northrup, *The Wisdom of Menopause: Creating Physical and Emotional*

Health and Healing During the Change (Nueva York: Bantam, 2001), pág. 135. Publicado en España bajo el título *La sabiduría de la menopausia: cuida de tu salud física y emocional durante este período de cambios* (Ediciones Urano, 2010).

16. Merlin Stone, *When God Was a Woman* (Nueva York: Hartcourt, 1978).

17. Judith Duerk, *Circle of Stones: Woman's Journey to Herself* (Nueva York: New World Library, 2004).

18. Diana Schwarzbein, *The Schwarzbein Principle II: The Transition* (Deerfield Beach: Health Communications, 2002), pág. 54.

19. James Wilson, *Adrenal Fatigue: The 21st Century Stress Syndrome* (Petaluma, CA: Smart Publications, 2002).

CAPÍTULO IV

RECLAMAR LA SABIDURÍA DE TU PERÍODO MENSTRUAL

1. Los puntos de acupuntura pueden ser activados con agujas, moxibustión (quemar la hierba *Artemisa vulgaris* en el punto de acupresión), impulsos eléctricos, láseres y estimulación manual como masajear, golpetear o mantener los puntos presionados. En mi opinión, las agujas de acupuntura, la moxibustión y la estimulación electrónica y con láser de los puntos de acupuntura son relativamente intrusivas en comparación con la estimulación manual, y no necesariamente más eficaces, aunque cada método tiene su lugar. En la práctica de la acupuntura, cuando una mujer está embarazada, hay ciertos puntos –incluidos bazo 9, riñón 1 e intestino grueso 4 que no se deben penetrar con una aguja. Según mi experiencia, y la experiencia de muchos otros profesionales de la medicina energética, mantener presionados estos puntos cuando uno está sedando o fortaleciendo un meridiano no provoca reacciones adversas. De hecho, en la práctica clínica se ha descubierto que es seguro estimular mediante la estimulación electrónica o láser los puntos que se considera que es poco seguro estimular en las mujeres embarazadas con el uso de agujas o moxibustión. Aunque yo no tengo experiencia directa en el uso de estimulación electrónica o con láser en mujeres embarazadas, estos estudios parecen respaldar mi experiencia de que los métodos que se enseñan en este libro, que son incluso menos invasivos porque se utilizan únicamente las manos, son seguros. No obstante, puesto que éste es un libro de autoayuda y no hay un profesional para controlar los procedimientos, la cantidad de tiempo para mantener la presión sobre un punto riñón 1, si estás embarazada, se ha reducido, como medida de precaución, de dos minutos a treinta segundos, el tiempo suficiente para que el proceso se inicie pero suficientemente breve como para que no haya posibilidades de que provoque un efecto adverso. Para

una disertación sobre los descubrimientos clínicos relacionados con los puntos de acupuntura que pueden tener efectos adversos, *véase* «The 'Forbidden Points of Acupunture'», del Dr. John Amaro, en http://www.chiroweb.com/archives/18/10/01. html.

CAPÍTULO V

Sexualidad, fertilidad, embarazo y parto

1. Michael Gurian, *What Could He Be Thinking: How a Man's Mind Really Works* (Nueva York: St. Martin's Griffin, 2003).
2. Ibidem.
3. La página Web de Ellen Eatough y sus «Consejos de Amor» gratuitos se encuentra en estas y muchas otras ideas importantes sobre sexualidad: http://www.extatica. com.
4. Ibidem.
5. Mary Eve, «Remembering V-Day», http://www.truthout.org/docs_2006/021407H. shtml.
6. Margot Anand, *The Art of Sexual Ecstasy* (Nueva York: Tarcher/Penguin, 1989).
7. Kenneth Ray Stubbs, *The Essential Tantra: A Modern Guide to Sacred Sexuality* (Nueva York: Tarcher/Putnam, 1999).
8. David Feinstein, Donna Eden y Gary Creig, *The Promise of Energy Psychology: Revolutionary Tools for Dramatic Personal Change* (Nueva York: Tarcher/ Penguin, 2005).
9. El terapeuta era Alan Batchelder.
10. «Las energías del amor» ha sido una de nuestras clases más populares. Una introducción a este tema se encuentra en un DVD titulado «The Energies of Love», el cual se puede adquirir en www.innersource.net.
11. Christine Gorman, «The Limits of Science», *Time*, 15 de abril, 2002, 159 (15), pág. 52.
12. Randine Lewis, The Infertility Cure (Nueva York: Little, Brown & Co., 2004), pág. 15.
13. Jorge E. Chavarro, Walter C. Willett y Patrick J. Skerrett, *The Fertility Diet* (Nueva York: McGraw-Hill, 2008).
14. Ibidem, págs. 12-13.
15. Ibidem, págs. 149-151
16. Ibidem.
17. Ibidem, pág. 282.

18. Vicki Hufnagel, *No More Hysterectomies*, edición revisada (Nueva York: Penguin, 1989).

19. Ibidem, pág. 60.

CAPÍTULO VI

La menopausia: un portal hacia tu *segunda* flor de la vida

1. Para examinar tu vida como un viaje mítico, lee el premiado libro de David, *The Mythic Path: Discovering the Guiding Stories of Your Past: Creating a Vision for Your Future* (Libro del Año 2007, U.S. *Book News Awards*, Categoría: Psicología/Salud mental). Para una visión general, visita: www.innersource.net.

2. Pat Wingert y Barbara Kantrowitz, *Is It Hot in Here? Or Is It Just Me? The Complete Guide to Menopause* (Nueva York: Workman Publishing Company, 2006).

3. *Passage to Power: Natural Menopause Revolution* (Carlsbad, CA: Hay House, 1995), de Leslie Kenton, es una síntesis maravillosa de las dimensiones biológicas y espirituales de la menopausia.

4. *New Menopausal Years: The Wise Woman Way* (Woodstock, NY: Ash Tree, 2002) de Susun Weed, es una destilación de lo que *funciona* después de haber entrevistado a unas 50.000 mujeres menopáusicas durante un período de 13 años.

5. *The Wisdom of Menopause: Creating Physical and Emotional Health and Healing During the Change* (Nueva York: Bantam, 2001), de Christiane Northrup, es la guía, sumamente personal pero llena de información, de un ginecólogo para las mujeres menopáusicas. Publicado en España bajo el título *La sabiduría de la menopausia* (Ediciones Urano, 2002)

6. *What Your Doctor May Not Tell You about Menopause: The Breakthrough Book on Natural Hormone Balance*, edición revisada (Nueva York: Warner, 2004), de John Lee, es un análisis de la buena ciencia y la mala ciencia que hay detrás de la terapia de sustitución hormonal, escrito por un ginecólogo que fue pionero en el uso de hormonas naturales.

7. *Hormone Revolution: Yes, You Can Naturally Restore & Balance Your Own Hormones* (Los Altos, CA: Portola Press, 2008), de Susan Lark, está lleno de información y estrategias para el equilibrio hormonal, la menopausia, la perimenopausia, la fatiga, la hipertensión y muchas otras áreas que pueden afectar a tu salud y bienestar. Basado en los 30 años de práctica de medicina y enseñanza innovadora de la Dra. Lark, el libro se centra en cinco hormonas (estrógenos, progesterona, testosterona, pregnenolona y DHEA) e incluye una sección sobre medicina energética.

8. Kenton, *Passage to Power*, pág. 205.

9.   Leonard Shlain, *Sex, Time and Power: How Women's Sexuality Shaped Human Evolution* (Nueva York: Penguin, 2004), pág. 183.

10. Ibidem, pág. 159.

11. Ibidem, pág. 184.

12. Ibidem, pág. 95.

13. Ibidem.

14. Ibidem, pág. 96.

15. Jacques E. Rossouw, et al., «Postmenopausal Hormone Therapy and Risk of Cardiovascular Disease by Age and Years Since Menopause». *JAMA* 2007, 297 (13), 1, 465-1, 477.

16. Lee, *What Your Doctor May Not Tell You About Menopause.*

17. Ibidem, pág. 3-4.

18. Germaine Greer, *The Change: Women, Aging and Menopause* (Nueva York: Fawcett Columbine, 1991).

19. Sandra Coney, *The Menopause Industry* (Alameda, CA: Hunter House, 1994), pág. 25.

20. Citado en Lee, *What Your Doctor May Not Tell You About Menopause*, pág. 52.

21. Ibidem, pág. 57.

22. Bethany Hays, «Solving the Puzzle of Hormone Replacement», *Alternative Therapies in Health and Medicine,* 2007, 13(3), 50-57.

23. Christiane Northrup, *The Wisdom of Menopause*, programa especial de la PBS en televisión, 2001.

24. Susan Lark, *A Woman's Guide to Embracing «The Change», Special Report or The Lark Letter* (Forrester Center, WV: Healty Directions: 2005).

25. Diana Schwarzbein, *The Schwarzbein Principle II: The Transition-A Regeneration Program to Prevent and Reverse Accelerated Aging* (Deerfield Beach, FL: HIC, 2002), págs. 44-46.

26. Leslie Kenton, *Passage to Power*, pág. 105.

27. Ibidem, pág. 110.

APÉNDICE

HABLAR CON LAS ENERGÍAS DE TU CUERPO. EL ARTE DE HACER UN TEST DE ENERGÍA

1.   Adaptado del capítulo 2 de *Medicina energética.*

2.   Dean I Radin, «A Possible Proximity Effect on Human GRip Strength», *Perceptual and Motor Skills*, 1984 (58), 887-888.

3.   Comunicación personal, 16 de enero de 1998.

4. Scott C. Cuthbert y George J. Goodheart, «On the Reliability and Validity of Manual Muscle Testing: A Literature Review», *Chiropractic & Osteopathy* (revista online) 2007, 15:4.

5. William Caruso y Gerald Leisman, «A Force/Displacement Analysis of Muscle Testing», *Perceptual and Motor Skills* 2000, 91, 683-692.

6. D. Monti, J. Sinnott, M. Marchese, E. Kunkel y J. Greeson, «Muscle Test Comparisons of Congruent and Icongruent Self-Referential Statements», *Perceptual and Motor Skills*, 1999, 88, 1019-1028.

7. Arden Lawson y Lawrence Caleron, «Interexaminer Agreement for Applied Kinesiology Manual Muscle Testing», *Perceptual and Motor Skills*, 1997, 84, 539-546.

8. Chang-Yu Hsieh y Reed B. Phillips, «Reliability of Manual Muscle Testing with a Computarized Dynamometer», *Journal of Manipulative and Physiological Therapeutics*, 1990, 13, 72-82.

9. Gerald Leisman, Robert Zenhausern, Avery Ferentz, Tesfaye Tefera y Alexander Zemcov, «Electromyographic Effects of Fatigue and Task Repetition on the Validity of Estimates of Strong and Weak Muscles in Applied Kinesiological Muscle-Testing Procedures», *Perceptual and Motor Skills*, 1995, 80, 963-977.

10. Gerald Leisman, Philip Shambaugh y Avery Ferentz, «Somatosensory Evoked Potential Changes During Muscle Testing», *International Journal of Neuroscience* 1989 (45), 143-151.

11. Stephanie Eldringhoff y Victoria H. Matthews, «Frozen and Irregular Energies: Hidden Energy Stumbling Blocks», 2006, http://www.energymed.org/hbank/handouts/frozen_irregular_energies.htm

ÍNDICE ANALÍTICO

ÍNDICE